LINCHUANG YAOXUE YU YAOWU GUANLI

# 临床药学与药物管理

黄 娟 编著 ■

U0253648

上海交通大学出版社
SHANGHAI JIAO TONG UNIVERSITY PRESS

**内容提要**

本书首先简单介绍了药物来源及植物药成分、药物相互作用、药品不良反应与药源性疾病；然后阐述了医院药事管理的相关内容；最后将临床常见药物按药理作用和临床应用相结合的方法进行了分类，详细讲解了临床常见药物的作用、给药方法、剂量剂型及禁忌证等内容，适合广大临床医师、药师和医学院校师生阅读使用。

**图书在版编目（CIP）数据**

临床药学与药物管理 / 黄娟编著. -- 上海：上海交通大学出版社，2023.10
ISBN 978-7-313-29009-0

Ⅰ. ①临… Ⅱ. ①黄… Ⅲ. ①临床药学②药品管理
Ⅳ. ①R97②R954

中国国家版本馆CIP数据核字（2023）第120599号

**临床药学与药物管理**
LINCHUANG YAOXUE YU YAOWU GUANLI

编　　著：黄　娟
出版发行：上海交通大学出版社　　　地　　址：上海市番禺路951号
邮政编码：200030　　　　　　　　　电　　话：021-64071208
印　　制：广东虎彩云印刷有限公司
开　　本：889mm×1194mm 1/32　　经　　销：全国新华书店
字　　数：208千字　　　　　　　　　印　　张：8.125
版　　次：2023年10月第1版　　　　　插　　页：1
书　　号：ISBN 978-7-313-29009-0　　印　　次：2023年10月第1次印刷
定　　价：198.00元

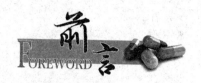

药物是现代医疗中最基本、最有效和最广泛的治疗手段，是防治疾病的主要武器，在全人类的健康事业中占有重要的位置。药物能治病，也能致病。随着医药科技的发展，药物更新换代的速度不断加快，不合理用药现象时有发生，由此引发的不良反应及药源性疾病也在不断增多，这些不但会增加患者的经济负担，而且会延误治疗，甚至造成严重的后果。如何有效、安全、经济、合理使用药物是医患共同关心的、迫切需要解决的问题。因此，在药物的使用方面，对临床医师和药师知识水平的要求越来越高。为了扩充临床医师的药物知识，帮助他们合理地使用药物；同时也为了使临床药师在药品质量管理、处方审核和调配等工作中更好地发挥应有的作用，特编写了这本《临床药学与药物管理》。

本书从实用的角度出发，首先对药物的来源及植物药的成分、药物相互作用、药品不良反应与药源性疾病进行了简单介绍；然后阐述了医院药事管理的相关内容；最后将临床常见药物按药理作用和临床应用相结合的方法进行了分类,详细讲解了临床常见药物的作用、给药方法、剂量剂型及禁忌证等内容,使本书条理更加清晰,便于读者查阅。本书在编写过程中参考了大量文献资料,内容丰富、新颖,表述深入浅出,集科学性、先进性、系统性和思想性于一体,适合广大临床医师、药师和医学院校师生阅读使用。

本书由于篇幅限制,只精选了部分临床常用的药物,且由于自身专业知识水平和编写水平有限,书中难免存在不足或遗漏之处,敬请广大读者予以批评指正。

黄 娟

山东省淄博市淄川区中医院

2023 年 1 月

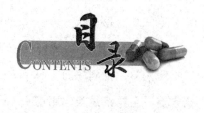

# CONTENTS 目录

# 第一章

# 绪 论

## 第一节 药物来源及植物药成分

### 一、药物的来源

药物的来源主要有两个方面,一是来源于自然界,二是由人工制备(包括仿生药物)。来自自然界的药物为天然药物,包括中药及一部分西药;来自人工制备的药物为化学药物,包括大部分西药。

天然药物,特别是中药,大多经过长时期的临床使用,其疗效多已肯定,使用安全性较高,因此近年来受到各国医药界的重视。相比之下,化学药物则由于某些品种不良反应较大,有的不良反应还需要较长期使用后,始能发现,其潜在的不安全性使人们转而注意天然药物。但习惯上认为中药较为安全的看法也被近年来发生的某些"木通"类药物的肾毒性所改变。

植物性天然药物(植物药)在天然药物(包括中药)中占较大比例,它的化学成分一直受到人们的注意。经过一百年来的研究,其成分现已大体为人们所了解。

### 二、较重要的植物药化学成分

#### (一)生物碱(赝碱)

生物碱是一类含氮的碱性有机物质,大多数是无色或白色的结晶性粉末或细小结晶,味苦,少数是液体(如槟榔碱)或有颜色(如小檗碱)。在水内多数难溶,比较易溶于有机溶剂如醚、氯仿、醇等(但与酸化合成盐后,就易溶于水,能溶或稍溶于醇,而难溶于醚、氯仿等)。这类成分一般都具有相当强烈的生理作用。重要的生物碱如:吗啡、可待因(含阿片)、奎宁(含金鸡纳皮)、咖啡因(含茶叶、咖啡豆)、阿托品(含颠茄等)、东莨菪碱(含洋金花)、士的宁(含番木鳖)、依米丁(含吐根)、麻黄碱(含麻黄)、可卡因(含古柯叶)、毒扁豆碱(含毒扁豆)、毛果芸香碱(含毛果芸香叶)、麦角新碱、麦角胺(含麦角)、小檗碱(含黄连、黄柏、三颗针等)、延胡索乙素(含元胡)、粉防己碱(含粉防己)等。

**(二)多聚糖**

多聚糖(简称多糖)是由 10 个以上的单糖基通过苷键连接而成的,一般多聚糖常由几百甚至几千个单糖组成。许多中草药中含有的多糖具有免疫促进作用,如黄芪多糖。从香菇分离出的香菇多糖具有明显的抑制实验动物肿瘤生长的作用。鹿茸多糖则可抗溃疡。

**(三)苷(配糖体,糖杂体)**

苷是糖或糖的衍生物与另一称为苷元(苷元或配基)的非糖物质,通过糖端的碳原子连接而成的化合物。苷的共性在糖的部分,而苷元部分几乎包罗各种类型的天然成分,故其性质各异。苷大多数是无色无臭的结晶或粉末,味苦或无味;多能溶于水与烯醇,亦能溶于其他溶剂;遇湿气及酶或酸、碱时即能被分解,生成苷元和糖。苷类可根据苷键原子不同而分为氧苷、硫苷、氮苷和碳苷,其中氧苷为最常见。

氧苷以苷元不同,又可分为醇苷、酚苷、氰苷、酯苷、吲哚苷等,现简述如下。

(1)醇苷:如具有适应原样作用的红景天苷和具有解痉止痛作用的獐牙菜苦苷均属醇苷。醇苷苷元中不少属于萜类和甾醇类化合物,其中强心苷和皂苷是重要的类型。含有强心苷的药物有洋地黄、羊角拗、夹竹桃、铃兰等。皂苷是一类比较复杂的苷类化合物,广泛存在于植物界,它大多可以溶于水,振摇后可生成胶体溶液,并具有持久性、似肥皂溶液的泡沫。皂苷是由皂苷元和糖、糖醛酸或其他有机酸所组成。按照皂苷被水解后所生成的苷元的结构,皂苷可分为两大类:甾体皂苷和三萜皂苷。薯蓣科薯蓣属许多植物所含的薯蓣皂苷元属于甾体皂苷;三萜皂苷在自然界的分布也很广泛,种类很多,如桔梗、人参、三七、甘草、远志、柴胡等均含有三萜皂苷。

(2)酚苷:黄酮、蒽醌类化合物通过酚羟基而形成黄酮苷、蒽醌苷。如芦丁、橙皮苷均属黄酮苷,分解后可产生具有药理活性的黄酮;大黄、芦荟、白番泻叶等含有蒽醌苷,分解后产生的蒽醌具有导泻作用。

(3)氰苷:氰苷易水解而产生羟腈,后者很不稳定,可迅速分解为醛和氢氰酸。如苦杏仁苷属于芳香族氰苷,分解所释出的少量氢氰酸具有镇咳作用。

(4)酯苷:如土槿皮中的抗真菌成分属酯苷。

(5)吲哚苷:如中药所含的靛苷是一种吲哚苷,其苷元吲哚醇氧化成靛蓝,具有抗病毒作用。

**(四)黄酮**

为广泛存在于植物界中的一类黄色素,大都与糖类结合为苷状结构存在。多具有降血脂、扩张冠脉、止血、镇咳、祛痰、减低血管脆性等作用。银杏、毛冬青、黄芩、陈皮、枳实、紫菀、满山红、紫花杜鹃、小叶枇杷、芫花、槐米、蒲黄等都含有此成分。

**(五)内酯和香豆素(精)**

内酯属含氧的杂环化合物。香豆素是邻羟基桂皮酸的内酯,为内酯中的一大类,单独存在或与糖结合成苷,可有镇咳、祛痰、平喘、抑菌、扩张冠脉、抗辐射等作用,含存于秦皮、矮地茶、补骨脂、蛇床子、白芷、前胡等。其他内酯含存于穿心莲、白头翁、当归、银杏叶等,具有各自的特殊作用。

**(六)甾醇**

常与油脂类共存于种子和花粉粒中,也可能与糖结合成苷。$\beta$谷甾醇(黄柏、黄芩、人参、附子、天门冬、铁包金等含有)、豆甾醇(柴胡、汉防己、人参、款冬、黄柏等含有)、麦角甾醇(麦角、灵芝、猪苓等含有)及胆甾醇(即胆固醇,含于牛黄、蟾酥等)都属本类成分。

### (七)木脂素

多存在于植物的木部和树脂中,因此而得名。多数为游离状态,也有一些结合成苷。五味子、细辛、红花、连翘、牛蒡子含此成分。

### (八)萜类

萜类为具有$(C_5H_8)n$通式的化合物以及其含氧与饱和程度不等的衍生物。中草药的一些挥发油、树脂、苦味素、色素等成分,大多属于萜类或含有萜类成分。

### (九)挥发油(精油)

挥发油是一类混合物,其中常含数种乃至十数种化合物,主要成分是萜类及其含氧衍生物,具有挥发性,大多是无色或微黄色透明液体,具有特殊香味,多比水轻,在水中稍溶或不溶,能溶于醇、醚等。其主要用于调味、祛风、防腐、镇痛、通经、祛痰、镇咳、平喘等。含挥发油的中药很多,如:陈皮、丁香、薄荷、茴香、八角茴香、桂皮、豆蔻、姜、桉叶、细辛、白芷、当归、川芎、芸香草等。

### (十)树脂

树脂均为混合物,主要组成成分是二萜和三萜类衍生物,有的还包括木脂素类。多由挥发油经化学变化后生成,不溶于水,能溶于醇及醚。如松香就是一种树脂。树脂溶解于挥发油,即为"油树脂"。油树脂内如含有芳香酸(如苯甲酸、桂皮酸等),则称为"香胶"或"树香",也称作"香树脂"。

### (十一)树胶

树胶是由树干渗出的一种固胶体,为糖类的衍生物。能溶于水,但不溶于醇,例如阿拉伯胶、西黄芪胶等。

### (十二)鞣质

从音译又名"单宁"。中药中含此成分较多的是五倍子、茶、大黄、石榴皮,其他树皮、叶、果实也常含有。鞣质多具收敛涩味,与三氯化铁作用呈黑色,与蛋白质、胶质、生物碱等发生沉淀反应,氧化后变为赤色或褐色。常见的五倍子鞣质亦称鞣酸,用酸水解时,分解出糖与五倍子酸,因此也可看作是苷。临床上用于止血和解毒。

### (十三)有机酸

本成分广泛存在于植物中,未熟的果实内尤多,往往和钙、钾等结合成盐,常见的有枸橼酸、苹果酸、蚁酸、乳酸、琥珀酸、酒石酸、草酸、罂粟酸等。

# 第二节　药物相互作用

药物相互作用是指同时或相隔一定时间内使用两种或两种以上药物,一种药物的作用受另一种药物所影响。由于它们之间或它们与机体之间的作用,改变了一种药物原有的理化性质、体内过程(药代动力学)和组织对药物的敏感性,从而改变了药物药理效应和毒性效应。

药物相互作用有发生在体内的药动学、药效学方面的相互作用,亦有发生在体外的相互作用。后者指注射剂之间或向静脉输液瓶加入药物,相互配伍引起的理化反应而使药效降低,甚至使药物毒性增加,亦即药物配伍禁忌。在此重点阐述体内药物的相互作用。

## 一、药动学相互作用

### (一)药物吸收相互作用

药物口服后经胃肠道吸收,在胃肠道内发生的相互作用多是减少吸收、影响吸收速度和生物利用度。须将吸收速度减慢和吸收总量改变加以明确区分。对长期、多剂量给药的药物(如口服抗凝药)如吸收总量无明显改变,吸收速度的改变一般并不重要。而单剂量给药的药物希望能很快吸收,迅速达到高浓度,发挥其药效(如催眠或镇痛药),若吸收速度减慢,可能达不到所需浓度。

胃肠道各部位 pH 的改变,可影响药物的解离度和吸收率。如应用抗酸药后,提高了胃肠道的 pH,此时同服弱酸性药物,由于弱酸性药物在碱性环境中解离部分增多,而药物透过胃肠道上皮的被动扩散能力取决于它们的非离子化脂溶形式的程度,故吸收减少,考虑到其他作用,如螯合、吸附、胃肠蠕动改变等,最终结果常难以确定;有些药物同服时可互相结合而妨碍吸收,如抗酸药中的 $Ca^{2+}$、$Mg^{2+}$ 和 $Al^{3+}$ 可与四环素类形成难吸收的络合物,铁制剂与四环素类同服亦能产生同样的反应;改变胃排空或肠蠕动速度的药物能影响其他口服药物的吸收,如阿托品、丙胺太林可延缓胃的排空,从而使口服的其他药物吸收也减慢;食物对药物的吸收亦有影响,饭后服药可使许多药物吸收减少,如铁剂等;有些药物与食物同服可改善吸收如呋喃妥因等;此外,一些胃肠疾病也可影响药物吸收,且无法预测,新霉素引起营养吸收障碍综合征,影响地高辛、青霉素等吸收;胃酸缺乏可增加阿司匹林的吸收,减少四环素等的吸收;胃切除术后增加头孢氨苄、左旋多巴等的吸收,减少乙胺丁醇、奎尼丁等的吸收;腹泻可扰乱许多药物(尤其是缓释制剂)的吸收,亦可使避孕药吸收减少,导致避孕失败。

## (二)药物置换相互作用

药物吸收后进入血循环,大部分药物以不同程度与血浆蛋白特别是白蛋白进行暂时性的可逆结合,只有非结合的、游离的药物分子才具有药理活性。每一蛋白分子与药物的结合量有限,因此,当药物合用时,可在蛋白结合部位发生竞争性相互置换现象,结果与蛋白结合部位亲和力较高的药物可将另一种亲和力较低的药物从蛋白结合部位上置换出来,使后一种药物游离型增多,药理活性增强。如保泰松、阿司匹林、氯贝丁酯、苯妥英钠等都是强力置换剂,与双香豆素合用时可将其从蛋白结合部位上置换出来,使其在血浆中游离型药浓度增加,有可能引起出血。

酸性药物与血浆蛋白的结合较碱性药物的结合要强得多,一般认为碱性药物与血浆蛋白的置换现象没有重要的临床意义。

## (三)药物代谢相互作用

肝微粒体酶是催化许多药物代谢的重要酶系,该酶系的活性直接影响许多药物的代谢。有些药物反复服用,可诱导肝微粒体酶活性增加(酶促作用),从而使许多其他药物或诱导剂本身的代谢加速,导致药效减弱。如苯巴比妥反复应用可导致双香豆素、皮质激素、口服避孕药等作用减弱或消失。有些药物反复服用可抑制肝微粒体酶的活性(酶抑作用),从而使许多药物代谢减慢,导致药效增强,可能引起中毒,如异烟肼、氯霉素、香豆素类等均能抑制苯妥英钠的代谢,合并应用时,如不适当减小苯妥英钠的剂量,即可引起中毒。

**(四)排泄过程的药物相互作用**

大多数药物在尿及胆汁排出,干扰肾小管液 pH、主动转运系统及肾血流的药物可影响其他药物的排泄。

有些药物服用后,对尿液的 pH 影响比较明显,故合并用药时应考虑到药物引起的尿液 pH 改变能影响某些药物的尿液排泄量,从而可使药效降低或增强。在服药过量的情况下,有意改变尿液 pH,可增加药物(如苯巴比妥和水杨酸)的排出。

作用于肾小管同一主动转运系统的药物可相互竞争,改变肾小管主动分泌,如丙磺舒和青霉素及其他药物竞争,减少它们的排出,使留在体内的药物增加,丙磺舒后来也因肾小管被动吸收增加,排出减少。双香豆素与醋磺己脲相互作用,使后者在体内发生蓄积作用,导致低血糖。

一些药物从胆汁排泄,或以原形或以结合形式使之成为水溶性,有的结合物被胃肠道菌丛代谢为母体化合物,再被吸收,这种再循环过程延长了药物在体内的存留时间。如果肠道菌丛被抗生素类杀死,该药就不再循环。如口服避孕药与四环素或青霉素同时应用可导致避孕失败。

**二、药效学相互作用**

主要是指一种药物改变了另一种药物的药理效应。药动学相互作用影响机体对药物处置过程,即影响 ADME,而药效学相互作用则影响药物对机体的作用,影响药物与受体作用的各种因素。

**(一)相加作用**

是指等效剂量的两种药物合用的效应等于应用各药双倍剂量的效应。合用的两药作用于同一受体或部位,并对这个部位或受体作用的内在活性相等时,发生相互作用。凡能发生相加作用的两药合用时,各药剂量应减半,否则可能引起药物中毒。如氨基糖苷类抗生素与硫酸镁合用时,由于这类抗生素可抑制神经肌肉接点的传递作用,故可加强硫酸镁引起的呼吸麻痹。

**(二)敏感化现象**

一种药物可使组织或受体对另一种药物的敏感性增强,即为敏感化现象,如排钾利尿药可使血钾减少,从而使心脏对强心苷敏感化,容易发生心律失常。

应用利血平或胍乙啶后能导致肾上腺素受体发生类似去神经性超敏感现象,从而使具有直接作用的拟肾上腺素药,如去甲肾上腺素或肾上腺素的升压作用增强。

**(三)协同作用**

两种药物分别作用于不同的作用部位或受体,而诱发出相同的效应,使两药合用时引起的效应大于各药单用的效应的总和,称为协同作用。如单胺氧化酶抑制剂与氯丙嗪类合用,不仅可增强安定作用,还能增强降压效应。

**(四)拮抗作用**

两种或两种以上的药物合用后引起的药效降低称为拮抗作用。

竞争性拮抗作用:两种药物在共同的作用部位或受体上拮抗。如甲苯磺丁脲的降糖作用是促进胰岛 β 细胞释放胰岛素的结果,这一作用可被氢氯噻嗪类药物拮抗。

非竞争性拮抗作用:两种药物不作用于同一受体或部位,这种拮抗现象不被作用物的剂量加大所逆转。

# 第三节　药品不良反应与药源性疾病

## 一、药品不良反应

药品不良反应(adverse drug reactions,ADRs)广义地讲,是指

人类使用药物时所发生的任何不良情况,其中包括正规医疗用药、有意识或无意识的超剂量服药、药物滥用或停药后所致的各种不良反应。

在 ADRs 监察报告工作中,世界卫生组织(WHO)将其定义为:质量检验合格的药品在正常用法用量情况下出现的与治疗目的无关的有害反应。包括不良反应、毒性反应、变态反应和继发反应,药物的致畸、致癌、致突变、药物依赖性、菌群失调等均属 ADRs 范畴。

**(一)不良反应**

不良反应是指药物在治疗剂量下发生的与治疗无关而对机体无明显危害的作用,这种作用根据治疗的需要在一定情况下可以转化为治疗作用。

**(二)毒性反应**

毒性反应是指药物引起机体的生理、生化功能或组织结构发生病理改变。其原因多属用药剂量过大、疗程过长或个体对某药物敏感性过高。根据中毒症状发生的快慢及接触药物的过程分为急性中毒、亚急性中毒和慢性中毒 3 种。急性毒性指一次或突然使用中毒剂量立即发生危及生命机能的严重反应,如洋地黄过量引起心搏骤停、循环衰竭、死亡;亚急性毒性是指反复给予非中毒剂量,于数小时或数天累积而产生的毒性反应,如氨基糖苷类抗生素引起的听神经损害;慢性毒性又称长期毒性指长期反复用药或接触药物,长期蓄积后逐渐发生的毒性反应如生产有机磷农药的工人,常伴有胆碱酯酶活性降低而引起的胆碱能神经兴奋增高的症状。

**(三)变态反应**

变态反应是指抗原(药物或其他致敏原)与抗体结合形成的一种对机体有损害的免疫反应。其特点是与用药剂量关系不大,而与药物种类及患者体质(过敏体质)有关。

**(四)致癌**

系化学物质诱发恶性肿瘤的作用。据报道,人类恶性肿瘤 $80\%\sim85\%$ 是化学物质所致,药物也有致癌的可能性。

**（五）致畸**

致畸是指药物影响胚胎发育形成畸胎的作用。

**（六）致突变**

致突变指引起遗传物质的损伤性变化,可能是致畸致癌作用的原因。

**（七）耐受性和成瘾性**

耐受性是指某些药物的敏感性特别低,在常用量下不出现生理反应,有的甚至到中毒量才出现作用,产生耐受性的原因有先天和后天两种,先天受遗传控制,后天则由于反复用药而获得;成瘾性是指有些药物患者长期应用可产生依赖性,停药后不但原有的病症加重,还出现一些与之无关的新体征,称戒断症状。

**（八）反跳现象**

患者长期使用某些药物,并已对其产生适用性改变,一旦骤然停药,可造成反跳反应。如麻醉性镇痛药的骤停可出现一系列症状,称之为戒断症状;巴比妥类药物骤停可产生烦躁不安、精神恍惚;苯二氮䓬类药物也有此现象;某些抗高血压药物骤停,可引起反跳性血压升高;β肾上腺受体阻滞药也可引起心肌缺血的反跳效应;皮质激素长期使用,干扰了下丘脑、垂体、肾上腺的正常反馈系统,突然停药则发生急性肾上腺皮质功能不足综合征。为防止反跳现象发生,长期用药停药时应逐渐减次减量,而不应突然停药。

**（九）特异质反应**

与变态反应不同,是先天就存在的一种遗传性生理、生化缺陷,而对药物产生特异性反应。如缺乏葡萄糖-6-磷酸脱氢酶（G-6-PD）的人,对伯氨喹、磺胺类、呋喃类、苯胺类药物敏感,甚至对某些食物（如蚕豆）敏感可导致急性溶血反应。

**（十）首剂效应**

首剂效应是一种机体对药物的不适应反应,常发生于首次给药时。

**（十一）后遗反应**

后遗反应指药物停止进入人体后,遗留下来的功能性或器质性变化,如服用巴比妥类药物次晨的宿醉现象,氨基糖苷类抗生素引起的耳毒性等。

## 二、药品不良反应分类

药品不良反应基本上可分为两大类。

### (一)A 型反应

其是由药物的药理作用增强所引起,其特点是可预测,与剂量有关,发生率高,但病死率低。

### (二)B 型反应

其是与药物正常药理作用完全无关的异常反应,其特点是难预测,与剂量无关,常规药理毒理学筛选不能发现,发生率低,但病死率高。主要由药物的异常性及患者的异常性所引起。如药源性过敏性休克等。

## 三、药品不良反应的影响因素

### (一)药物因素

1.化学成分和化学结构

药物所含的有效成分是药品不良反应基础,有时化学结构上轻微的改变可使 ADRs 发生明显的变化,例如酮洛芬和氟比洛芬在化学结构上只相差一个氟离子和一个酮基,前者的 ADRs 发生率为 16.2%,后者可达 52.5%。

2.理化性质

口服药物的脂溶性越强,越容易在消化道吸收,容易出现不良反应,如氯喹对黑色素的亲和力大,容易在黑色素的眼组织里蓄积,引起视网膜变性。

3.剂量

主要表现在 A 型反应,如阿司匹林在少数人中引起耳聋,在剂量为 600~899 mg 时,发生率为 0.1%,当剂量为 900~1 199 mg 时,发生率可达 4.5%;螺内酯致男性乳房增生,剂量为100 mg 时发生率为 0,而 200 mg 时为 17%,300 mg 时则高达 27%。

**4.给药途径和方法**

氯霉素口服给药时,再生障碍性贫血的发生率高,胃肠道以外途径给药时少;抗生素类药注射给药时变态反应的发生率大于口服给药。

**5.杂质**

药物在生产、保管、运输过程中可能混进的杂质和药物本身的氧化、还原、分解、聚合等情况产生的杂质,也能影响 ADRs 的发生。如青霉素生产发酵过程中产生的青霉噻唑酸、青霉烯酸等在人体内可引起变态反应。

**(二)机体(患者)因素**

**1.不同种族、民族的人有不同的遗传特点**

慢乙酰化者在日本人、爱斯基摩人中很少,欧美人口占 50%～60%,中国人为 26.5%,吡嗪酰胺的肝脏损害发生率在非洲为 3.6%,在香港为 27.3%。

**2.性别**

一般情况下女性 ADRs 发生率较男性高,调查 1 160 人其 ADRs 发生率男性为 7.3%(50/682),女性为 14.2%(68/478)。如氯霉素引起的再生障碍性贫血,男女比例为 1:3。但也有相反的,不能一概而论。

**3.年龄**

一般儿童和老人 ADRs 发生率较高,如青霉素在体内的半衰期,青壮年约 0～0.55 小时、老年人可达 1 小时,代谢转化慢易出现 ADRs。调查 1 160 人,ADRs 发生率 60 岁以下 6.3%(42/667),60 岁以上 15.4%(76/493)。

**4.血型**

有报道口服避孕药在少数人可引起静脉血栓,血型为 A 型的多发于 O 型。

**5.食物、营养状态**

食物中脂肪多,脂溶性药物吸收的多,吸收速度快,容易引起 ADRs。食物中缺乏维生素 $B_6$ 的患者,服用异烟肼后发生神经系统损伤的多。体内脂肪多的人,脂溶性药物容易在脂肪中储存和再释放,使半衰期延长。

6.机体的生理病理状态

原有肝功能损伤者,服用要经肝脏代谢转化的药物时易出现ADRs。原有肾功能损伤者,服用氨基糖苷类抗生素容易出现肾毒性。有心功能障碍者服用左旋多巴容易引起室性心律不齐。

7.个体差异

同是健康人每天口服同样药物后,血药浓度也可以有很大差别,药效也不尽相同,例如,多数人服用苯巴比妥以后出现镇静作用,少数人则表现出兴奋作用。

**(三)环境因素**

生产生活环境中存在着诸多影响人体生理功能的化学、物理因素。这些因素或直接损害人体,或通过影响药物在体内的吸收、代谢和排泄,或通过影响药物代谢酶系统,或通过与药物发生不良相互作用而损害人体功能。如人体内胆碱酯酶可以被有机磷抑制;苯可抑制骨髓造血功能;铅能引起神经衰弱、溶血性贫血和末梢神经炎;苯巴比妥可引起粒细胞减少症、再生障碍性贫血和白血病;汞也可引起震颤、牙龈炎、牙齿脱落等症状;三硝基甲苯可引起肝损害和白内障等。

**四、因果关系分析评价**

**(一)主要考虑因素**

A.开始用药时间与 ADRs 出现时间有否合理的先后关系;B.是否符合已知的 ADRs 类型;C.有无其他解释,如并用药,患者临床状态或其他疗效的影响;D.减量或停药症状是否减轻或消失;E.再激发试验,如果再激发试验结果阳性,即投以某种药物时,能再度激发与先前曾发生过的不良反应相同的事件,则强烈提示该不良反应由再激发所投用的药物所致。

**(二)分级标准**

各国采用标准不同,我国在 ADRs 监察报告试点期间把因果关系分为不可能、可疑、可能、很可能、肯定共 5 级。该分级标准也是相对的。根据上述 5 个因素(原则)进行判断,见表 1-1。

表 1-1　因果关系分级标准

|      | A | B | C | D | E |
|------|---|---|---|---|---|
| 肯定   | + | + | − | + | + |
| 很可能  | + | + | − | + | ? |
| 可能   | + | + | ± | ± | ? |
| 可疑   | + | − | ± | ± | ? |
| 不可能  | − | − | + | − | − |

说明:+表示肯定,−表示否定,±表示难以肯定或否定,? 表示情况不明

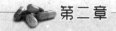

# 第二章

# 医院药事管理

## 第一节 药品质量管理

药品质量的优劣直接关系患者的身体健康和生命安全。药品的安全、有效和及时提供、准确获取、合理使用等,是患者的需求和期待。如何加强药品质量管理,确保用药者的合法权益,是全人类共同关注的重要问题。

科学有效的管理是保证和提高质量的根本途径。通过科学有效的管理来保证和提高药品质量,是人类和社会的共同期望。导致消费者受伤害甚至死亡的药品质量事件的频繁发生,暴露出药品质量管理方面的漏洞,同时也提示了药品质量问题的严重性和药品质量管理的重要性。

### 一、药品质量管理的概念

依据 ISO 9000 国际质量标准的有关概念,可将药品质量管理定义为在药品质量方面指挥和控制组织的协调活动。包括制定药品质量的方针和目标,进行药品质量的策划、控制、保证和改进。药品质量管理定义包括以下要点。

(1)实质:药品质量管理的实质是全面质量管理。

(2)范围:药品质量既包括药品实物质量和药品服务质量,也包括影响药品质量的工作质量。

(3)组织:组织包括药品科研、生产、经营、使用和监管组织。

(4)内容:在药品质量方面指挥和控制活动的具体内容是:制定药品质量的规划,建立药品质量管理体系、药品质量标准体系和药品质量管理责任制;做好药品质量管理的各项基础工作,围绕药品质量管理开展技术创新、科研和培训工作。

## 二、药品质量管理模式的演变

随着人们对药品质量影响因素的认识逐渐深入,药品质量管理的含义不断地丰富、更新和发展,药品质量管理经历了从检验控制质量→生产控制质量→设计控制质量的模式演变。

### (一)检验控制质量模式

检验控制质量模式基于"药品质量是通过检验来控制"的质量管理理念。其运行特点:在生产环节工艺固定的前提下,按药品质量标准进行检验,合格后放行出厂。图 2-1 表达了检验控制质量模式的运行特点。该模式的实质属事后把关型的质量管理,其劣势主要体现在 3 个方面:①因检验是事后行为,一旦产品检验不合格,虽然可以避免劣质产品流入市场,但却会给企业造成损失;②每批药品的数量较大,检验时只能按比例抽取一定数量的样品,当药品的质量不均一时,受检样品的质量并不能完全反映整批药品的质量;③检验所依据标准的质量将直接影响对药品质量的判断。

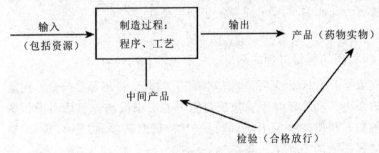

**图 2-1 检验控制质量模式示意图**

### (二)生产控制质量模式

生产控制质量模式基于"药品质量是通过生产过程控制来实现"的质量管理理念。其运行特点:在生产环节对药品的生产工艺进行科学验证,保证严格按照经验证的工艺进行生产,同时按药品质量标准进行检验,检验合格并经过程审核后放行出厂。图 2-2 表达了生产控制质量模式的运行特点。该模式的实质是将药品质量控制的支撑点前移,针对影响药品生产质量的关键环节进行综合控制。比单纯依靠终产品检验的检验控制质量模式有了较大的进步。但是仍有明显的不足之处:①该模式焦点仍然局限在药品生产制造阶段;②生产工艺源于设计。如果药品生产工艺没有在研发阶段经过认真设计和充分的优化、筛选、验证,那么即使严格按照工艺生产,仍不能保证所生产药品的质量。

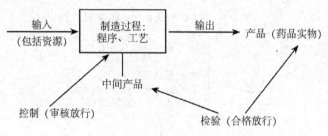

图 2-2　生产控制质量模式示意图

### (三)设计控制质量模式

设计控制质量模式源于"药品质量是通过良好的设计而生产出来"的质量管理理念。其运行特点:在药品的研发阶段进行全面的设计,其中包括对药品生产工艺的优化、筛选和验证,使其科学、合理、可行。在药品的制造阶段根据生产控制质量模式的要求进行生产与检验。图 2-3 表达了设计控制质量模式的运行特点。该模式的实质是将药品质量控制的支撑点更进一步地前移至药品的设计研发阶段,消除因药品及其生产工艺设计缺陷而导致的产品质量问题,从而全面地控制药品质量。

### 三、我国的药品质量管理体系

药品质量管理是一个系统的工程,包括宏观范畴的质量管理和微观范畴的质量管理。宏观质量管理指国家药品监督管理部门针对药品质量所实施的全面的质量监督管理。微观质量管理指药品研究、生产、经营、使用组织针对各环节药品质量特点所实施的质量管理,包括药品研究质量管理、药品生产质量管理、药品经营质量管理、药品使用质量管理及相关领域的质量管理。国家实施的药品质量监督管理,和药品研究、生产、经营、使用等质量管理子系统,构成了我国药品质量管理体系(图 2-4)。

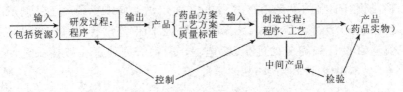

图 2-3  设计控制质量模式示意图

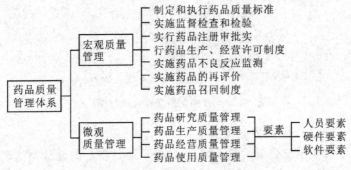

图 2-4  我国的药品质量管理体系

### (一)宏观的药品质量管理

宏观的药品质量监督管理是药品监督管理的重要组成部分,是由国家政府所实施的药品质量管理。目前,我国药品质量监督管理工作的法制化、规范化建设日益完善,已逐步形成了管理体系。其监管范围包括药品研制、生产、流通、使用、广告、价格等全过程各个环节。内容包括制定和执行药品质量标准,实施监督检查和检验,对药品实行注册审批,对药品生产和经营实行许可审批,实施药品不良反应监测和再评价,以及药品分类管理和药品价格、广告、标示物等全方位、全过程和全面的质量监督管理。

1.制定和执行药品质量标准

药品质量标准包括药品标准和药品质量管理标准。以药典为代表的国家药品标准,由国家药品监管部门组织编纂和颁发并强制实施,是药品质量技术监督的核心,是市场监督的基础,是判定药品实物质量的依据。药品质量管理标准是指针对药品设计研究、生产经营和使用诸环节的质量管理规范,其中大部分由国家药品监督管理部门作为部门规章颁布并强制实施,是对药品研制、生产、流通和使用过程行政监督检查的依据,是药品研究、生产、经营、使用的准则。

2.实施监督检查和检验

国家对药品研究机构和药品生产、经营企业、医疗机构制剂的质量管理实施监督管理。其中包括实施药品质量管理规范的认证制度和日常监督管理制度。我国药品管理法规定,药品生产企业必须按照《药品生产质量管理规范》组织生产,药品经营企业必须按照《药品经营质量管理规范》组织经营。药品监督管理部门按照规定对其是否符合规范的要求进行认证,认证合格的发给认证证书。药品监督管理部门对生产、经营、使用的药品进行监督抽查检验,检验结果以质量公报的形式进行公示。药品监督检查和检验是发现药品生产、经营中的质量问题和隐患,查处违法违规行为,保证药品质量的重要措施。

3.实行药品注册审批

国家对新药、仿制药、进口药品等实施注册审批制度,该制度包括对进口药品批准文号的审批和对药品生产批准文号的审批。药品注册审批是对药品的事前监督和市场准入控制,可以从源头上保证药品质量。

4.实行药品生产、经营和医疗机构制剂许可审批

国家对药品的生产、经营和医疗机构制剂实行许可审批制度。拟开办药品生产、经营和进行制剂配制的医疗机构,必须由药品监督管理部门对其能力和条件进行审查认可,获得相应的许可证书,否则不得生产、销售和配制药品。许可审批是对药品生产、经营和

医疗机构制剂配制的准入控制,可以从根本上保证药品质量。

5.实施药品不良反应监测

国家施行药品不良反应报告和监测制度,设立了各级药品不良反应监测机构,于2004年颁发了《药品不良反应报告和监测管理办法》等。规定药品的生产、经营企业和医疗、监测机构必须按规定报告所发现的药品不良反应。药品不良反应监测制度是药品上市后的追踪监督,是沟通药品质量信息,保证和提高药品质量的重要措施。

6.实施药品的再评价

国家施行药品再评价和淘汰制度,设立了专门的评价机构。按照《药品管理法》的规定,药品监督管理部门组织专家对批准生产和进口的药品进行再评价,对其中疗效不确切、不良反应大或其他原因危害人体健康的药品,将予以淘汰,停止其生产和使用。药品再评价制度亦为药品上市后的追踪监督,是保证药品质量的重要措施。

7.实施药品召回

国家施行药品召回制度。2007年12月国家食品药品监督管理总局以局令第12号颁布了《药品召回管理办法》。规定药品生产企业(包括进口药品的境外制药厂商),应及时采取有效措施,按照规定程序收回已上市销售但存在安全隐患的药品。药品经营企业和使用单位应协助药品生产企业履行药品召回义务,按照召回计划要求及时传达、反馈药品召回信息,控制和收回存在安全隐患的药品。召回药品生产企业所在地省、自治区、直辖市药品监督管理部门对药品召回工作实施监管。施行药品召回制度,可有效降低质量缺陷药品所导致的风险,更大限度地保障公众用药安全,为广大消费者安全用药构建了一道保护屏障。

**(二)微观的药品质量管理**

微观的药品质量管理即各环节相关部门的质量管理,是在药品的研究、生产经营和使用环节,各相关部门以确定和达到药品质量所必需的全部职能和活动作为对象进行的管理,包括药品研究质量管理、药品生产质量管理、药品经营质量管理和药品使用质量管理等。部门药品质量管理包含人员、硬件和软件三大要素,其内容主要是针对三大要素所确定和达到药品质量必需的全部职能和活动。

1.微观药品质量管理的要素

(1)人员要素:人是三大要素中的主动因素。人员的素质是保证药品设计、生产质量和药品经营企业、医疗机构药房药品服务质量的首要条件。其中药学技术人员的数量是衡量该组织专业能力和潜在力量的重要指标;各类管理和操作人员的能力和工作质量,对药品质量起着决定性的作用。

(2)硬件要素:硬件是药品设计、生产、经营的基本条件。包括用于药品研究设计的实验室、仪器设备、试验材料等,用于药品生产制造的厂房、设备、设施等,以及用于药品供应、服务的店堂、仓库、设施设备等。硬件的设计、安装和使用的水平,对药品质量起着基础性的作用。

(3)软件要素:软件即管理体系和运行程序。完善的管理体系和科学的运行机制,严格的制度、行为规范、过程控制、记录及追溯等,对各环节药品质量起着保证性的作用。

2.微观药品质量管理的内容

(1)构建合理的人员体系,主要内容:①根据各环节特点有效设置机构并合理分工、明确职责;②根据各环节特点确定各类组织人员结构,规定各类人员资格要求并明确职责;③对各类人员合理使用并进行有效培训。

(2)配备适用的硬件设施,主要内容:①根据各环节需求确定基本条件范围;②确定各类场地和仪器设备、设施的基本要求;③对其正确、合理、有效使用,并进行及时、有序地养护和更新等。

(3)构建科学的软件系统,主要内容:①明确各环节质量管理计划和目标,建立质量管理体系;②制定系统、科学、可行的管理制度和行为规范,建立包括管理、技术、工作等方面的各类标准、程序和各类记录的文件体系;③采取严格和具有针对性的措施,强化各环节的过程管理,全面监控输入要素、转换过程及其结果;④对相关物料和产品进行科学的检测和评价;⑤及时准确地进行记录及追溯。

### 四、药品质量管理标准

ISO 9000 国际标准是质量管理的基本通用标准,适用于所有类型的产品和组织,同样也适用于药品的质量管理。但是药品的特殊性使得世界各国政府对其质量管理给予了特别的关注,对药品质量管理进行了严格的规定,实施严格的药品质量监督管理。同时大多数国家和地区都采用标准化的手段,通过制定、发布和实施标准,进行药品质量的控制和管理。

**(一)药品质量标准体系**

药品质量标准体系由药品标准和药品质量管理标准等构成。

1.药品标准

药品标准是国家对药品的质量规格、检验方法作出的一系列完整的技术规定,是法定的、强制性标准,是药品质量检验、监督管理的法定依据。药品标准包括以下类别。

(1)《中国药典》:全称《中华人民共和国药典》,译为 *The Pharmacopoeia of the People's Republic of China*,ChP。由国家药典委员会编纂,国家食品药品监督管理总局发布。《中国药典》是国家为保证药品质量、保护人民用药安全有效而制定的法典;是监督检验药品质量的技术法规;是我国药品生产、经营、使用和监督管理所必须遵循的法定依据。《中国药典》分一部(中药)、二部(化学药品)和三部(生物制品),内容包括凡例、正文、附录、索引。

(2)药品注册标准:指国家食品药品监督管理总局批准给申请人特定药品的标准,生产该药品的药品生产企业必须执行该注册标准。

(3)其他药品标准:指除药典外的局颁、部颁标准和由省级药监部门制定的《中药饮片炮制规范》,以及由卫生部药政局制定的《中国医院制剂规范》。

2.药品质量管理标准

为保证和提高药品质量,各国政府除颁布药品标准用以明确产品质量指标外,无不积极推行质量管理标准用以规范药品研究、生产、经营、使用等行为,以此作为重要的药品质量管理措施。20世纪,通过政府对药品质量监督管理的实践和药品生产经营企业的管理实践,逐渐形成了一系列药品质量管理的标准,这些标准大部分经立法成为药品质量管理的法规,被称为药品质量管理规范,简称药品 GXP。

目前,药品质量管理标准已覆盖药品全过程的设计研究、生产制造、经营流通、使用等各个环节,以及与各环节相关的领域,基本形成了药品质量管理标准体系。其中《药品生产质量管理规范》(药品 GMP),产生于 20 世纪 60 年代,目前已在世界范围内 100 多个国家和地区被广泛地推行实施;《药物非临床研究质量管理规范》(药品 GLP)和《药物临床试验质量管理规范》(药品 GCP),产生于 20 世纪 70 年代,目前在世界范围内被倡导实施;《药品经营质量管理规范》(药品 GSP)和《优良药房工作规范》(药房 GPP),产生于 20 世纪 70 年代,目前在日本、中国、英国等国家推行实施。

**(二)药品质量管理标准的特点**

药品质量管理规范是药事管理法规体系的重要组成部分。由国务院药品监管部门制定颁布,具有法规效力,或由行业制定和倡导实施。一般具有 3 个方面的特点。

1.原则性

药品质量管理规范的条款仅指明了要求的目标,而没有列出如何达到这些目标的解决办法。因此各相关部门应结合实际情况制定各种文件化程序,才能保证规范的贯彻实施。

2.时效性

各类药品质量管理规范的条款只能依据该国、该地区、现有一般水平来制定,采用目前可行的、有实际意义的方面作出规定。其条款需定期或不定期修订,对目前有法定效力或约束力或有效性的为现行规范,或者现行版规范。新版规范颁发后,前版即废止。

3.全面性

药品质量管理规范强调药品非临床安全性评价、临床试验、生产、经营、使用过程的全面质量管理,对凡能引起药品质量的诸因素,均须严格管理,强调过程的检查与防范紧密结合,且以防范为主要手段。

### (三)我国药品质量管理的标准体系

我国现有的药品质量管理标准形成了较完整的药品质量管理标准体系。根据制定颁发机构和法律效力的不同,可将其分为国家政府的部门规章、地方性规章、行业自律性标准和企业倡导标准。适用范围覆盖了药品研究、生产、经营、使用等各个环节及与其相关的领域,不同类型的标准构成了我国的药品质量管理标准体系(图 2-5、表 2-1)。

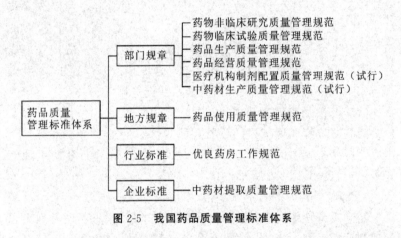

**图 2-5　我国药品质量管理标准体系**

**表 2-1　药品研究、生产、经营、使用的质量管理规范及其相关标准**

| 适用范围 | 标准名称 | 发布形式 |
| --- | --- | --- |
| 药品研究 | 药物非临床研究质量管理规范 | 国家食品药品监督管理局(SFDA)部门规章 |
|  | 药物临床试验质量管理规范 | 国家药品监督管理局(SDA)部门规章 |
| 药品生产 | 药品生产质量管理规范(1998 年修订) | SDA 部门规章 |
|  | 药品生产质量管理规范(1998 年修订)附录 | SDA 通知 |

| 适用范围 | 标准名称 | 发布形式 |
|---|---|---|
| | 药品 GMP 认证检查评定标准 | SFDA 部门规章 |
| | 医疗机构制剂配制质量管理规范 | SDA 部门规章 |
| | 中药材生产质量管理规范(试行) | SDA 部门规章 |
| | 中药材 GAP 认证评定标准(试行) | 国食药监安[2003]251 号 |
| | 药用辅料生产质量管理规范 | 国食药监安[2006]120 号 |
| | 药包材生产现场考核通则 | SFDA 部门规章 |
| 药品经营 | 药品经营质量管理规范 | SDA 部门规章 |
| | 药品经营质量管理规范实施细则 | 国药管市[2000]526 号 |
| 药品使用 | 优良药房工作规范 | 非处方药物协会、中国药学会医院药学专业委员会 |
| | 药品使用质量管理规范 | 各省级人民政府文件 |

1.国家政府的部门规章

从 20 世纪 80 年代开始,我国在药品研究、生产、经营等领域陆续推行实施相应的药品质量管理规范。截至 2009 年 8 月份,我国主要药品质量管理规范现行版的发布与施行时间如下。

(1)《药物非临床研究质量管理规范》:国家食品药品监督管理局令第 2 号,2003 年 6 月 4 日经国家食品药品监督管理总局局务会审议通过、发布,自 2003 年 9 月 1 日起施行。

(2)《药物临床试验质量管理规范》:国家食品药品监督管理局令第 3 号,2003 年 6 月 4 日经国家食品药品监督管理总局局务会审议通过、发布,自 2003 年 9 月 1 日起施行。

(3)《药品生产质量管理规范》(1998 年修订):国家药品监督管理局令第 9 号,1999 年 3 月 18 日经国家药品监督管理总局局务会审议通过、发布,自 1999 年 8 月 1 日起施行。

(4)《药品经营质量管理规范》:国家药品监督管理局令第 20 号,2000 年 3 月 17 日经国家药品监督管理总局局务会审议通过、发布,自 2000 年 7 月 1 日起施行。

(5)《中药材生产质量管理规范(试行)》:国家药品监督管理局令第 32 号,2002 年 3 月 18 日经国家药品监督管理总局局务会审议通过、发布,自 2002 年 6 月 1 日起施行。

(6)《医疗机构制剂配制质量管理规范》(试行):国家药品监督管理局令第 27 号,2000 年 12 月 5 日经国家药品监督管理总局局务会议通过、发布、施行。

2.地方性规章

在药品使用领域实施质量管理规范的重要性和必要性,得到了社会的广泛认可。我国的湖南省、山东省、上海市、北京市等省、直辖市,从 2002 年开始,分别制定了本辖区的《药品使用质量管理规范》(药品 GUP),以地方规章的形式发布实施。

3.行业自律性标准

目前我国的行业自律性药品质量管理标准,主要是针对社会药房的质量管理规范。2003 年 2 月 25 日由中国非处方药物协会发布《优良药房工作规范》并在行业内倡导实施。2005 年 12 月 20 日中国药学会医院药学专业委员会组织制定了《优良药房工作规范》(2005 年版)。

4.企业倡导标准

目前我国的行业自律性药品质量管理标准,主要是针对中药材提取的质量管理规范。2001 年 10 月天津天士力制药股份有限公司制定了《中药材提取质量管理规范》并在该企业实施。

**(四)我国的药品质量管理规范**

药品质量管理规范构成了药品质量管理标准链环,对药品研制、生产、经营和使用环节进行系统、有效地控制,为药品质量的形成和实现起到了有力的保证作用。

1.药品研究设计的质量管理规范

(1)药物非临床研究质量管理规范(药品 GLP):药品临床前毒性试验必须遵循的基本准则,适用于为申请药品注册而进行的非临床研究。其目的是为了提高药品非临床研究的质量,确保试验资料的真实性、完整性和可靠性,保障人民用药安全。

(2)药物临床试验质量管理规范(药品 GCP):药物在人体上进行生物医学研究的基本准则,是对临床试验全过程的标准规定。其目的是保证药品临床试验过程规范、结果科学可靠,保证受试者的权益及其安全。

2.药品生产制造的质量管理规范

(1)药品生产质量管理规范:药品生产和质量管理必须遵循的基本准则,是全面质量管理的重要组成部分。适用于药品制剂生产的全过程、原料药生产中影响成品质量的关键工序。是为了保证药品质量,对药品生产中影响质量的各种因素所规定的一系列基本要求。

(2)医疗机构制剂配制质量管理规范:医疗机构制剂配制和质量管理的基本准则,适用于制剂配制的全过程。是为了保证制剂质量,对医院制剂配制中影响质量的各种因素所规定的一系列基本要求。

(3)中药材生产质量管理规范:我国中药制药企业实施的 GMP 重要配套工程,是药学和农学结合的产物,是确保中药质量的一项绿色工程和阳光工程。适用于中药材的种植、加工和生产等过程。

此外,由企业倡导实施的《中药材提取质量管理规范》(*Good Extracting Practice*,简称中药材 GEP),是基于对药材提取过程进行规范化质量管理所提出的概念,是中药生产企业药品 GMP 实施的重要配套工程。

(4)药用辅料、药包材生产质量管理规范(药用辅料、药包材 GMP):药用辅料、药包材均为药品生产的主要物料。其中药包材是直接接触药品的包装材料和容器的简称。加强药用辅料的管理是保证药品质量的重要前提,而药包材质量优劣对保证药品质量和保障人体用药安全亦具有重要的作用。国家食品药品监督管理总局于 2004 年 7 月 20 日颁发《直接接触药品的包装用材料和容器管理办法》(局令第 13 号),同时以附件的形式发布《药包材生产现场考核通则》(药包材 GMP),作为药包材生产质量管理的基本准则;于 2006 年 3 月 28 日颁发《药用辅料生产质量管理规范》(药用辅

GMP)。上述规范为药包材、药用辅料生产企业提供生产方面的管理要求,从根本上提高了产品质量。

3.药品服务的质量管理规范

(1)药品经营质量管理规范(药品 GSP):控制药品流通环节所有可能发生质量事故的因素,从而防止质量事故发生的一整套管理程序,是经营企业质量管理的基本准则。包括对药品批发及零售环节的购进、储运和销售等环节实行质量管理。

(2)优良药房工作规范(药房 GPP):药品零售环节药品调剂和药学服务必须遵循的基本准则。适用于社会药房和医疗机构药房工作,其目的是促进科学、合理用药,保证人们用药的安全、有效、经济和药学专业服务质量。

(3)药品使用质量管理规范(药品 GUP):对药品的使用环节(医院/消费者)进行质量管理的基本准则,适用于医疗机构的药品管理、药品调剂和药品服务,其目的是保证药品的使用质量。

**(五)药品质量管理规范与 ISO 9000 标准**

1.相同点

药品质量管理规范与 ISO 9000 标准的相同点有 3 个方面。

(1)目标相同:药品 GMP 和 ISO 9000 标准的目标均是保证产品质量。强调生产全过程的质量管理,提高企业的质量管理水平。强调从事后把关变为预防为主,变"管结果"为"管因素"。

(2)理论基础相同:基本管理理论均围绕全面质量管理(TQM)展开,通过控制产品形成过程中的各种因素,使其始终处于受控状态,从而保证产品的质量。

(3)检查方法相同:两者采用的都是第三方认证的形式对企业质量体系进行监督检查。

2.不同点

药品质量管理规范与 ISO 9000 标准的不同点有 2 个方面。

(1)性质不同:ISO 9000 是国际标准化组织颁布的关于质量管理和质量保证的标准体系,其推进、贯彻、实施是建立在组织自愿基础上的,可进行选择、删除或补充某些要素。而药品质量管理规范是专用性、强制性标准,绝大多数国家或地区的药品 GMP、GLP 等质量管理规范具有法律效力,其实施具有强制性,所规定的内容不得增删。

(2)适用范围不同:ISO 9000 是国际性的质量标准,具有全世界通用性,不仅适用于生产行业,也适用于金融、服务、经营等行业,在应用上更具广泛性。而药品质量管理规范具有区域性,多数由各国根据本国国情制定实施,仅适用于本国的药品研究、生产、经营等行业。

## 第二节　高警讯药品管理

### 一、高警讯药品定义

美国医疗安全委员会(Institute for Safe Medication Practices,ISMP)将高警讯药品定义为若使用不当会对患者造成严重伤害或死亡的药物,误用后极易引起伤亡的一小部分药品,此类药品引起的用药差错不一定比其他药物多,但发生用药差错的后果却是致命的。

高警讯药品包括高警示药品、相似药品(看似、听似)。医疗机构一般作为高警示药品管理的是高浓度电解质制剂、肌肉松弛剂、肿瘤化疗药品及细胞毒药品等。相似药品是指药品包装相似(看似),药名读音相似(听似)。

### 二、高警讯药品管理

#### (一)高警讯药品管理制度

(1)医院建立高警讯药品管理目录,并每年更新。

(2)高警讯药品应设置专门的存放药架,不得与其他药品混合存放。

(3)高警讯药品存放药架应标识醒目,设置警示牌提醒药学人员注意。

(4)高警讯药品使用前要进行充分安全性论证,有确切适应证时才能使用。

(5)高警讯药品调剂发放要实行双人复核,确保发放准确无误。

(6)加强高警讯药品的效期管理,保证先进先出、安全有效。

(7)定期和临床医护人员沟通,加强高警讯药品的不良反应监测,并定期汇总,及时反馈给临床医护人员。

(8)新引进的高警讯药品要经过药事管理与药物治疗学委员会的充分论证,引进后及时将药品的信息告知临床,指导临床合理用药和确保用药安全。

**(二)常见高警讯药品目录**

1.高浓度电解质制剂

10%氯化钾注射液、10%氯化钠注射液、25%硫酸镁注射液、氯化钙注射液。

2.肌肉松弛剂

(1)短效(5~10分钟):氯化琥珀胆碱。

(2)中效(20~30分钟):维库溴铵、阿曲库铵、罗库溴铵。

(3)长效(45~100分钟):哌库溴铵。

3.细胞毒药物

(1)作用于DNA化学结构的药物:多柔比星、白消安、环磷酰胺、卡铂、顺铂、丝裂霉素、奥沙利铂、苯丁酸氮芥、吡柔比星、表柔比星、卡莫司汀、柔红霉素、异环磷酰胺。

(2)影响核酸合成的药物:阿糖胞苷、氟尿嘧啶、甲氨蝶呤、羟基脲、氟达拉滨、吉西他滨、卡培他滨、巯嘌呤、氟尿苷。

(3)作用于核酸转录的药物:放线菌素D、平阳霉素。

(4)作用于拓扑异构酶的药物:拓扑替康、伊立替康、依托泊苷、替尼泊苷。

(5)作用于微管蛋白合成的药物:长春新碱、高三尖杉酯碱、长春地辛、长春瑞滨、多西他赛、三尖杉碱、紫杉醇。

(6)其他:门冬酰胺酶。

**三、高警讯药品在调剂及使用中的管理**

(1)依据高警讯药品的分类和品种,结合医院实际用药情况,制定高警讯药品目录。

（2）各药房对高警讯药品设置专门的存放区域，单独存放，并在高警讯药品存放药架处设置明显警示性提示牌。

（3）对医嘱系统、转抄系统、审核系统、住院病房摆药系统、门急诊药房发药系统中的高警示药品执行红底黑字标识，相似药品执行蓝底黑字标识，药学部负责定期维护。

（4）高警讯药品调剂和临床使用实行双人复核制度，确保调剂和使用的准确无误。

（5）高警讯药品在使用时，严格执行给药的 5R 原则，即正确的患者（right patient）、正确的药品（right drug）、正确的剂量（right dose）、正确的给药时间（right time）、正确的给药途经（right route），确保准确给药；核对患者姓名、床号、药品名称、药物剂量、给药时间及给药途径等 6 项内容。

（6）加强病房区高警讯药品的效期管理，保证先进先出，并建立日清月结的盘点制度，病房区药房每月盘点一次，病房区护士站每天清点一次。

（7）护士站原则上不存放高警讯药品（抢救药品除外），如确实需要，须单独贮存在固定的地方，贮存处有醒目标签标志，限量存放，并定期（每季）核查备用情况。

（8）定期和临床医护人员沟通，重点加强高警讯药品的不良反应监测，并定期汇总，及时反馈给临床医护人员。

（9）定期（如每季度）排查医院内使用药品中与高警讯药品的外观相似、发音相似的药品清单，并采取相应的防范措施。

（10）医院局域网内开设"药物警戒"，定期刊出患者安全警示、患者安全事件提示等。

（11）定期对高警讯药品目录进行更新，新引进高警讯药品须经过充分论证，引进后及时将药品信息告知临床。

# 第三节　药物制剂管理

## 一、物料管理

(1)制订制剂配制所用物料和中药材的购入、储存、发放与使用等管理制度。原辅料不得对制剂质量产生不良影响,并应合理储存与保管。

(2)各种物料要严格管理:①合格物料、待验物料及不合格物料应分别存放,并有易于识别的明显标志。②各种物料应按其性能与用途合理存放。对温度、湿度等有特殊要求的物料,应按规定条件储存。挥发性物料的存放,应注意避免污染其他物料。各种物料不得露天存放。③物料应按规定的使用期限储存,储存期内如有特殊情况应及时检验。不合格的物料,应及时处理。

(3)制剂的标签、使用说明书必须与药品监督管理部门批准的内容、式样、文字相一致,不得随意更改,并应专柜存放,专人保管。

## 二、卫生管理

(1)制剂室应有防止污染的卫生措施和卫生管理制度,并由专人负责。配制间不得存放与配制无关的物品,配制中的废弃物应及时处理。更衣室、浴室及盥洗室的设置不得对洁净室产生污染。配制间和制剂设备、容器等应有清洁规程,洁净室应定期消毒,使用的消毒剂不得对设备、物料和成品产生污染。消毒剂品种应定期更换,防止产生耐药菌株。

(2)工作服的选材、式样及穿戴方式应与配制操作和洁净度级别要求相适应。洁净室工作服的质地应光滑、不产生静电、不脱落纤维和颗粒性物质。无菌工作服必须包盖全部头发、胡须及脚部,能阻留人体脱落物,并不得混穿。不同洁净度级别房间使用的工作服应分别定期清洗、整理,必要时应消毒或灭菌,洗涤时不应带入附加的颗粒物质。

(3)洁净室仅限于在该室的配制人员和经批准的人员进入。进入洁净室的人员不得化妆和佩戴饰物,不得裸手直接接触药品。

(4)配制人员应建立健康档案,每年至少体检一次。传染病、皮肤病患者和体表有伤口者不得从事制剂配制工作。

### 三、文件管理

(1)制剂室应根据有关法规要求建立和制订制剂文件系统。建立文件的管理制度,文件的制订、审查和批准的责任应明确,并有责任人签名。

(2)制剂室应有《医疗机构制剂许可证》及申报文件、验收、整改记录;制剂品种申报及批准文件,制剂室年检、抽验及监督检查文件及记录应装订成册,备查。

(3)医疗机构制剂室应有配制管理、质量管理的各项制度和记录:①制剂室操作间、设施和设备的使用、维护、保养等制度和记录。②物料的验收、配制操作、检验、发放、成品分发和使用部门及患者的反馈、投诉等制度和记录。③配制返工、不合格品管理、物料退库、报损、特殊情况处理等制度和记录。④留样观察制度和记录。⑤制剂室内外环境、设备、人员等卫生管理制度和记录。

(4)制剂配制管理文件:①制订配制规程和标准操作规程。配制规程包括制剂名称、剂型、处方、配制工艺的操作要求,原料、中间产品、成品的质量标准和技术参数及储存注意事项,成品容器、包装材料的要求等。标准操作规程:配制过程中涉及的单元操作(如加热、搅拌、振摇、混合等)具体规定和应达到的要求。②配制记录,包括编号、制剂名称、配制日期、制剂批号、有关设备名称与操作记录、原料用量、成品和半成品数量、配制过程的控制记录及特殊情况处理记录和各工序的操作者、复核者、清场者的签名等。配制记录应完整归档,至少保存2年备查。

(5)配制制剂主要的质量管理文件:物料、半成品、成品的质量标准和检验操作规程,制剂质量稳定性考察记录,检验记录,质量检验记录应完整归档,至少保存2年备查。

## 四、配制管理

（1）制剂配制规程和标准操作规程不得任意修改，如需修改时必须按规定程序办理修订、审批手续。

（2）每批制剂均应编制制剂批号。应按投入和产出的物料平衡对每批制剂进行检查。同批制剂在规定限度内应具有同一性质和质量。

（3）每次配制后应清场，并填写清场记录，每次配制前应确认无上次遗留物。不同制剂的配制操作不得在同一操作间同时进行；如确实无法避免时，必须在不同的操作台配制，并应采取防止污染和混淆的措施。

（4）每批制剂均应有反映配制各个环节的完整记录，操作人员应及时填写记录，填写字迹清晰、内容真实、数据完整，并由操作人、复核人及清场人签字。记录应保持整洁，不得撕毁和任意涂改。需要更改时，更改人应在更改处签字，并需使被更改部分可以辨认。

（5）新制剂的配制工艺及主要设备应按验证方案进行验证。当影响制剂质量的主要因素（如配制工艺或质量控制方法、主要原辅料、主要配制设备等）发生改变，以及配制一定周期后，应进行再验证。所有验证记录应归档保存。

## 五、质量管理

（1）质量管理组织应负责制剂配制全过程的质量管理。

（2）药检室负责制剂配制全过程的检验。主要包括：①制订和修订物料、中间品和成品的内控标准和检验操作规程，制订取样和留样制度。②制订检验用设备、仪器、试剂、试液、标准品（或参考品）、滴定液与培养基及试验动物等管理办法。③对物料、中间品和成品进行取样、检验、留样，并出具检验报告。④监测洁净室（区）的微生物数和尘粒数。⑤评价原料、中间品及成品的质量稳定性，为确定物料储存期和制剂有效期提供数据。

（3）质量管理组织应按预定的程序和规定的内容定期组织自检，自检应有记录并写出自检报告，包括评价及改进措施等。

**六、使用管理**

(1)按照食品药品监督管理部门制定的原则并结合剂型特点、原料药的稳定性和制剂稳定性试验结果规定制剂使用期限,并得到批准。

(2)制剂配发必须有完整的记录或凭据。内容包括领用部门、制剂名称、批号、规格、数量等。制剂在使用过程中出现质量问题时,制剂质量管理组织应及时进行处理,出现质量问题的制剂应立即召回,并填写召回记录。召回记录应包括制剂名称、批号、规格、数量、召回部门、召回原因、处理意见及日期等。

(3)制剂使用过程中发现的不良反应,应按《药品不良反应报告和监测管理办法》的规定予以记录,填表上报。保留病历和有关检验、检查报告单等原始记录至少1年备查。

(4)医疗机构制剂一般不得在医疗机构间调剂使用。发生灾情、疫情、突发事件或者临床急需而市场没有供应时,需要调剂使用的,必须提出申请,说明使用理由、期限、数量和范围,并报送有关资料。属省级辖区内医疗机构制剂调剂的,必须经所在地省、自治区、直辖市食品药品监督管理部门批准;属国家食品药品监督管理总局规定的特殊制剂及省、自治区、直辖市之间医疗机构制剂调剂的,必须经国家食品药品监督管理总局批准。

取得制剂批准文号的医疗机构应当对调剂使用的医疗机构制剂的质量负责。接受调剂的医疗机构应当严格按照制剂的说明书使用制剂,并对超范围使用或者使用不当造成的不良后果承担责任。

**七、《医疗机构制剂许可证》的管理**

(1)《医疗机构制剂许可证》是医疗机构配制制剂的法定凭证,应当载明证号、医疗机构名称、医疗机构类别、法定代表人、制剂室负责人、配制范围、注册地址、配制地址、发证机关、发证日期和有效期限等项目。其中由食品药品监督管理部门核准的许可事项:制剂室负责人、配制地址、配制范围、有效期限。任何单位和个人不得伪造、编造、买卖、出租和出借《医疗机构制剂许可证》。

(2)《医疗机构制剂许可证》变更分为许可事项变更和登记事项变更:①许可事项变更是指制剂室负责人、配制地址、配制范围的变更。登记事项变更是指医疗机构名称、医疗机构类别、法定代表人、注册地址等事项的变更。②医疗机构变更《医疗机构制剂许可证》许可事项的,在许可事项发生变更前 30 天,向原审核、批准机关申请变更登记。原发证机关应当自收到变更申请之日起 15 个工作日内作出准予变更或者不予变更的决定。③医疗机构增加配制范围或者改变配制地址的,应当按规定提交材料,经省、自治区、直辖市食品药品监督管理部门验收合格后,办理《医疗机构制剂许可证》变更登记。④医疗机构变更登记事项的,应当在有关部门核准变更后 30 天内,向原发证机关申请《医疗机构制剂许可证》变更登记,原发证机关应当在收到变更申请之日起 15 个工作日内办理变更手续。⑤《医疗机构制剂许可证》变更后,原发证机关应当在《医疗机构制剂许可证》副本上记录变更的内容和时间,并按变更后的内容重新核发《医疗机构制剂许可证》正本,收回原《医疗机构制剂许可证》正本。

(3)《医疗机构制剂许可证》有效期届满需要继续配制制剂的,医疗机构应当在有效期届满前 6 个月,向原发证机关申请换发《医疗机构制剂许可证》。

(4)医疗机构终止配制制剂或者关闭的,由原发证机关缴销《医疗机构制剂许可证》,同时报国家食品药品监督管理总局备案。

(5)遗失《医疗机构制剂许可证》的,持证单位应当在原发证机关指定的媒体上登载遗失声明并同时向原发证机关申请补发。遗失声明登载满 1 个月后原发证机关在 10 个工作日内补发《医疗机构制剂许可证》。

(6)医疗机构制剂室的关键配制设施等条件或药检室负责人及质量管理组织负责人发生变更的,应当在变更之日起 30 天内报所在地省、自治区、直辖市食品药品监督管理部门备案。

## 第四节　药品贮藏与养护

　　药品应按其不同性质及剂型特点在适宜的条件下贮藏。如果贮藏条件不适当,往往会使药品变质失效,甚至产生有毒物质,不仅造成医疗资源的浪费,更严重的是可能危害患者的生命健康。药学专业技术人员必须了解各类药品制剂的理化性质及外界各种因素对药品制剂可能产生的不良影响,严格按照药品说明书规定的贮藏条件和要求,对药品进行养护。

### 一、药品贮藏条件的基本概念

　　避光:指用不透光的容器包装,如棕色容器或黑纸包裹的无色透明、半透明容器。

　　密闭:指将容器密闭,以防止尘土及异物进入。

　　密封:指将容器密封以防止风化、吸潮、挥发或异物进入。

　　熔封或严封:指将容器熔封或者用适宜的材料严封,以防止空气与水分的侵入并防止污染。

　　凉暗处:指避光且温度不超过 20 ℃处。

　　阴凉处:指温度不超过 20 ℃处。

　　冷处:指温度为 2～10 ℃处。

　　常温:指温度为 10～30 ℃处。

### 二、药品贮藏设施的要求

　　根据卫生部 2011 年 12 月发布的《三级综合医院评审标准实施细则(2011 年版)》的要求,医疗机构贮藏药品的场所即药库(不含中药饮片库)面积应符合标准和有关规定。病床 500～1 000 张,门诊量 1 000～2 000 人次/天,面积 300～400 m²。病床 1 000 张以上,每增加 150 张床位或者门诊量每增加 2 000 人次/天,药库面积递增 30 m²。

　　药库与药品存放区域应远离污染区,保持仓库的清洁卫生,采取相应的措施,防止药品受潮霉变、虫蛀、鼠咬等。

注意药库的避光措施,可以采用质地厚实的黑色避光窗帘,避免药品因受光照而变质。药库的相对湿度应该保持在45%～75%。每天上、下午各一次定时对温、湿度进行记录,如超出范围,应及时采取调控措施,并予以记录。

药品不得直接与地面接触,药品堆垛与地面的间距不小于10 cm。药品堆垛应注意垛与垛之间、垛与墙之间、供暖管道与药品之间要留有一定的间距;垛与墙壁、屋顶、供暖管道的间距不小于30 cm。靠墙摆放的货架,其靠墙侧面应装有隔离板面。

药品仓库应实行"色标管理",待验药品区、退货药品区——黄色;合格药品区、零货称取区、待发药品区——绿色;不合格药品区——红色。对于西药、中成药与中药材要分区存放。严禁药品库区存放非药用物品,严禁药品库区与办公区、生活区混淆使用。库房内不得出现管理人员无法到达或不能实施有效控制的管理死角。

为保证药品安全,药品仓库不允许非工作人员随便出入。应安装防盗、监控报警装置,仓库内应配备有效的消防器材,严禁烟火。

### 三、药品贮藏的要点与细节

药品贮藏养护时,通常按照药品的剂型类别(如口服剂型、注射剂型、外用剂型等),采取同类药品集中存放保管的方法。药品的养护要按照药品说明书"贮藏"项下规定的条件,将药品分别贮藏在冷库、阴凉库或常温库内。

药品堆垛要放置平稳、整齐、不能倒置。对于过重药品、药品包装不坚固及有堆垛要求的药品,不宜堆垛过高,以防下层受压变形。不同品种或相同品种不同批号的药品不宜混垛。为防止混药,外包装相似、易混淆的药品应该分开一定的距离堆放,可采取有效的分隔、识别措施。堆垛好的药品,其包装箱的品名、批号等内容应该易于观察和识别。

### (一)易受光线影响而变质的药品贮藏

易受光线影响而变质的药品,需要避光保存,应放在阴凉干燥、阳光不易直接照射到的地方。库房门、窗可悬挂遮光用的黑色遮光窗帘,以防阳光照射。生物制品(肝素、抑肽酶注射剂)、维生素类(维生素 C、维生素 K 注射剂)等,可采用棕色瓶或用黑色纸包裹的玻璃器皿包装,以防止紫外线的透入。

**(二)易受湿度影响而变质的药品贮藏**

对易吸湿或易挥发的药品,应密封,置于阴凉干燥处。要严格控制药品库区内的湿度,以保持相对湿度在 45%～75% 为宜。可设置除湿机、排风扇或通风器,辅用吸湿剂如石灰、木炭等。尤其在梅雨季节,更要采取有效的防霉措施。除以上防潮措施外,药品库区应根据天气情况,分别采取下列措施,在晴朗干燥的天气,可打开门窗,加强自然通风;在雾天、雨天或室外湿度高于室内时,应紧闭门窗,以防室外潮湿空气侵入。

**(三)易受温度影响而变质的药品贮藏**

一般情况下,大多数药品要求贮藏温度为 2～30 ℃。在药品允许的贮藏温度范围内,温度越低,越有利于保证药品质量的稳定。对热不稳定的药品,可根据其性质要求,分别存放于"阴凉处""凉暗处""冷处"。挥发性大的药品,在温度高时容器内压力大,不应剧烈震动,开启前应充分降温,以免药液喷溅伤及使用人员。

**(四)中成药的药品贮藏**

煎膏剂由于其内含有大量糖类、蛋白质等物质,因此贮藏不当很容易发生霉变、酸败。此类中成药一般应密闭、贮藏于阴凉干燥处,如枇杷膏、益母草膏等。

散剂由于药物表面积较大,吸湿性较强。受潮后会发生变色、结块、药效降低及微生物滋生等现象,如冰硼散、痱子粉等中成药,所以防潮是保证散剂质量的重要措施。

冲剂及颗粒剂在潮湿环境中极易潮解、结块,如苦甘冲剂、银翘解毒颗粒等中成药贮藏时应避免受潮。

**(五)中药材的药品贮藏**

中药材种类繁多,性质各不相同,有的易吸湿,有的易挥发等,应根据其特性分类保管。如保管不当将会发生霉变、虫蛀、变色等现象而影响其质量,甚至完全失效。中药材变质的原因,除空气、湿度、日光和温度等因素的影响外,还会受到昆虫和微生物的侵蚀。为使中药材的外部形态和有效成分在贮藏期间尽量保持稳定,必须掌握各种中药材的特性,采取合理的措施,尤其以防止霉变及虫蛀最为重要。

(1)中药材防霉,主要应严格控制水分和贮藏场所的温度、湿度,避免日光和空气的影响,使真菌不易生长繁殖。易发霉的中药材应选择阴凉、干燥、通风的库房,可以使用吸湿剂,也可以铺放生石灰、炉灰、木炭或干锯末等防潮剂,保证库区湿度符合要求,使药材保持干燥,防止霉变。

(2)中药材防虫蛀,在中药材入库前,应将库房彻底清理,以杜绝虫源,必要时在中药材入库前,可用适量的杀虫剂对四壁、地板、垫木及所有缝隙进行喷洒。对入库的中药材要进行严格的检验,防止已被虫蛀的中药材入库,保证药品质量。

(3)中药材防鼠,主要是因为有些中药材含有糖、淀粉、脂肪等有机物质,极易遭受鼠害。因此,中药库必须有防鼠设备,可使用粘鼠板或捕鼠器等。

(4)中药材贮藏过程中,为防止真菌、害虫的生长繁殖,应控制室内温度、湿度。对批量大的中药材可以将其干燥后,制作成真空包装以杜绝其与空气的接触。

### 四、特殊管理药品贮藏的要点与细节

麻醉药品和第一类精神药品应当设立专库或者专柜保管。专库应当设有防盗设施并安装报警装置;专柜应当使用保险柜。专库和专柜应当实行双人双锁管理。

医疗机构发生麻醉药品或精神药品被盗、被抢、丢失或者其他流入非法渠道的情形时,应当立即采取必要的控制措施,同时报告所在地县级公安机关、药品监督管理部门和卫生主管部门。

医疗用毒性药品应单独划定仓间或仓位,专柜加锁并由专人保管。建立和完善保管、验收、领发、核对等制度,严防发生差错。严

禁与其他药品混杂存放。毒性药品的包装容器上必须印有特殊标志,在运输毒性药品的过程中,应当采取有效措施,防止发生事故。

易燃、易爆危险药品系指易受光、热、空气等外来因素影响而容易引起自燃、助燃、爆炸或具有强腐蚀性的药品,如果处置不当,可能引起爆炸、燃烧等严重事故。此类药品应置危险药品专库内贮藏,不得与其他药品同库贮藏,并远离电源、火源,同时应有专人负责保管。搬运时注意轻拿、轻放、避免撞击。危险药品库应当严禁烟火,并配置消防安全设备(如灭火器、沙箱等)。危险药品的包装和封口必须坚实、牢固、密封,并应经常检查是否完整无损。如果发生渗漏,必须立即进行安全处理。如有需要,可向有关部门报告,请求协助解决。

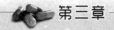

第三章

# 神经系统疾病用药

## 第一节　中枢兴奋药

　　中枢兴奋药是指能选择性地兴奋中枢神经系统,从而提高其功能活动的一类药,当中枢神经处于抑制状态或功能低下、紊乱时使用此类药物。中枢兴奋药与抢救危重症密切相关。这类药物主要作用于大脑皮质、延髓和脊髓,具有一定程度的选择性。主要包括苏醒药、精神兴奋药(如哌甲酯、苯丙胺、托莫西汀、莫达非尼、匹莫林等也都具有中枢神经兴奋作用)及大脑复健药(γ-氨基丁酸)等。苏醒药常用的有尼可刹米、二甲弗林、洛贝林、戊四氮、乙胺硫脲、细胞色素 C 等,用于治疗疾病或药物引起的呼吸衰竭及中枢抑制。

### 一、主要兴奋大脑皮质的药物

#### (一)咖啡因

1.别名

咖啡碱,无水咖啡因,甲基可可碱。

2.作用与应用

　　本品中枢兴奋作用较弱。小剂量咖啡因增强大脑皮质兴奋过程,振奋精神,减轻疲劳,改善思维;较大剂量可直接兴奋延髓呼吸中枢及血管运动中枢,当其处于抑制状态时,作用更为明显。此外,还有弱利尿作用(增加肾小球的血流量,减少肾小管的重吸收)。口服后容易吸收,峰浓度及血药浓度随用量而异。用于以下情况。

(1)解救因急性感染中毒,催眠药、麻醉药、镇痛药中毒引起的呼吸及循环衰竭。

(2)与溴化物合用治疗神经官能症,使大脑皮质的兴奋、抑制过程恢复平衡。

(3)与阿司匹林、对乙酰氨基酚组成复方制剂治疗一般性头痛,与麦角胺合用治疗偏头痛。

(4)小儿多动症(注意力缺陷综合征)。

(5)防治未成熟新生儿呼吸暂停或阵发性呼吸困难。

3.用法与用量

(1)皮下或肌内注射:安钠咖注射液解救中枢抑制,成人1次1～2 mL,1天2～4 mL;极量1次3 mL,1天12 mL。小儿1次8 mg/kg,必要时可每4小时重复1次。

(2)口服:安钠咖片治疗中枢性呼吸及循环衰竭,1次1片,1天4次,餐后服;极量1次2片(咖啡因0.3 g),1天10片(咖啡因1.5 g)。麦角胺咖啡因片用于偏头痛,1次1～2片,1天总量不超过6片。调节大脑皮质活动,口服咖溴合剂,1次10～15 mL,1天3次,餐后服。

4.注意事项

(1)胃溃疡患者禁用。孕妇慎用(动物试验表明本品可引起仔鼠先天性缺损,骨骼发育迟缓)。

(2)偶有过量服用可致恶心、头痛或失眠,长期过多服用可出现头痛、紧张、激动、焦虑,甚至耐受性。过量的表现为烦躁、恐惧、耳鸣、视物不清、肌颤、心率增快及期前收缩。

(3)咖啡因的成人致死量一般为10 g,有死于肝性脑病的报道。

(4)婴儿高热宜选用不含咖啡因的复方制剂。

(5)用药过量时宜静脉滴注葡萄糖氯化钠注射液,同时静脉注射20%甘露醇注射液,以加快药物排泄;烦躁不安或惊厥时可用短效巴比妥类药进行控制,同时给予相应的对症治疗和支持疗法。

5.药物相互作用

(1)异烟肼和甲丙氨酯能提高本品的组织浓度达55%,使作用增强。

（2）口服避孕药可减慢本品的清除率。

### （二）甲氯芬酯

**1.别名**

氯酯醒,遗尿丁,特维知。

**2.作用与应用**

本品是一种中枢兴奋药,对于抑制状态的中枢神经系统有明显的兴奋作用。主要作用于大脑皮质,能促进脑细胞的氧化还原代谢,增加对糖的利用,并能调节细胞代谢。用于:①颅脑外伤性昏迷、新生儿缺氧症及其他原因所致的意识障碍。②乙醇中毒及某些中枢和周围神经症状。③老年性精神病、儿童遗尿症等。

**3.用法与用量**

（1）口服:1次0.1～0.3 g,1天3次,1天最大剂量可达1.5 g;儿童1次0.1 g,1天3次。

（2）肌内注射:1次0.25 g,1天1～3次;儿童1次0.06～0.10 g,1天2次。

（3）静脉滴注:1次0.25 g,溶于5%葡萄糖注射液250～500 mL中滴注,1天1～3次。儿童静脉滴注剂量同肌内注射。新生儿可注入脐静脉。新生儿缺氧症,1次0.06 g,每2小时1次。

**4.注意事项**

（1）对本品过敏、长期失眠、易激动或精神过度兴奋、锥体外系疾病、有明显炎症患者禁用。高血压患者慎用。

（2）可见胃部不适、兴奋、失眠、倦怠、头痛等;发生中毒的症状是焦虑不安、活动增多、共济失调、惊厥、心悸、心率加快、血压升高等。

（3）本品水溶液易水解,注射液应在肌内注射或静脉滴注前现配现用。

### 二、主要兴奋延髓呼吸中枢的药物(呼吸兴奋药)

代表药物为尼可刹米。

（一）别名

可拉明，二乙烟酰胺，烟酸乙胺，烟酸二乙胺，尼可拉明。

（二）作用与应用

本品选择性地直接兴奋延髓呼吸中枢，也可通过作用于颈动脉体和主动脉体化学感受器反射性地兴奋呼吸中枢，提高呼吸中枢对二氧化碳的敏感性，使呼吸加深、加快。对血管运动中枢有微弱的兴奋作用。对阿片类药物中毒的解救效力较戊四氮好，对吸入性麻醉药中毒次之，对巴比妥类药物中毒的解救不如印防己毒素及戊四氮。作用时间短暂，一次静脉注射仅可维持作用5～10分钟。本品对呼吸肌麻痹无效。用于中枢性呼吸及循环衰竭、麻醉药及其他中枢抑制药中毒。

（三）用法与用量

皮下注射、肌内注射或静脉注射：1次0.25～0.50 g，必要时每1～2小时重复用药。极量1次1.25 g。儿童1次10～15 mg/kg，必要时每30分钟可重复1次；或4～7岁1次175 mg，1岁1次125 mg，6月龄以下婴儿1次75 mg。

（四）注意事项

（1）抽搐及惊厥患者、小儿高热而无中枢性呼吸衰竭时禁用。急性卟啉症者慎用。本品对呼吸肌麻痹者无效。

（2）用药时须配合人工呼吸和给氧措施。

（3）不良反应少见。大剂量可致血压升高、心悸、出汗、呕吐、震颤及肌僵直，应及时停药以防惊厥，给予对症和支持治疗，静脉滴注10％葡萄糖注射液，促进药物排泄；如出现惊厥，应及时静脉注射苯二氮䓬类药或小剂量硫喷妥钠。

（五）药物相互作用

（1）与其他中枢兴奋药合用可引起惊厥。

（2）与鞣酸、有机碱的盐类及各种金属盐类配伍均可能产生沉淀；遇碱类物质加热可水解，并脱去乙二胺基生成烟酸盐。

### 三、主要兴奋脊髓的药物

代表药物为士的宁。

**(一)别名**

番木鳖碱,士的年。

**(二)作用与应用**

本品对脊髓有选择性兴奋作用,可提高骨骼肌的紧张度,对大脑皮质、呼吸和循环中枢也有一定的兴奋作用。用于以下情况。

(1)巴比妥类药物中毒,效果不及贝美格且不安全。

(2)偏瘫、瘫痪及因注射链霉素引起的骨骼肌松弛、弱视症等。因安全范围小,过量易产生惊厥,现已少用。

**(三)用法与用量**

1.皮下注射

1次1~3 mg,极量1次5 mg。

2.口服

1次1~3 mg,1天3次。对抗链霉素引起的骨骼肌松弛,1次1 mg,1天1次。

**(四)注意事项**

(1)癫痫、吗啡中毒、高血压、动脉硬化、肝肾功能不全、破伤风、突眼性甲状腺肿患者、孕妇及哺乳期妇女禁用。

(2)过量时有腹部或胃部不适、惊厥、呼吸麻痹。

(3)本品排泄缓慢,有蓄积作用,故使用时间不宜过长。

(4)如出现惊厥,可立即静脉注射戊巴比妥钠0.3~0.4 g,或用较大量的水合氯醛灌肠。如呼吸麻痹,须人工呼吸。

(5)口服本品中毒时,待惊厥控制后,以0.1%高锰酸钾溶液洗胃。

**四、其他**

如他替瑞林,为合成的促甲状腺素释放激素(TRH)类似物。本品经由脑TRH受体对中枢神经系统产生强而持久的多重作用。本品对中枢神经系统的兴奋作用比TRH强10~100倍,作用持续时间比TRH长约8倍。本品对TRH受体的亲和力约为TRH的1/11,因而本品的内分泌作用比TRH弱,但本品在体内比TRH稳定。另外,本品对促甲状腺素(TSH)释放的作用为 TRH 的1/11~1/6。TSH 释放是由一个包括甲状腺素的强负反馈系统调节的,该负反馈系统也会抑制本品潜在的内分泌作用。目前本品仅在欧洲上市。用于改善脊髓小脑变性患者的共济失调。

# 第二节 促 智 药

促智药又称认知增强剂,是一类改善记忆障碍、智能损害,促进认知功能恢复的药物。主要用于治疗阿尔茨海默病(Alzheimer's disease,AD)、血管性痴呆、混合性痴呆及轻度认知功能损害。鉴于 AD 病因不明,故目前临床应用的治疗药物仍以对症为主,包括胆碱酯酶抑制剂、抗氧化剂、脑细胞代谢激活剂、脑血循环促进剂、谷氨酸受体拮抗剂和雌激素等。但这些药物治疗 AD 的作用机制尚不确切,作用靶位亦不专一,疗效有限,还有待开发新型药物。

## 一、胆碱酯酶抑制剂

### (一)概述

胆碱酯酶抑制剂(acetyl cholin esterase inhibitor,AChEI)是一类间接增强乙酰胆碱(acetyl choline,ACh)功能药物。AChEI 能与乙酰胆碱酯酶(acetyl cholinesterase,AChE)结合,形成水解较慢的复合物,使 AChE 活性受抑制,导致末梢释放的 ACh 不被水解,产生拟胆碱作用。

自 1993 年美国 FDA 批准他克林作为治疗 AD 的第一个药物,从此引发世界对治疗 AD 药物的开发与应用研究热潮。他克林属于 AChEI,通过阻断 AChE,改善患者的认知功能。AChEI 可分为3 类。①非共价结合的抑制剂:与 AChE 的活性位点以可逆的、非共价的形式结合。对 AChE 的亲和力较强,亲脂性强,易透过血-脑屏障,可抑制中枢神经系统内 AChE 的活性,并有作用时间长的特点。

包括吖啶类他克林、哌啶类多奈哌齐。②氨甲酰类抑制剂：如利斯的明，也具有易通过血-脑屏障，作用时间长的特点。③菲样生物碱类：包括加兰他敏等。

AD 病因不明，其发病机制复杂。病理学研究显示，AD 患者大脑皮层弥漫性萎缩、沟回增深、脑室扩大，神经元大量减少。并可见老年斑、神经原纤维缠结，颗粒性空泡小体等病理性改变，胆碱乙酰化酶和 ACh 含量显著减少。20 世纪 70 年代以来，发现 AD 患者脑胆碱能神经元功能障碍，它的退变成为疾病过程的中心问题之一。由此，提出 AD 的胆碱能假说，这种假说认为，AD 的认知障碍与中枢胆碱能功能缺陷相关。其根据：①皮质和海马胆碱能神经元减少。②脑的胆碱乙酰转移酶（choline acetyltransferase，ChAT）活性减少。③胆碱能缺陷与认知损害密切相关。在研究学习、记忆障碍的动物模型中，用物理或化学方法破坏基底前脑复合体的胆碱能神经元的胞体，可引起动物学习、记忆能力下降。病理研究显示，迈纳特基底核胆碱能神经元明显减少，神经元丢失的程度与学习、记忆障碍的程度密切相关。④AChEI 能改善 AD 患者的症状。中枢胆碱能功能的缺陷，可由 ACh 前体物质缺乏，ChAT 活性降低，AChE 活性增加，或突触后 ACh 受体和受体后信号转导过程障碍等原因所致。实际上，上述各环节都有不同程度的缺陷。AD 的治疗能通过纠正这些缺陷，来改善胆碱能神经元功能。

可采用以下 3 种方法。①增加胆碱能前体和促 ACh 释放剂：胆碱和卵磷脂是合成 ACh 的前体，因 AD 患者脑内缺少 ChAT，目前临床试验结果并不令人满意；促 ACh 释放剂孟替瑞林正处于临床试验阶段。②受体激动剂：AD 的重要病理变化是胆碱能系统退行性变，其中以前脑基底部到海马和皮层的投射部位特别明显，这些区域退行性变的程度和认知功能的丧失相关。在海马和皮质的突触后毒蕈碱受体大部分无损害，应用毒蕈碱激动剂直接刺激突触后受体，使胆碱功能得到部分恢复。早期临床试验中，用槟榔碱、氧化震颤素、甲氨酰甲基胆碱等毒蕈碱激动剂的结果令人失望。新药有呫诺美林、米拉美林和 SB202026 等，正处在临床试验的早期。

③AChEI：目前认为，最有效的药物作用靶位是抑制胆碱酯酶活性，即AChEI。

经国际多中心、随机对照试验，AChEI被认为是当前治疗AD的主要药物。其应用范围为早、中期AD患者，AChEI可改善认知功能，延缓病程1～2年，并不能阻止疾病的进展。AChEI对AD治疗仅是对症治疗，使ACh在突触维持一定水平。有关轻度认知障碍及其他痴呆的应用效果还需进一步研究。目前，虽然对AD治疗尚无肯定有效的治愈方法，近10年来AChEI的发展带来一些希望。但这些药物的前景尚难预测，疗效、不良反应、价格三大因素是决定药物前景的关键。他克林因其肝脏毒性严重、高剂量、半衰期短等原因，在我国临床应用已趋淘汰。多奈哌齐、利斯的明和加兰他敏，经过系统和规范的临床研究证实，确有临床疗效，目前已成为治疗AD的主要药物。

**（二）多奈哌齐**

多奈哌齐（donepezil，安理申，Aricept）属六氧吡啶类氧化物，是一种有哌啶基的可逆性胆碱酯酶抑制剂。由日本卫材公司开发，是1996年11月美国FDA批准上市的第2个AChEI。化学名为（±）-2,3-双羟基-5,6-二甲氧基-2-[（1-苯甲基-4-哌啶基）甲基]-1H-茚-1-酮盐酸盐。分子结构见图3-1。

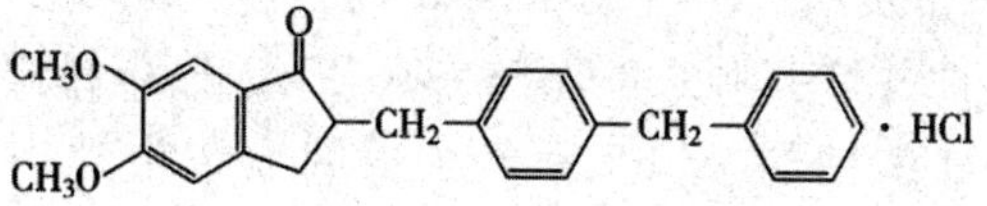

图3-1　盐酸多奈哌齐分子结构式

1.药理学

多奈哌齐主要作用机制为可逆性、高度选择性抑制脑内乙酰胆碱酯酶对Ach的水解，使突触间隙的Ach增加，增强中枢神经系统Ach能作用。中枢Ach主要分布海马、脑皮质和杏仁核等区，参与大脑的学习和记忆功能。

多奈哌齐的选择性作用，主要作用于中枢神经系统，而对外周心肌、小肠平滑肌等无作用。胆碱酯酶按生化性质可分为两种,即乙酰胆碱酯酶(AChE)和丁酰胆碱酯酶(butyryl cholinesterase,BuChE)。BuChE 分布广泛,包括心血管、呼吸、消化、生殖和泌尿等系统,对中枢神经系统功能影响小。药理学研究,多奈哌齐对 AChE 的半数抑制浓度($IC_{50}$)为 $5.70 \pm 0.2$ nmol/L,对 BuChE 的 $IC_{50}$ 为 $7138.0 \pm 133$ nmol/L,BuChE 与 AChE 的比值为 1 250,由此可以看出多奈哌齐对 AChE 的选择性好。BuChE 与外周胆碱能作用有关,表明多奈哌齐具有良好的中枢神经系统效应,而很少有外周胆碱能的不良效应。口服多奈哌齐对脑内胆碱酯酶产生抑制作用,呈剂量效应关系,而对心脏和消化道中胆碱酯酶没有显著的抑制作用,明显优于他克林和毒扁豆碱。AD 患者服用多奈哌齐 3 mg/d 及 5 mg/d,12 周后发现对红细胞中的 AChE 的产生明显的抑制作用。当药物达稳态浓度时,对 AChE 的抑制作用分别为 44% 及 64%,并与认知功能的改善有关。对 AChE 抑制效应的研究,Rogers(1998)报道多奈哌齐的血浆浓度和红细胞 AChE 抑制作用之间的关系,血浆浓度在 50~75 ng/mL,酶活性抑制在 76.7%~83.5% 是药物治疗有效的标志。

2.药代学

口服吸收良好,进食不影响药物的吸收,生物利用度为 100%。达峰浓度时间($T_{max}$)3~4 小时。不同剂量和曲线下面积(AUC)呈线性关系。血浆浓度达到一定水平后,再增加浓度并不能明显抑制红细胞的 AChE 活性。表明血浆中达到相当高浓度后,就不需要增加剂量,而只需要维持量即可。稳态分布容积为 12 L/kg。血浆蛋白结合率为 96%,主要是清蛋白(75%)和 $\alpha_1$ 酸性糖蛋白(21%)。多次给药可在 15 天内达到稳态。消除半衰期($t_{1/2}$)约 70 小时。在肝脏内由 CYP3D4 和 2D6 代谢,并经葡萄糖醛酸化过程。在给药 10 天后,多奈哌齐原型及其 4 种代谢产物,从尿中排出占 57%,从肠道排出占 15%。其代谢产物6-O-去甲基-多奈哌齐(11%)具有药理活性,其他代谢产物的作用尚未明确。有肝脏疾病(酒精性肝硬化)的患者肝脏清除率比健康人低 20%。肾脏病对清除率无影响。

3.临床药物试验

Rogers 等在美国 20 个单位 473 例患者入组，分为多奈哌齐 5 mg/d组、10 mg/d 组和安慰剂组，进行为期 24 周的双盲对照试验。入组符合 DSMⅢ-R AD 诊断标准。评定工具应用阿尔茨海默病评定量表认知分量表（Alzheimer's disease assessment scale-cognitive subscale，ADAS-cog）、临床医师问卷为基础加照料者反应的病情改变的印象（clinician's inter view-based impression of change plus caregiver in put，CIBIC plus）、简易智力状态检查（mini-mental status examination，MMSE）、Boxes 测量法临床痴呆评分总和（clinical dementia rating-sum of the Boxes measure，CDR-SB）和日常生活能力量表（activities of daily living assessment，ADL）。24 周后结果，多奈哌齐治疗组患者的 ADAS-cog 评分比安慰剂组患者高。其中 5 mg/d 组与10 mg/d组之间差异没有统计意义。CIBIC plus 评分在统计学上也有利于多奈哌齐组。其他各项评定结果药物治疗组均有改善。

另有 3 篇报道应用剂量的研究，研究一收集 161 例，年龄 55~85 岁，分为多奈哌齐 1 mg/d组、3 mg/d 组、5 mg/d 组和安慰剂组，治疗 12 周，应用 ADAS-cog、ADL、MMSE、CDR-SB 评定，结果5 mg/d组在改善认知功能比其他 3 组有效。研究二在 24 个中心进行 15 周双盲临床试验，468 例，年龄＞50 岁，分为多奈哌齐5 mg/d、10 mg/d 和安慰剂组，应用 ADAS-cog、CIBIC plus 评定，结果5 mg/d组和 10 mg/d 组均能改变认知功能，但 5 mg/d组与10 mg/d组之间 ADAS-cog 评分无显著性差异。研究三有 450 例患者，分为多奈哌齐 5 mg/d、10 mg/d 和安慰剂，使用 ADAS-cog、CIBIC plus、MMSE 和 CDR-SB 评定，结果 5 mg/d和 10 mg/d 均改善认知功能，两组间无明显差别。治疗效果在停药后 6 周减少。

多奈哌齐的临床疗效评价，多数研究报告认为用于治疗轻至中度的 AD 患者，在改善认知功能方面有肯定效果。但 2004 年由英国卫生部支持"AD2000"的临床试验,是一项随机、双盲、安慰剂对照,历时5年的研究。共纳入565例轻、中度AD,随机分为多奈哌齐和安慰剂组。结果显示,在治疗最初2年内,多奈哌齐组患者的认知功能和生活能力有所改善。但在治疗3年后,多奈哌齐组有42%和安慰剂组有44%被送入专业护理机构而中止研究;两组生活能力丧失的速度没有差异,疾病进展率分别为58%和59%,表明远期效果并不理想。有关长期疗效尚需进一步研究。

4.剂量和用法

多奈哌齐片剂,白色为5 mg,黄色为10 mg。起始剂量,每天5 mg,一次服。通常在晚上服用,血浆峰浓度出现在入睡后,可减少消化道的不良反应。对于有失眠的患者,则在白天服用。根据临床开放试验,用6周时间将剂量加至10 md/d时,其不良反应发生率与5 mg/d组没有显著差异。一般治疗剂量为5 mg/d,部分患者需要10 mg/d。老年患者因其药代学改变导致半衰期延长,使用5 mg/d的剂量更为适宜。有轻度肝肾功能损害,不需调整剂量。

5.不良反应

常见有腹泻、恶心、呕吐、失眠、肌肉痛性痉挛、疲倦和厌食。这些不良反应通常很轻,持续短暂,继续治疗可缓解。总体来看,多奈哌齐耐受性较好。用5 mg/d治疗时,因不良反应而停止治疗的发生率与安慰剂接近。临床试验中,中止治疗常见的不良反应是恶心、腹泻和呕吐。多奈哌齐通常不引起肝脏毒性反应,这明显优于他克林。对心脏疾病、室上性心律失常、哮喘或阻塞性肺部疾病有影响,有增加消化道出血危险。与抗胆碱能药、琥珀酰胆碱类肌松剂可能有相互作用。

(三)利斯的明

利斯的明(rivastigmine,卡巴拉汀,艾斯能,Exelon)是氨基甲酸类衍生物,属于第二代胆碱酯酶抑制剂(AChEI)。由瑞士诺华公司开发。化学名称:(S)-氮-乙基-3-[(1-二甲氨基)乙基]-氮-甲氨基甲酸苯酯。分子结构式如图3-2。

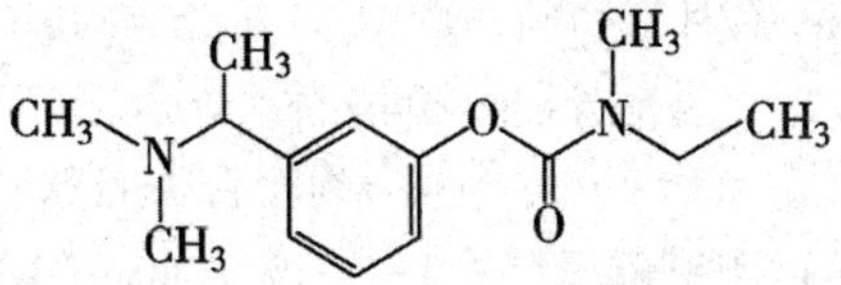

图 3-2 利斯的明分子结构

1.药理学

(1)选择性作用:在体内、外实验证明,利斯的明在中枢神经系统对 AChE 抑制具有选择性。动物实验表明,本品抑制皮层和海马的作用明显强于脑的其他部位。在健康志愿者研究中,顿服 3 mg,1.5 小时内,脑内 AChE 活性抑制近 40%。对脑 AChE 的亲和力是外周的 10 倍,而外周红细胞和血浆中 AChE 活性几乎不受影响,表明本品引起心血管系统和肌肉痉挛等外周不良反应较少。AChE 存在不同亚型,在脑内以 $G_1$ 和 $G_4$ 亚型最丰富。在 AD 患者脑中 $G_1$ 和 $G_4$ 之比较正常人升高。有研究显示,本品对 $G_1$ 型有选择性作用,对$G_1$型的抑制作用是 $G_4$ 型的 6 倍。

(2)对 BuChE 的抑制作用:BuChE 主要分布在周围器官,在中枢神经系统含量很少,但 BuChE 可能与 AChE 一起协同调节中枢 ACh 水平。Kenndey 等(1999)研究显示,应用利斯的明后,脑脊液中 BuChE 明显减少,认知功能显著改善。由此推测本品作用机制具有中枢 AChE 与 BuChE 双重抑制作用。

(3)作用时间长:利斯的明是一种新型"假性不可逆性"AChE 抑制剂,它与 AChE 的酯侧结合,并使其降解,在与 AChE 形成氨基甲酰化复合物时,AChE 处于被抑制状态,直到酯位上的甲酰基部分被羟基取代才恢复其活性。利斯的明的氨基甲酸酯分子与酶的酯化位点拆离缓慢,即产生所谓的"假性不可逆"性抑制。结果在 10 小时内阻止了 ACh 的进一步水解,使其作用时间延长。

2.药代学

口服吸收迅速,几乎完全被吸收。服后 1 小时达峰浓度,与食物同用,血浆峰浓度延后 90 分钟。老年人吸收缓慢,1~2 小时达峰浓度。服用 3 mg 绝对生物利用度约 36%,生物利用度随剂量增高。蛋白结合率 40%。易通过血-脑屏障,表观分布容积为 $1.8\sim27$ L/kg,大于全身水体积,表明分布到血管外腔隙。

代谢主要通过胆碱酯酶代谢,本品与 AChE 作用产生酚类降解物,这种降解物仅有微弱(<10%)的胆碱酯酶抑制作用。对代谢酶影响小,其代谢不依赖肝微粒体 P450 酶灭活,很少发生药物相互作用。半衰期为 10 小时,每天 2 次给药。其代谢物主要由肾脏排泄,服用示踪标记的本品 24 小时内>90%经肾脏迅速排出,尿中未发现原型药物。仅 1%由粪便排泄。快速清除,而无蓄积作用,停药 24 小时内可恢复正常 AChE 功能。

在肝硬化患者,利斯的明及其代谢产物的曲线下面积(AUC)比正常人分别高 23 倍和0.8 倍。说明肝损害时代谢减少,严重肝损害时应注意。轻、中度肾损害患者的 AUC 比健康人高 2 倍,根据个体耐受调整剂量后,未见两组间 AUC 存在显著差异。

3.临床药物试验

Anand 等(1996)设计主要用以评价利斯的明治疗 AD 的有效性和安全性方案,有 3 300 例纳入为期6 个月,双盲、对照和长期随访研究。结果:①利斯的明能改善认知功能,6 个月试验后,统计结果显示疗效显著。轻到中度 AD 患者的认知功能临床上有相对提高,包括语言能力、单词回忆、单词识认、定向和记忆测验。ADAS-cog 评分均值有显著提高,在第 6 个月,服用 $6\sim12$ mg/d治疗组与安慰剂组比较ADAS-cog评分平均相差 4.9 分。②日常生活活动能力,应用进展性恶化量表(PDS),是一种区域特异性 ADL 评价方法。6 个月后,PDS 评分安慰剂组下降5.2分,利斯的明组下降 1 分,表明利斯的明治疗可使 ADL 衰退延缓。③总体执行功能,是对认知、行为和执行功能进行的临床评估,常用工具 CIBIC-plus。服用 $6\sim12$ mg/d组与安慰剂组相比,证实有明显改善。

Rosler 等(1999)在欧洲和南美洲 45 个中心进行前瞻性、双盲对照,把 725 例轻、中度 AD 患者随机分为利斯的明 $1\sim4$ mg/d 低剂量组 243 例,$6\sim12$ mg/d 高剂量组 243 例,安慰剂组239 例。经

6个月治疗,结果 ADAS-cog 评分改变高剂量组(24%)显著高于安慰剂组(16%),CIBIC-plus 高剂量组(37%)显著高于安慰剂组(20%)。PDS 衡量改善状况,两组间具有统计学意义的差异($P<0.01$)。

Spenser 等(1998)综合 3 篇Ⅱ、Ⅲ期临床试验,有 1 479 例接受不同剂量利斯的明治疗,并以安慰剂 647 例做对照。结果显示,利斯的明能明显改善患者的认知功能,减缓总体功能衰退,延长日常生活能力的时间,并减轻病情严重程度。剂量 6～12 mg/d 疗效最显著,一般在第 12 周起效。

4.剂量和用法

利斯的明胶囊剂,有 1.5 mg、3 mg、4.5 mg 和 6 mg 4 种规格。本品适用于轻度、中度 AD。对血管性痴呆的治疗尚未见报道。

开始剂量 1.5 mg,每天 2 次。2 周后耐受良好,剂量递增到 3～6 mg,每天 2 次。调整剂量时,注意患者耐受能力。加药过程中出现不良反应,应减量。最高治疗剂量为 6 mg,每天 2 次。推荐在早、晚进食时服用。

注意:①病态窦房结综合征或伴严重心律失常患者慎用。②溃疡患者应注意观察。③不宜与拟胆碱能药合用。

5.不良反应

常见不良反应恶心、呕吐、食欲缺乏、眩晕、腹泻和头痛。多为轻到中度,持续时间有限,常发生在治疗开始的前几周,继续治疗症状可消失。采用进食时服药可以改善。如症状明显,不能耐受则减少剂量。不良反应发生率与程度和剂量相关。

对心电图及肝功能无影响,不需特殊监护。肝、肾功能减退的患者一般不必调整剂量。

本品安全性高,服药过量,出现恶心、呕吐和腹泻,多数不需要处理。乙酰胆碱酯酶抑制作用周期约9小时,对无症状的用药过量患者,在随后 24 小时内不应继续用药。严重过量患者可使用阿托品,初始剂量为 0.03 mg/kg 静脉注射。1 例一次服用 46 mg,24 小时内完全恢复正常。目前未见因服过量中毒死亡的报告。

## 二、抗氧化剂

AD 患者脑内老年斑的核心成分是 β 淀粉样蛋白（amyloid-protein，Aβ），它能引起自由基大量产生，可导致神经细胞死亡。氧化代谢生成的自由基和其他一些含氧化合物如过氧化氢等总称为活性氧物质。活性氧物质在神经退行性疾病中发挥重要作用。机体在代谢过程中可产生自由基，由于它带有不成对电子，因此很容易与蛋白和脂质发生反应而破坏细胞膜和组织。抗氧化剂具有减少自由基生成和保护神经元免受自由基损害的作用。

### （一）维生素 E

维生素 E（vitamin E，生育酚，tocopherol）有很强的抗氧化作用，能够清除自由基，保护细胞内过氧化氢酶和过氧化物酶的活性，减少脑细胞中脂褐素的形成，有助于延缓衰老过程。动物实验显示，维生素 E 能延缓神经细胞损害和死亡，可促进人体新陈代谢，增强机体活力，推迟细胞衰老。

临床研究认为，维生素 E 对延缓衰老和痴呆的进展有效。一项流行病学调查结果，高剂量维生素 E 与 AD 的低发生率有显著相关性。支持抗氧化剂能延缓 AD 的观点。另一项多中心、双盲随机临床试验，应用维生素 E 1 000 IU，每天 2 次，治疗中度 AD 患者，结果可使患者病情进展延缓 7 个月，但不能改善患者总体情况。Sano 等（1997）对 341 例门诊 AD 患者随机分为维生素 E 2 000 IU/d 组，司来吉兰 10 mg/d 组，两药联合组和安慰剂组。结果显示，三个治疗组与安慰剂比较在死亡、住院和日常活动能力的终点时间有显著的延迟。与安慰剂比较维生素 E 组延长 230 天，司来吉兰组 215 天，联合治疗组 145 天。但 3 个治疗组的认知功能均没有显著性改变。

胶丸剂：5 mg；100 mg。每次口服 10～100 mg，每天 2～3 次。

大剂量可引起恶心、呕吐、唇炎、口角炎、眩晕和视力模糊，性腺功能障碍，低血糖等。

长期大剂量（200～600 mg/d），可引起血栓性静脉炎、肺栓塞和下肢水肿等。因此，应限制大剂量应用。

### (二)银杏叶提取物

银杏叶提取物(金纳多、天保宁、达纳康和舒血宁,ginkgo biloba leaf extract、ginaton)能阻止自由基所致的损害,是一种抗氧化剂。有效成分为银杏黄酮苷和萜类化合物。

Packer 等(1995)提出,银杏叶提取物具有抗氧化和拟胆碱能作用。它可以清除体内过多的自由基,抑制细胞膜的脂质过氧化反应,保护细胞膜,防止自由基对机体的损害。通过刺激儿茶酚胺的释放和抑制其降解及刺激前列环素和内皮舒张因子的形成而产生动脉舒张作用,增加血流量。增加缺血组织对氧及葡萄糖的供应量,增加中枢毒蕈碱受体数量,增强中枢胆碱能系统的功能。

口服易吸收,生物利用度 $60\%\sim70\%$,半衰期 $4\sim5$ 小时,大部分经肾脏排出,$29\%$ 从粪便排出。

Le Bar 等(1997)对 263 例符合 DSM-Ⅲ-R AD 诊断标准入组,有 137 例完成 52 周观察,结果银杏叶组有 78 例($50\%$),对照组有 59 例($38\%$)在日常生活和社会行为评估中有轻微提高,对照组相对于基线显示有明显恶化,结果有统计意义。而 CGI-C 和 ADAS-cog 量表中未见显著性差异。

临床上适用于 AD,血管性痴呆和混合性痴呆,可改善认知功能,但对严重痴呆者效果不显著。

剂量与用法:片剂,40 毫克/片;针剂,17.5 mg/5 mL。口服剂量 $40\sim80$ mg,每天 3 次。静脉注射,每次 $5\sim10$ mL,每天 $1\sim2$ 次。静脉滴注时用生理盐水,葡萄糖或低分子右旋糖酐稀释。

不良反应:少见,可有易激惹、情绪不稳、罕有胃肠不适、头痛、血压下降和变态反应。静脉注射时应变换注射部位,以防静脉炎。

### (三)司来吉兰

司来吉兰(selegiline、司立吉林、克金平、Jumex 和 L-deprenyl)是单胺氧化酶-B 抑制剂。老年人单胺氧化酶-B(MAO-B)的活性增高,以海马、顶叶和颞叶皮质最明显。MAO-B 在脑内参与生物源性脱氨作用,通过抑制 MAO-B 活性减少自由基形成,具有神经元保护作用。亦可增加儿茶酚胺水平,增强记忆功能。

有 6 项随机双盲临床试验,应用司来吉兰治疗 500 例痴呆患者,研究期限为 1～24 个月。其中 Sano 等(1997)样本最大,以司来吉兰、维生素 E 与安慰剂对照研究。结果显示,司来吉兰与维生素 E 在延缓病情进展疗效相似,均比安慰剂好。另有 5 项自身交叉对照研究,均证实司来吉兰的疗效。一项对 341 例中度痴呆患者的多中心、双盲对照试验,单用维生素 E 1 000 IU,每天 2 次。单用司来吉兰 5 mg,每天 2 次。经 2 年观察,均可延缓痴呆的进展速度。

司来吉兰可用于治疗痴呆患者,尤其适用于不宜应用胆碱酯酶抑制剂的患者。

片剂:每片 5 mg。每次 5 mg,每天 2 次,早午服。推荐剂量 5～10 mg/d,分次服。

不良反应:主要是直立性低血压,严重者不能耐受。部分患者可出现焦虑、易激惹、眩晕、失眠、口干、腹痛、恶心、呕吐。

本品不宜与 5-羟色胺再摄取抑制剂、三环类抗抑郁剂、哌替啶配伍用,联合应用可出现精神症状、癫痫、高血压危象严重的相互作用。

### 三、促脑代谢及脑循环药

#### (一)吡拉西坦

吡拉西坦(脑复康,吡乙酰胺,酰胺吡酮,piracetam)是氨基丁酸的衍生物。在促智药临床研究中,常作为阳性对照药物。

吡拉西坦直接作用于大脑皮质,具有激活、保护和修复神经细胞的功能。通过激活腺苷酸激酶,促使脑内 ADP 转化为 ATP。增加大脑对氨基酸、蛋白质、葡萄糖的吸收和利用,促进脑细胞代谢,改善脑功能。它影响胆碱能神经元兴奋传递,促进乙酰胆碱合成,具有改善学习、记忆和回忆功能。

适用于治疗轻度认知功能障碍,轻、中度痴呆以及脑缺氧、脑外伤、脑卒中、药物中毒、一氧化碳中毒引起的记忆、思维障碍。

口服吸收快,30～40 分钟达峰浓度,生物利用度＞90%,易透过血-脑屏障及胎盘障碍,半衰期为 5～6 小时。98% 以原形从尿排出,仅 2% 从粪便排出。

剂量和用法如下。片剂:0.4 g、0.8 g;胶囊:0.2 g;口服液:0.4 g∶10 mL、0.8 g∶10 mL;注射剂:1 g∶5 mL、2 g∶10 mL、3 g∶15 mL、4 g∶20 mL。

口服 0.8~1.6 g,每天 3 次。6 周为 1 个疗程。静脉滴注 8 g/d。

不良反应轻微,偶有口干、食欲缺乏、呕吐、失眠、荨麻疹等。大剂量时出现失眠、头晕、呕吐、过度兴奋,停药后恢复。锥体外系疾病、亨廷顿病禁用。

### (二)茴拉西坦

茴拉西坦(阿尼西坦,三乐喜,脑康酮,aniracetam)属于 2-吡咯烷酮衍生物。1978 年由瑞士 Roche 公司开发,1988 年在日本上市。化学名为 1-(4-甲氧基苯酰基)-2-吡咯烷酮。

选择性作用于大脑,促进和增强记忆。动物模型研究中,被动或主动逃逸、选择性行为反应和迷宫学习试验,均显示茴拉西坦对学习和记忆的作用。研究表明,本品可以激活丘脑网状结构的胆碱能通路,增加 ACh 释放。ACh 是通过胆碱受体兴奋中枢运动神经元的兴奋介质,与学习记忆有关。口服茴拉西坦 100 mg/kg,可增加大鼠海马 ACh 释放,使海马 ACh 水平下降得以恢复。能刺激中枢神经系统中谷氨酸受体而产生促智作用。本品没有镇静或兴奋作用,也没有血管扩张作用。

口服吸收完全,口服后 1 小时达峰浓度。生物利用度 0.2%。能透过血-脑屏障,药物浓度-时间 AUC 与剂量无线性关系。蛋白结合率约 66%,在体内主要分布在胃肠道、肾、肝、脑和血液。在肝脏代谢,对肝药酶无明显影响,主要代谢产物为对甲氧基苯甲酰氨基丁酸(ABA)和 2-吡咯烷酮。半衰期为 35 分钟。代谢产物的 84% 由尿排出,0.8% 经粪便排泄,11% 随 $CO_2$ 呼出。

茴拉西坦用于治疗 AD,可改善认知功能,长短记忆及学习能力。Senin 等(1991)对 109 例轻到中度认知功能损害的 AD 患者进行多中心、双盲随机对照研究,应用茴拉西坦治疗 6 个月,结果治疗组的心理测量评分较对照组有显著提高。

临床用于治疗健忘症、记忆减退、AD及血管性痴呆患者。

剂量和用法：片剂：100 mg、200 mg、750 mg、1 500 mg。口服每次 200 mg，每天 2～3 次。治疗剂量为 600～1 500 mg/d。有明显失眠、焦虑不安的患者，建议每天晨 1 次服。1～2 个月为 1 个疗程。

本品安全性和耐受性良好，偶有失眠、激动、头痛、眩晕、腹泻、上腹痛、皮疹和口干等。反应轻微，一般不需停药。在人体研究中尚未发现与其他药物相互作用。严重肾功能不全者，每天剂量减至 750 mg。

### (三)二氢麦角碱

二氢麦角碱(dihydroergotoxine、HYDER GIN、安得静和海特琴)由二氢麦角可宁、二氢麦角汀和 α,β 二氢麦角隐亭甲磺酸盐组成的混合物。

本品能增加 ACh 的合成，增加胆碱能受体数量，可改善记忆。它能抑制 ATP 酶和腺苷酸环化酶的活性，增加神经细胞内 ATP 水平，使神经细胞能量增加。本品为 α 受体阻滞剂，能抑制血管紧张，使血管扩张。同时，作用于中枢多巴胺和 5-羟色胺受体，缓解血管痉挛，改善脑的微循环，能增加脑血流量和对氧的利用，改善脑细胞代谢功能。

口服吸收 25%，服药后 1 小时达峰浓度，生物利用度 5%～12%。血浆蛋白结合率为 31%，半衰期为 4 小时，主要由肝代谢。随胆汁经粪排出，仅 2% 以原形排出。

适用于血管性痴呆，动脉硬化症及卒中后遗症。对 297 例 AD 患者治疗结果显示，神经心理和行为症状的疗效评价有改善，但总体疗效无显著意义。

剂量和用法：片剂：1 毫克/片；注射剂：0.3 mg/mL。口服 3～6 mg/d。12 周为 1 个疗程。静脉滴注：2～4 mg/d。

不良反应：轻微，偶有恶心、呕吐、鼻塞和面部潮红。

避免与吩噻嗪类、利尿剂和降压药伍用。急慢性精神病、低血压、心脏器质性损害、严重心动过缓和肾功能不全禁用。

### (四)阿米三嗪/萝巴新

阿米三嗪/萝巴新(都可喜、almitrine/rau basine 和 Duxil)是由阿米三嗪与萝巴新组成的复方制剂。

阿米三嗪作用于颈动脉体化学感受器,兴奋呼吸,从而增强气体交换,增加动脉氧分压和血氧饱和度。萝巴新可增加大脑线粒体的氧利用,增强阿米三嗪作用强度和作用时间。二药合用可使脑组织氧供应和利用增强,促进代谢,有改善脑代谢和微循环的作用。

本品适用于记忆下降及脑卒中后的功能恢复。

常用片剂:每片含阿米三嗪 30 mg 和萝巴新 10 mg。口服每次1 片,每天 2 次,餐后服。

不良反应:极少数可有恶心、呕吐和头晕。忌与单胺氧化酶抑制剂合用。孕妇及哺乳期妇女慎用。

### (五)吡硫醇

吡硫醇(脑复新)为维生素 $B_6$ 的类似物,能促进脑内新陈代谢,增加脑血流量,改善脑功能。用于脑动脉硬化,阿尔茨海默病。每次口服 100~200 mg,每天 3 次。不良反应可有恶心、皮疹。

### (六)环扁桃酯

环扁桃酯(抗栓丸,cyclandelate)对照研究表明,本品能提高 AD患者注意力,改善情绪。剂量 600~900 mg/d,分 3~4 次服。维持量 300~400 mg/d。不良反应为颜面潮红、皮肤灼热感,头痛和胃肠反应。

### (七)萘呋胺

萘呋胺能增加脑细胞 ATP 合成,增加脑细胞的葡萄糖利用率。有报道能增进记忆,提高智力测验评分。剂量 300 mg/d,分 3 次服。有失眠、胃不适反应。

### (八)脑蛋白水解物

脑蛋白水解物(脑活素,丽珠赛乐,优尼泰,Cerebrolysin)用标准化控制的酶分解而来,含游离谷氨酸和多肽,其中具有活性的多肽可透过血-脑屏障,进入神经细胞,促进蛋白质合成,改善脑能量代谢,并影响突触的可塑性及传递。有报告用于轻、中度 AD 患者对记忆、注意力的改善有效。肌内注射,每次2~5 mL,每天1次。静脉滴注,每次 10~30 mL,稀释于 250 mL 静脉滴注液中,缓慢滴注。2~4 周为1个疗程。偶有变态反应。癫痫发作、肾功能不全患者及孕妇禁用。

### 四、谷氨酸受体拮抗剂

谷氨酸是脑皮质和海马的主要兴奋性神经递质,在学习与记忆功能中具有重要作用。早在 20 世纪 80 年代提出 AD 发病的谷氨酸能神经功能异常假说,神经元受到谷氨酸异常强烈的作用,引起大量的 $Ca^{2+}$ 内流,产生活性氧物质,可能会导致神经元变性死亡。这种由氨基酸兴奋引起的毒性称为兴奋性神经毒性。谷氨酸受体过多的激活会引起神经元变性和丧失,实验证明,兴奋性毒性在神经退行性疾病中起重要作用。

N-甲基-D-天冬氨酸(N-methyl-D-aspartate,NMDA)受体阻滞剂可以阻止过量的神经递质谷氨酸传递而达到保护神经元作用;另一方面,增加 NMDA 受体数量和功能有助于增强和调节认知功能。

美金刚(二甲金刚胺,memantine,Ebixa)是一种 NMDA 受体拮抗剂。由德国 Merz 药厂出品,已在欧洲批准用于治疗中、重度 AD。其主要成分为盐酸 1-氨基-3,5-二甲基金刚烷。

临床前试验表明,本品具有神经保护作用,长期应用能保护海马免受 NMDA 特异性内源性神经毒剂——喹啉酸毒性作用。在大鼠缺血模型实验中,本品对大脑和局灶具有保护缺血过度损伤作用。

本品对 NMDA 拮抗作用像 $Mg^{2+}$ 一样占据 NMDA 通道,增加动作电位。主要是通过直接利用电压依赖方式,阻断 NMDA 受体,防止大量 $Ca^{2+}$ 内流,因此具有保护神经元免受谷氨酸兴奋性毒性作用。

本品对谷氨酸能神经递质具有双重调节作用:①对 α 氨基-3 羟基-5-甲基-4 异噁唑丙酸(AMPA)受体作用:AD 谷氨酸释放异常减少,美金刚对 AMPA 受体具有促进作用,而保证正常的谷氨酸能神经传导,促使学习和记忆功能的恢复。②对 NMDA 作用:在突触前谷氨酸释放病理性增加时,如脑缺血时,美金刚通过突触后膜阻断谷氨酸调节的离子通道(NMDA 通道)而抑制谷氨酸的作用,从而减少谷氨酸的兴奋性毒性作用。

口服吸收迅速、完全。单次口服剂量为 10～40 mg,3～7.7 小时达峰浓度,其曲线下面积和达峰浓度与剂量呈线性关系。在体内分布广泛,对肺、肝、肾脏有特殊亲和力,能透过血-脑屏障,脑脊液浓度是血浆浓度的 1/20。血浆蛋白结合率为 42%～45%,清除半衰期为 67～104 小时。主要通过肾脏排泄,少量存在粪便中。

动物实验表明,小剂量 NMDA 受体拮抗剂治疗 AD,对改善认知功能有效。近 10 年,美金刚在欧洲用于治疗各种形式、各个阶段的痴呆,临床资料也证实了动物实验。

Pante 等(1993)对 60 例中重痴呆患者进行 4 周随机双盲对照试验,应用美金刚剂量为 20 mg,结果显示认知障碍及动力缺乏治疗有效反应率为 70%。另一项 160 例重度痴呆患者进行 12 周随机双盲对照试验,其中 151 例完成 12 周观察,75 例为治疗组,76 例为对照组。结果治疗组临床总体印象评定反应率为 76%,对照组为 45%,两组有显著性差异。

有 5 项双盲、对照的临床研究,应用美金刚 4～6 周,进行有效性评价。结果均证实,在改善认知功能、驱动力和情感状态,日常生活中的运动功能方面有效,使患者的社会功能、独立能力得到改善。

Reisberg 等(2003)用美金刚治疗中度和重度 AD 患者的双盲对照研究显示,美金刚在改善 AD 患者认知功能、社会功能方面明显优于安慰剂。

剂量和用法:起始剂量 5 mg/d,第 2 周加量到 10 mg/d,第 3 周为 15 mg/d,第 4 周为 20 mg/d,疗程 4 个月。剂量大时,应分 2 次服,午后宜在 4 点前用药,以减少失眠。不宜与抗胆碱能药伍用。

大量临床试验表明,本品无明显毒副作用,耐受性良好,其不良反应轻微,常见有兴奋、激越、失眠、不安和运动增多。

## 五、雌激素

流行病学调查表明,经绝后妇女 AD 的发病率比同龄组男性高 1.5~3 倍。据报道,雌激素能促进胆碱能神经元生长和生存,减少脑内淀粉样蛋白沉积。脑内存在特定神经元有雌激素受体的表达,其分布与 AD 患者脑内病理改变区一致。AD 女性患者雌激素水平较健康同龄妇女低。这说明雌激素缺乏可能与 AD 有关。

临床试验证实,雌激素可降低绝经期后妇女 AD 的危险度,并减轻痴呆程度,改善 AD 的症状。Rice(1997)观察雌激素治疗 829 例,发现单用雌激素比雌孕激素联合治疗,在改善认知功能效果更好。另有研究应用雌激素替代疗法,治疗 3 周,AD 患者的症状显著好转,以记忆力,时间空间定向力和计算力的提高明显。一旦停药,各项评定指标又恢复治疗前状况,总病程还有恶化。目前认为,雌激素替代治疗,只能减轻症状,延缓疾病进程,不能达到治愈的目的。近期研究表明,长期联合应用雌激素和孕激素存在诸多危险,使乳腺癌、子宫内膜癌、冠心病、卒中和静脉血栓等发生率增高,这些影响不容忽视。因此,雌激素在预防、延缓 AD 的价值,尚待研究。

## 六、抗 β 淀粉样蛋白药

AD 病理学特征是脑内存在老年斑、神经纤维缠结及选择性神经元死亡。老年斑的核心成分是 Aβ。Aβ 由细胞分泌,在细胞基质沉淀聚集后可产生很强的神经毒性。目前认为,Aβ 是 AD 患者脑内老年斑周边神经元变性和死亡的主要原因。研究发现,环境或基因突变可引起 β 淀粉样前体蛋白(APP)代谢异常。在神经细胞外导致 Aβ 沉积,形成老年斑,造成神经元损伤。采取抑制与 Aβ 形成有关的蛋白酶,恢复神经元对 APP 代谢的正常调节,阻止 Aβ 形成有毒性的聚合体,保护神经元免遭 Aβ 的神经毒性,修复损伤的基因,可达到治疗 AD 的目的。

抗 β 折叠多肽($iA\beta_{11}$)是一种含有 11 个氨基酸的多肽,它与 Aβ 结合的亲和力很高,离体实验中能抑制淀粉样肽形成。有一种 $iA\beta_{11}$ 的 5 个氨基酸的衍生物,命名为 $iA\beta_5$,它对已形成的 Aβ 具有更强的抑制和灭活作用。研制成功 Aβ"疫苗",已进入临床试验阶段。Schenk 等在美国完成 24 例剂量效应研究的Ⅰ期临床试验,初步结果提示,"疫苗"安全性好,为 AD 治疗带来了希望。2001 年开始了Ⅱ期临床试验,可能是因免疫引起的中枢神经系统炎症反应,而于 2002 年停止试验。虽然 Aβ 肽免疫疗法临床试验受到挫折,但免疫抗体疗法仍然具有重大潜力,是一种新药开发快捷途径。

# 第三节 抗抑郁药

抗抑郁药是一类具有抗抑郁作用的药物。它不仅能治疗各类抑郁症,而且对焦虑、强迫、慢性疼痛、疑病及恐怖等都有一定疗效。抗抑郁药根据化学结构及作用机制的不同分为以下几类。①三环类抗抑郁药:阿米替林、丙咪嗪、氯米帕明、多塞平等。②四环类抗抑郁药:马普替林。③选择性5-羟色胺再摄取抑制药:氟西汀、帕罗西汀、舍曲林、氟伏沙明、西酞普兰。④5-羟色胺及去甲肾上腺素再摄取抑制药:文拉法辛。⑤去甲肾上腺素能及特异性5-羟色胺能抗抑郁药:米氮平。⑥单胺氧化酶抑制药:吗氯贝胺。⑦5-羟色胺受体拮抗剂/再摄取抑制药:曲唑酮。⑧选择性去甲肾上腺素再摄取抑制药:瑞波西汀。⑨其他:噻萘普汀、贯叶连翘提取物等。

传统的三环类抗抑郁药疗效明确,因其作用位点多,故易产生多种不良反应,例如,自主神经系统、中枢神经系统、心血管系统等不良反应。现较广泛使用的四环类抗抑郁药有马普替林,其疗效与三环类药物相当,但不良反应较轻。近 10 年来,新型抗抑郁药在临床得到广泛应用,主要因为这些药物较传统的抗抑郁药更为安全和有效。

## 一、阿米替林

### (一)别名

氨三环庚素,盐酸阿米替林,Amitid,Amitril。

## (二)作用与用途

三环类抗抑郁药,选择性抑制神经中枢突触部位对去甲肾上腺素和 5-羟色胺的再摄取,使突触间去甲肾上腺素和 5-羟色胺的含量增加,并增强突触后膜 5-羟色胺 2 受体的敏感性。口服吸收完全,8～12 小时达血药浓度峰值。吸收后分布于全身,可透过胎盘屏障。血浆蛋白结合率为 96%。药物经肝脏代谢,主要活性代谢产物为去甲替林。本药主要经肾脏缓慢排泄,也可从乳汁排泄。血中半衰期为 32～40 小时。临床用于治疗各型抑郁症或抑郁状态,对抑郁性神经症亦有效。也用于治疗小儿遗尿症。

## (三)注意事项

(1)不良反应:常见口干、嗜睡、便秘、视物模糊、排尿困难、心悸及心动过速。偶见心律失常、眩晕、运动失调、癫痫发作、直立性低血压、肝损害和迟发性运动障碍等。用量较大时对敏感者可引起谵妄。

(2)禁忌证:本品不得与单胺氧化酶抑制药合用。患者有转向躁狂倾向时应立即停药。对本药及其他三环类药物过敏者,严重心脏病、高血压患者,青光眼患者,排尿困难、前列腺肥大、尿潴留者,甲状腺功能亢进者,重症肌无力患者,急性心肌梗死恢复期患者,癫痫患者,肝功能不全者,6 岁以下儿童禁用。支气管哮喘患者,心血管疾病(除严重心脏病、高血压)患者,严重肾功能不全者,孕妇慎用。哺乳期妇女用药期间应停止哺乳。

(3)本药可导致光敏感性增加,应避免长时间暴露于阳光或日光灯下。

(4)维持治疗时,可每晚顿服,但老人、儿童与心脏病患者仍宜分次服用。

## (四)用法与用量

1.成人

(1)口服:初始剂量为一次 25 mg,一日 2～3 次;可酌情增至一日 150～250 mg,分 3 次服用;最大剂量不超过一日 300 mg,维持剂量为一日 50～150 mg。

(2)肌内注射:严重抑郁症、抑郁状态,一次20～30 mg,一日2次,可酌情增量;患者能配合治疗后改为口服给药。

2.老年人

口服:一日50 mg,分次服或晚间顿服,可酌情减量。

3.儿童

口服:①6岁以上小儿遗尿症,一次25 mg,睡前顿服。②青少年抑郁症,一日50 mg,分次服或晚间顿服。

**(五)制剂与规格**

片剂:10 mg;25 mg。缓释片:50 mg。注射液:2 mL：20 mg。

## 二、多塞平

**(一)别名**

多虑平,凯塞,凯舒,普爱宁。

**(二)作用与用途**

本品为三环类抗抑郁药,作用机制同阿米替林。除抗抑郁外,本药有一定的抗焦虑作用,但抗胆碱作用较弱。口服易吸收,2～4小时血药浓度达峰值。局部外用后,也可在血中检测到药物。多塞平在体内分布较广,可透过血-脑屏障和胎盘屏障。在肝脏代谢,生成活性代谢物去甲基多塞平。药物可泌入乳汁。血中半衰期为8～25小时。临床用于治疗焦虑性抑郁症或抑郁性神经症。也可用于镇静、催眠。本药乳膏剂用于治疗慢性单纯性苔癣、湿疹、特应性皮炎、过敏性接触性皮炎等引起的瘙痒。

**(三)注意事项**

(1)不良反应:轻微的有唇干、口干、口腔异味、恶心、呕吐、食欲缺乏、消化不良、便秘、腹泻、头痛、头晕、嗜睡、疲劳、失眠、烦躁、多汗、虚弱、体重增加或减少、视物模糊等。可随机体对药物的适应自行消失。局部症状有烧灼感和/或刺痛感、瘙痒加重、湿疹加重及皮肤干燥、发紧、张力增高、感觉异常、水肿、激惹、脱屑和龟裂。严重的不良反应有兴奋、焦虑、发热、胸痛、意识障碍、排尿困难、乳房肿胀、耳鸣、痉挛、惊厥、脱发、手足麻木、心悸、癫痫、咽痛、紫癜、震颤、眼睛或皮肤黄染等。

(2)禁忌证:对本药及其他三环类药物过敏者、严重心脏病患者、心肌梗死恢复期患者、甲状腺功能亢进患者、谵妄者、尿潴留者、癫痫患者、青光眼患者、肝功能不全者禁用。心血管疾病患者,前列腺肥大、排尿困难者,眼压高者,肾功能不全者,儿童,老人,孕妇,哺乳期妇女慎用。

(3)停用单胺氧化酶抑制药 2 周后,才能使用本药。

(4)本药乳膏只用于局部未破损皮肤,不能用于眼部及黏膜。用药部位不可使用密闭敷料。连续使用本药乳膏不得超过 1 周,以防药物蓄积。

**(四)用法与用量**

(1)口服抗抑郁,初始剂量为一次 25 mg,一日 2～3 次;逐渐增至一日 100～250 mg;最大剂量不超过一日 300 mg。

(2)肌内注射重度抑郁症,一次 25～50 mg,一日 2 次。

(3)局部外用于患处涂一薄层,一日 3 次,每次涂布面积不超过总体表面积的 5％,2 次使用应间隔4 小时。

**(五)制剂与规格**

片剂:25 mg;50 mg;100 mg。注射液:1 mL：25 mg。乳膏:10.0 g：0.5 g。

## 三、氯米帕明

**(一)别名**

安拿芬尼,海地芬,氯丙咪嗪,Anafranil。

**(二)作用与用途**

本药为三环类抗抑郁药,通过抑制突触前膜对去甲肾上腺素与5-羟色胺的再摄取而产生抗抑郁作用,其抑制5-羟色胺再摄取的作用强于其他三环类抗抑郁药。本药具中度抗胆碱作用,同时还有抗焦虑与镇静作用。口服吸收迅速而完全,生物利用度为 30％～40％,进食对吸收无影响。药物可广泛分布于全身,也可分布于脑脊液中,能透过胎盘屏障。血浆蛋白结合率高达 96％～97％。在肝脏有首过代谢,活性代谢产物为去甲氯米帕明。血中半衰期为21～31小时。临床用于内因性抑郁症、心因性抑郁症、抑郁性神经症及各种抑郁状态;伴有抑郁症状的精神分裂症。用于强迫症、恐惧症。也用于多种疼痛。

**(三)注意事项**

(1)不良反应:常见过度嗜睡。其他主要不良反应有精神紊乱、口干、出汗、眩晕、震颤、视物模糊、排尿困难、直立性低血压、性功能障碍(见于男性)、恶心及呕吐等。偶见皮肤过敏、粒细胞减少。罕见肝损伤、发热、癫痫发作。大剂量时可产生焦虑、心律不齐、传导阻滞、失眠等。

(2)禁忌证:严重心脏病、心肌梗死急性发作期、癫痫、青光眼、尿潴留及对三环类药物过敏者、6岁以下儿童禁用。肝肾功能不全、前列腺肥大、心血管病患者,以及老年人、孕妇及哺乳期妇女慎用。

(3)不得与单胺氧化酶抑制药合用。

(4)只有在治疗抑郁症、强迫症或恐惧症的起始阶段,口服给药不可行或不合适时,方可采用肌内注射或静脉滴注给药。

**(四)用法与用量**

1.口服

(1)治疗抑郁症:①成人:起始剂量为一次25 mg,一日2～3次;或服缓释片,一日75 mg,每晚顿服;可在1～2周内缓慢增加至最适剂量;门诊患者最大剂量为一日250 mg,住院患者为300 mg。②老年人:口服起始剂量为一日20～30 mg,剂量可酌情缓慢增加,以不超过一日75 mg为宜。③儿童:6岁以上者,起始剂量为一日10 mg;10天后,6～7岁儿童可增至一日20 mg,8～14岁儿童可增至一日20～25 mg,14岁以上儿童可增至一日50 mg。最大剂量为一日200 mg。

(2)治疗强迫症:起始剂量为一次25 mg,一日1次;前2周逐渐增加至一日100 mg,数周后可再增加,最大剂量为一日250 mg。儿童患者口服用量同抑郁症。

(3)治疗恐惧症:成人,一日75～150 mg,分2～3次服。

(4)治疗慢性疼痛:成人,一日 10～150 mg,宜同时服用镇痛药。

2.静脉滴注

成人,严重抑郁症者,开始一日 25～50 mg 溶于 250～500 mL 葡萄糖氯化钠注射液中,一日 1 次,在1.5～3.0 小时输完;可缓慢增加至一日 50～150 mg,最大剂量一日不超过 200 mg。

(五)制剂与规格

片剂:10 mg;25 mg。缓释片:75 mg。注射液:2 mL∶25 mg。

## 四、马普替林

### (一)别名

甲胺丙内乙蒽,路滴美,路地米尔,马普智林,麦普替林。

### (二)作用与用途

马普替林为四环类抗抑郁药,与三环类抗抑郁药具有相似的药理作用。本药可选择性地抑制中枢神经元突触前膜对去甲肾上腺素的再摄取,但不能阻断对 5-羟色胺的再摄取。其抗抑郁效果与阿米替林相似,且起效较快、不良反应较少。此外,本药还有抗胆碱作用。口服后吸收完全,血药浓度达峰时间为12 小时。起效时间通常为 2～3 周,少数可在 7 天内起效。口服片剂的生物利用度为 100%。马普替林在肝脏代谢,代谢产物有去甲基马普替林和马普替林-N-氧化物,均有药理活性。母体药物血中半衰期为 27～58 小时,老年人为 66.1 小时。活性代谢物血中半衰期为 60～90 小时。临床主要用于治疗各型抑郁症。

### (三)注意事项

1.不良反应

与三环类药物相似,但轻微而短暂。

2.禁忌证

对本药过敏者,急性心肌梗死患者,束支传导阻滞者,癫痫患者或有惊厥史者,闭角型青光眼患者,尿潴留者,酒精、安眠药、止痛药或抗精神病药物急性中毒者,6 岁以下儿童,哺乳期妇女禁用。心血管疾病者、前列腺肥大者、排尿困难者、有眼内压升高病史者、甲状腺功能亢进者或同服甲状腺激素者、肝肾功能不全者、老年人、孕妇慎用。

**(四)用法与用量**

口服。

1.成人

开始一次 25 mg,一日 2～3 次,根据病情需要隔天增加 25～50 mg;有效治疗量一般为一日 75～150 mg;维持剂量一日 50～150 mg,分 1～2 次口服。

2.老年

起始剂量为一次 10 mg,一日 3 次;或一次 25 mg,一日 1 次;或一次 12.5 mg,一日 1 次。然后逐渐增至一日 50～75 mg 维持。老年人维持治疗时不宜在晚间睡前单次服药,仍以分次服药为宜。

**(五)制剂与规格**

片剂:10 mg;25 mg;50 mg;75 mg。注射液:5 mL:25 mg。滴剂:50 mL:1 mg。

## 五、氟西汀

**(一)别名**

百优解,氟苯氮苯胺,氟苯氧丙胺,氟胺苯胺醚,氯苯氟丙胺。

**(二)作用与用途**

本药为选择性 5-羟色胺再摄取抑制药(SSRIs),可特异性地抑制 5-羟色胺的再摄取,增加突触间隙 5-羟色胺的浓度,从而起到抗抑郁的作用。本药对 5-羟色胺再摄取的抑制作用强于对去甲肾上腺素或多巴胺再摄取的抑制作用。其抗副交感神经的作用和抗组胺的作用较弱。口服吸收良好,用药后 1～2 周即可起效。治疗抑郁症时,4 周可达最大效应;而治疗强迫症时,需 5 周或更长时间才能达到最大效应。本药有首过效应,生物利用度为 100%。在体内分布广泛,可透过血-脑屏障。血浆蛋白结合率高达 95%。本药主要在肝脏经细胞色素 P4502D6 酶代谢,主要代谢产物为有活性的去甲氟西汀,其他还有少量葡萄糖醛酸结合物。药物主要经肾随尿排出,少量随粪便排出,另有部分随乳汁分泌。氟西汀和去甲氟西汀的血中半衰期分别为 1～3 天、4～16 天,两者均不能通过透析清除。临床用于治疗各种抑郁性精神障碍,包括轻型或重型抑郁症、双相情感障碍的抑郁症、心因性抑郁症及抑郁性神经症。国外已批准用于治疗强迫症,还用于治疗贪食症、经前紧张症。

**(三)注意事项**

(1)不良反应:常见厌食、焦虑、腹泻、倦怠、头痛、失眠及恶心等。可见昏睡、多汗、皮疹等。少见咳嗽、胸痛、味觉变化、呕吐、胃痉挛、食欲减退或体重下降、便秘、视力改变、多梦、注意力集中困难、头晕、口干、心率加快、乏力、震颤、尿频、痛经、性功能减退及皮肤潮红。罕见皮肤变态反应、低血糖症、低钠血症、躁狂发作或癫痫发作。

(2)禁忌证:对本药过敏者禁用。肝肾功能不全者、儿童、孕妇慎用。不推荐哺乳期妇女使用。

(3)本药及其活性代谢产物的血中半衰期较长,停药时无须逐渐减量停药,但应考虑药物的蓄积作用。停药后其作用可持续5周,因此在停药期间应继续观察服药期间的所有反应。

**(四)用法与用量**

口服。

1.一般用法

(1)成人,起始剂量为一日 20 mg,早餐后服用为宜;如数周后疗效不明显,可每周增加 20 mg;通常有效治疗剂量为一次 20～40 mg,一日 1 次;最大剂量不应超过一日 60 mg。

(2)老年人,起始剂量为一日10 mg,应延长服药间隔时间,缓慢增加剂量。

2.难治性抑郁症

可用至一次 60 mg,一日 1 次;维持量为一次 20 mg,一日 1 次;或一次20 mg,每2～3 天1次。

3.强迫症、贪食症

用量略高于抑郁症的治疗剂量,可能需要用至一次 40～60 mg,

一日 1 次。

### (五)制剂与规格

片剂:10 mg;20 mg。分散片:20 mg。胶囊:20 mg。

## 六、帕罗西汀

### (一)别名

氟苯哌苯醚,帕罗克赛,赛乐特。

### (二)作用与用途

本药为抗抑郁药,能选择性抑制 5-羟色胺的再摄取,提高神经突触间隙内5-羟色胺的浓度,从而产生抗抑郁作用。对去甲肾上腺素与多巴胺的再摄取抑制作用很微弱。本药不与肾上腺素 $\alpha_1$、$\alpha_2$ 或 $\beta$ 受体发生作用,也不与多巴胺 $D_2$ 或组胺 $H_1$ 受体结合,不抑制单胺氧化酶。口服吸收良好,有首过效应。口服本药 30 mg,10 天内可达稳态血药浓度,达峰时间为 5.2 小时,血药浓度峰值为 61.7 ng/mL。生物利用度为 50%~100%。吸收不受食物或抗酸药的影响。本药可广泛分布于各种组织和器官,仅 1% 出现在体循环中。血浆蛋白结合率高达 95%。药物经肝脏 CYP450 同工酶代谢,代谢产物无活性。本药大部分经肾随尿排出,其中 2% 为原形;约 36% 由粪便排出;也可经乳汁排泄。健康人的血中半衰期为 24 小时,个体间存在显著差异。临床主要用于治疗抑郁症及其伴发的焦虑症状和睡眠障碍,也可用于惊恐障碍、社交恐惧症及强迫症。

### (三)注意事项

(1)不良反应:常见乏力、便秘、腹泻、头晕、头痛、口干、视物模糊、多汗、失眠、性功能减退、震颤、尿频或尿潴留、呕吐、恶心、嗜睡、激动及胃肠胀气等。较少见焦虑、食欲改变、心悸、感觉障碍、味觉改变、体重变化、肌痛、肌无力、直立性低血压、血管神经性水肿、肝功能异常、心动过速、低钠血症、皮疹。罕见的不良反应有锥体外系反应,如静坐不能、肌张力低下、肌张力不协调、构音不连贯等。

(2)禁忌:对本药过敏者禁用。癫痫患者、癫痫或躁狂病史者、严重心脏疾病患者、闭角型青光眼患者、肝功能不全者、肾功能不全者、孕妇、哺乳期妇女慎用。

(3)帕罗西汀:在服用1~3周后才能充分显效。用药时间应足够长以巩固疗效,抑郁症痊愈后维持治疗时间至少数月,强迫症和惊恐障碍的维持治疗时间更长。

(4)用药期间不宜驾驶车辆、操作机械或高空作业。

**(四)用法与用量**

口服。建议每天早餐时顿服,勿咀嚼药片。

1.抑郁症、社交恐惧症/社交焦虑症

一日20 mg;2~3周后根据患者反应,每周可将一日剂量增加10 mg,最大剂量可达一日50 mg。

2.强迫症

初始剂量为一日20 mg,每周可将一日剂量增加10 mg;常规剂量为一日40 mg,最大剂量可达一日60 mg。

3.惊恐障碍

初始剂量为一日10 mg,每周可将一日剂量增加10 mg;常规剂量为一日40 mg,最大剂量可达一日50 mg。

**(五)制剂与规格**

片剂:20 mg。

## 七、舍曲林

**(一)别名**

珊特拉林,左洛复。

**(二)作用与用途**

本药是选择性5-羟色胺再摄取抑制药,对5-羟色胺再摄取的抑制强化了5-羟色胺受体神经传递。本药与毒蕈碱受体、5-羟色胺能受体、多巴胺受体、肾上腺素受体、组胺受体、7-氨基丁酸受体及苯二氮䓬类受体无亲和作用。口服易吸收,6~8小时血药浓度达峰值。在体内分布广泛,血浆蛋白结合率约为98%。药物通过肝脏代谢,形成活性较弱的代谢产物N-去甲基舍曲林。舍曲林和去甲基舍曲林在体内代谢完全,最终代谢产物随粪便和尿液等量排泄,只有少量原形药随尿排出。舍曲林在血中的平均半衰期为 22～36 小时，N-去甲基舍曲林的血中半衰期为 62～104 小时。临床主要用于治疗抑郁症，或预防其发作，也用于治疗强迫症。

**(三)注意事项**

(1)不良反应：有胃肠道不适，如恶心、厌食、腹泻等。亦可出现头痛、不安无力、嗜睡、失眠、头晕或震颤等。少见不良反应有过敏性皮疹及性功能减退。大剂量时可能诱发癫痫。突然停药可有撤药综合征，如失眠、焦虑、恶心、出汗、震颤、眩晕或感觉异常等。

(2)禁忌证：对本药过敏者、严重肝功能不全者禁用。有癫痫病史者、闭角型青光眼患者、严重心脏病患者、轻至中度肝功能不全者、肾功能不全者、儿童、孕妇、哺乳期妇女慎用。

(3)出现癫痫发作应停药。

(4)用药期间不宜驾驶车辆、操作机械或高空作业。

**(四)用法与用量**

口服。

1.抑郁症

一次 50 mg，一日 1 次，治疗剂量范围为一日 50～100 mg。

2.强迫症

开始剂量为一次 50 mg，一日一次；逐渐增加至一日 100～200 mg，分次口服。

**(五)制剂与规格**

片剂：50 mg；100 mg。密封，30 ℃以下保存。

## 八、氟伏沙明

**(一)别名**

氟甲沙明，氟戊肟胺，兰释。

**(二)作用与用途**

本药具有抗抑郁作用，可抑制脑神经元对 5-羟色胺的再摄取，但不影响对去甲肾上腺素的再摄取和单胺氧化酶的活性，对心血管系统影响小，很少引起直立性低血压。口服吸收迅速而完全。单次服用100 mg,2～8 小时达血药浓度峰值。用药后 10 天内达稳态血药浓度。进食对药物吸收的影响不明显。血清总蛋白结合率为77％。药物在肝脏代谢,肾脏排泄占总排泄量的 94％,少量经乳汁分泌。母药的血中半衰期为 15.6 小时。临床用于治疗各类抑郁症和强迫症。

**(三)注意事项**

(1)不良反应:本药耐受良好,常见的不良反应有困倦、恶心、呕吐、口干、过敏等,连续使用2～3周后可逐渐消失。也可见心动过缓、可逆性血清肝酶浓度升高。偶见惊厥。

(2)禁忌证:对本药过敏者、哺乳期妇女禁用。癫痫患者、患躁狂症或处于轻度躁狂状态的患者、孕妇慎用。不推荐儿童使用,但8 岁以上儿童可酌情使用。

(3)服用本药期间禁止驾驶车辆或操作机械。

(4)本药治疗抑郁症伴焦虑状态、烦躁、失眠时,如疗效不佳,可与苯二氮䓬类药合用,但禁止与单胺氧化酶抑制药(MAOI)合用。停用本药 2 周后才可使用 MAOI。

**(四)用法与用量**

口服。

1.抑郁症

推荐起始剂量为一日 50～100 mg,晚间顿服,再逐渐增加;常规剂量为一日 100 mg,可酌情调整,剂量超过一日 150 mg 时可分次服。

2.抑郁症复发

推荐剂量为一日 50～100 mg。

3.强迫症

推荐的起始剂量为一日 50 mg,睡前服,连服3～4 天,再逐渐增加;常规剂量为一日 100～300 mg;最大剂量为一日 300 mg。儿童强迫症:8 岁以上儿童的起始剂量为一日 50 mg,睡前服;最大剂量为一日 200 mg。

**（五）制剂与规格**

片剂：50 mg；100 mg。干燥，避光处保存。

# 九、西酞普兰

**（一）别名**

氰酞氟苯胺，喜普妙。

**（二）作用与用途**

本药是一种二环氢化酞类衍生物，为选择性 5-羟色胺再摄取抑制药。通过抑制5-羟色胺再摄取，提高突触间隙 5-羟色胺浓度，增强5-羟色胺的传递功能而产生抗抑郁作用。口服吸收好，2～4 小时达血药峰浓度，食物不影响其吸收。一日 1 次给药，约 1 周内血清浓度达稳态。绝对生物利用度约 80%。药物在肝脏代谢，主要代谢产物有 3 种，均有活性，但它们的选择性、活性都比母体化合物差，在血清中的浓度也较低。血中半衰期较长，正常成人半衰期约 35 小时。血液透析不能清除本药。临床用于各种类型的抑郁症。

**（三）注意事项**

（1）不良反应：本药的不良反应通常短暂而轻微，在治疗开始的第 1～2 周比较明显，随着抑郁状态的改善，不良反应逐渐消失。常见恶心、呕吐、口干、腹泻、多汗、流涎减少、震颤、头痛、头晕、嗜睡或睡眠时间缩短。可引起激素分泌紊乱、躁狂、心动过速及直立性低血压、性功能障碍。有引起癫痫发作的个案报道。

（2）禁忌证：对本药过敏者禁用。对其他 SSRI 过敏者、心血管疾病患者、有自杀倾向者、肝功能不全者、严重肾功能不全者、有躁狂病史者、有癫痫病史者、孕妇、哺乳期妇女慎用。

（3）使用本药不应同时服用含酒精的制品。

（4）服用本药期间，患者从事需精神高度集中的工作（包括驾驶汽车）时应谨慎。

（5）本药通常需经过 2～3 周的治疗方可判定疗效。为防止复发，治疗至少持续 6 个月。为避免出现戒断症状，需经过 1 周的逐步减量后方可停药。

**（四）用法与用量**

口服。初始剂量为一次 20 mg，一日 1 次；必要时可增至最大剂量一次 60 mg，一日 1 次；增量需间隔 2～3 周。肝功能不全者、65 岁以上的患者初始剂量为一次 10 mg，一日 1 次；推荐剂量为一日 20 mg，最大剂量为一日 40 mg。

**（五）制剂与规格**

片剂：20 mg。

## 十、文拉法辛

**（一）别名**

博乐欣，凡拉克辛，万拉法新，怡诺思。

**（二）作用与用途**

文拉法辛及其活性代谢物是神经系统 5-羟色胺和去甲肾上腺素再摄取抑制药，通过抑制 5-羟色胺和去甲肾上腺素的再摄取而发挥抗抑郁作用。本药及其活性代谢产物对多巴胺的再摄取有轻微的抑制作用，对单胺氧化酶无抑制作用。口服经胃肠道吸收迅速而良好，有首过效应。在肝脏中代谢的主要活性产物为。O-去甲基文拉法辛（ODV），其抗抑郁作用与母体药相似。多次给药，文拉法辛和 ODV 在 3 天内达到稳态血浆浓度。文拉法辛和 ODV 的血浆蛋白结合率分别为 27% 和 30%；血中半衰期分别为 5 小时、11 小时。本药及其代谢产物主要经肾脏排泄。临床用于治疗各种抑郁症及抑郁伴发的焦虑，国外还用于治疗广泛性焦虑症。

**（三）注意事项**

（1）不良反应：有胃肠道不适、头痛、无力、嗜睡、失眠、头晕或震颤等；少见过敏性皮疹及性功能减退；可引起血压升高，且与剂量呈正相关；大剂量时可诱发癫痫；突然停药可见撤药综合征。

（2）禁忌证：对本品过敏者禁用。闭角型青光眼、癫痫、严重心脏疾病、高血压、甲状腺疾病、血液病患者，以及有自杀倾向者、肝功能不全者、肾功能不全者、老年患者、孕妇及儿童慎用。

（3）本药缓释胶囊应于每天相同的时间在进餐时服，一日 1 次，以水送服。不得将其弄碎、嚼碎或溶解在水中服用。

（4）用药期间驾车或操纵机器应谨慎。

**（四）用法与用量**

口服。起始剂量为一日 37.5 mg，分 2～3 次进餐时服；剂量可酌情增加，通常最大剂量为一日 225 mg，分 3 次服；增加的剂量达一日 75 mg 时，至少应间隔 4 天。对严重抑郁症患者，剂量可增至一日 375 mg；轻至中度肾功能不全者，日剂量应降低 25％。中度肝硬化患者，日剂量应降低 50％。

**（五）制剂与规格**

片剂：25 mg；37.5 mg；50 mg；75 mg；100 mg。胶囊：25 mg；50 mg。缓释胶囊：75 mg；150 mg。

## 十一、曲唑酮

**（一）别名**

苯哌丙吡唑酮，美抒玉。

**（二）作用与用途**

本药为三唑吡啶类抗抑郁药。本药可选择性地抑制 5-羟色胺的再吸收，并可微弱地阻止去甲肾上腺素再吸收。本药无抗胆碱不良反应，对心血管系统的毒性小，但能引起血压下降，此作用与剂量相关。本药还具有中枢镇静作用和轻微的肌肉松弛作用，但无抗痉挛和中枢兴奋作用。此外，本药能阻断 5-羟色胺 2 受体，改善睡眠，并能显著缩短抑郁症患者入睡的潜伏期，延长整体睡眠时间，提高睡眠效率。口服吸收良好。由肝脏的微粒体酶广泛代谢，其代谢产物仍有明显的活性。本药及其代谢产物均易透过血-脑屏障，极少量可透过胎盘屏障。本品血中半衰期平均为 4.1 小时，但个体差异较大，故某些患者可能会出现药物蓄积。临床主要用于治疗各种抑郁症，也可用于治疗伴有抑郁症状的焦虑症。

**（三）注意事项**

（1）不良反应：常见嗜睡、疲乏、头昏、头痛、失眠、紧张、震颤、视物模糊、口干、便秘、过度镇静及激动等。少见直立性低血压、心动过速、恶心、呕吐。偶见高血压、腹痛、共济失调、白细胞和中性粒细胞计数降低。极少见肌肉骨骼疼痛、多梦、静坐不能、变态反应、贫血、胃胀气、排尿异常、性功能障碍和月经异常等。

(2)禁忌证:对本药过敏者、严重肝功能不全者、严重心脏病或心律失常者、意识障碍者禁用。癫痫患者、轻至中度肝功能不全者、肾功能不全者、孕妇、哺乳期妇女慎用。

(3)本药与降压药合用,需要减少降压药的剂量。

(4)服用本药应从低剂量开始,逐渐增加剂量并观察治疗反应。如出现嗜睡,须减量或将每天的大部分药调至睡前服。通常在治疗第1周内症状有所减轻,在2周内出现较好的抗抑郁效果,25%的患者达到较好的疗效需要2~4周。

(5)本药宜在餐后立即服用。禁食或空腹服药可能会加重头晕。

**(四)用法与用量**

口服。

1.成人

初始剂量为一日50~100 mg,分次服;3~4天内,门诊患者剂量以一日200 mg为宜,分次服;住院患者较严重者剂量可增加,最高剂量不超过一日400 mg,分次服。长期用药,维持量为最低有效剂量。一旦产生足够的疗效,可酌情逐渐减量。建议持续治疗数月以上。

2.老年人

初始剂量为一次25 mg,一日2次;经3~5天逐渐增至一次50 mg,一日3次;剂量很少超过一日200 mg的。

**(五)制剂与规格**

片剂:50 mg;100 mg。

**十二、米氮平**

**(一)别名**

米塔扎平,瑞美隆。

**（二）作用与用途**

为四环类抗抑郁药。该药是 $\alpha_2$-肾上腺素和 5-羟色胺受体拮抗剂，可阻断突触前的 $\alpha_2$-受体，强化去甲肾上腺素和 5-羟色胺的释放，对组胺 $H_1$ 受体、外周 $\alpha_1$-受体及胆碱能受体也有一定的阻滞作用。口服吸收快而完全，生物利用度约为 50%。约 2 小时达血药浓度峰值，血清蛋白结合率约为 85%。本药主要在肝脏代谢，主要经肾脏排泄。女性患者的血中半衰期（平均 37 小时）显著长于男性患者（平均 26 小时）。中度和重度肾功能不全时，本药的清除率分别下降 30% 和 50%。临床用于治疗抑郁症。

**（三）注意事项**

（1）不良反应：主要为嗜睡、食欲增加、体重增加、头晕、便秘及口干，少见意识错乱、焦虑、情绪不稳、兴奋、皮疹、水肿、呼吸困难、低血压、肌痛、感觉迟钝、疲乏、眩晕、噩梦、恶心、呕吐、腹泻、尿频。尚可诱发双相情感障碍者的躁狂发作、惊厥发作、震颤、肌痉挛、水肿、急性骨髓抑制及血清氨基转移酶升高。

（2）禁忌证：对本品过敏者禁用。肝功能不全者、肾功能不全者，传导阻滞、心绞痛及心肌梗死等心脏病患者，癫痫患者，粒细胞缺乏者，高胆固醇血症者，孕妇和哺乳期妇女不宜使用。

（3）应避免本药与地西泮及其他中枢抑制药联用，用药期间禁止饮酒。

**（四）用法与用量**

口服。成人每天 15 mg，逐渐加至有效剂量每天 15~45 mg，睡前服 1 次或早晚各 1 次。

**（五）制剂与规格**

片剂：15 mg、30 mg。避光干燥处（2~30 ℃）。

## 十三、噻奈普汀

**（一）别名**

达体郎，Tatinol。

**（二）作用与用途**

为三环类抗抑郁药，作用于 5-羟色胺系统，对心境紊乱有较好的作用。对躯体不适症状具有较显著作用,特别是对与焦虑和心境紊乱有关的胃肠道不适症状效果较明显。对酒精依赖患者在戒断过程中出现的性格和行为异常有缓解作用。本药对睡眠和注意力、心血管系统没有影响,也无抗胆碱作用和药物成瘾性。口服吸收迅速且完全。口服 12.5 mg 后,0.79~1.80. 小时可达血药浓度峰值。体内分布迅速,血浆蛋白结合率高达 94%。在肝脏代谢,主要以代谢产物形式从尿中排出。血中半衰期为 2.5 小时。长期用药的老年人及肾功能不全患者,半衰期延长1小时;对肝功能不全者未见不良影响。临床用于治疗各种抑郁症,如神经源性的反应性抑郁症、躯体(特别是胃肠道)不适的焦虑抑郁症及酒精依赖患者在戒断过程中出现的焦虑抑郁状态等。

**(三)注意事项**

(1)不良反应:少见,通常有轻度上腹不适、腹痛、口干、厌食、恶心、呕吐、便秘、腹胀;心动过速、期前收缩、心前区疼痛;失眠、嗜睡、噩梦、无力、眩晕、头痛、晕厥、震颤、发热、面部潮红;呼吸困难、喉部堵塞感、咽部发痒;肌痛、腰痛。

(2)禁忌证:对本药过敏者、15 岁以下儿童禁用。不宜与 MAOI 类药物合用。心血管疾病患者、胃肠道疾病患者、严重肾功能不全者、老年患者、有三环类抗抑郁药过敏史者、孕妇慎用。用药期间不宜哺乳。

(3)手术前 24 小时或 48 小时需停服本药。不要突然停药,需 7~14 天逐渐减量。正服用 MAOI,需停药 2 周,才可服用本药;本来服用噻奈普汀改为 MAOI 类药物治疗的患者,只需停服噻奈普汀 24 小时。用药后不宜驾驶或操纵机器。

**(四)用法与用量**

口服。推荐剂量为一次 12.5 mg,一日 3 次,于早、中、晚餐前服用。肾功能不全者、老年人应减少剂量,最大剂量不超过一日 25 mg。

**(五)制剂与规格**

片剂:12.5 mg。低于 30 ℃保存。

# 第四节 抗 焦 虑 药

抗焦虑药是一大类主要用于减轻焦虑、紧张、恐惧、稳定情绪兼有镇静催眠作用的药物。这一类药发展很快,20 世纪以前仅有溴剂、水合氯醛。20 世纪初出现了巴比妥类,是 20 世纪 50 年代以前主要的镇静催眠、抗焦虑药。

1955 年,科学家成功研制了新药氯氮䓬。1960 年,第 1 种苯二氮䓬类(BDZ)抗焦虑药问世,在抗焦虑药发展史上具有划时代意义,迅速取代巴比妥类,成为当代抗焦虑首选药。1963 年后出现了地西泮系列产品,因其优良的药理学性能,被广泛用于包括精神科、神经科在内的临床各学科。

BDZ 的主要药理作用:①抗焦虑。②镇静催眠。③抗惊厥。④骨骼肌松弛。各种 BDZ 的药理作用基本相似,只有强弱之分,无本质差异。例如,地西泮的抗焦虑和肌松作用较强,氯硝西泮抗惊厥和镇静作用强,临床有不同用途。

BDZ 促进 γ-氨基丁酸(GABA)中介的神经传导,因而其作用类似间接 γ-氨基丁酸受体激动剂。脑中有两种 BDZ 受体,地西泮是它们的激动剂,具有抗焦虑、抗痉挛作用,杏仁核 BDZ 受体密度很高,提示可能是抗焦虑药重要作用部位。

目前 BDZ 仍是抗焦虑的首选药。一类新的非 BDZ 抗焦虑药(如丁螺环酮、坦度螺酮)于近年问世,其优点是镇静作用较轻,无滥用风险,但起效较慢。

## 一、劳拉西泮

### (一)别名
氯羟安定,氯羟二氮䓬,氯羟去甲安定,罗拉。

### (二)作用与用途
本药为中效的 BDZ 中枢神经抑制药,可引起中枢神经系统不同部位的抑制,随着用量的增加,可引起自轻度的镇静到催眠,甚至昏迷。本药口服吸收良好、迅速;肌内注射吸收迅速、完全。血药浓度达峰时间口服为 1~6 小时,肌内注射为 1~1.5 小时。本药在血浆中及脑中有效浓度可维持数小时,作用较地西泮持久。血药浓度达稳态时间为 2~3 天。本药易通过胎盘屏障,但胎儿的血药浓度并不更高。本药的血浆蛋白结合率约为 85%。经肝脏代谢,代谢产物无药理活性。血中半衰期为 10~18 小时。重复给药蓄积少。临床主要用于抗焦虑,包括伴有精神抑郁的焦虑,但不推荐用于原发性抑郁症;可用于镇静催眠、抗惊厥及癫痫持续状态、紧张性头痛;可用作麻醉前及内镜检查前的辅助用药;注射剂可用于癌症化疗时止吐。

**(三)注意事项**

(1)不良反应:可出现疲劳、共济失调、肌力减弱、恶心、胃不适、头痛、头晕、乏力、定向障碍、抑郁、食欲改变、睡眠障碍、激动、眼功能障碍及便秘等。偶见不安、精神紊乱、视物模糊等。有发生血管升压素分泌增多、性欲丧失(男性)的报道。长期用药可有巴比妥-酒精样依赖性;骤然停药偶可产生惊厥。大剂量用药可出现无尿、皮疹、粒细胞减少。静脉注射可引起静脉炎、静脉血栓形成。

(2)禁忌证:对 BDZ 药物过敏者、重症肌无力患者、青光眼患者禁用。中枢神经系统处于抑制状态的急性酒精中毒者,有药物滥用或成瘾史者,癫痫患者,运动过多症患者,低蛋白血症患者,严重精神抑郁者,严重慢性阻塞性肺疾病患者,伴呼吸困难的重症肌无力患者,肝功能不全者、肾功能不全者,哺乳期妇女慎用。18 岁以下患者应避免肌内注射或静脉注射本药。除用于抗癫痫外,妊娠期间应避免使用本药。

(3)服药期间应避免驾车及操纵机器。

(4)停药应逐渐减量,骤然停药会出现戒断综合征。

**(四)用法与用量**

1.口服

抗焦虑:一次 1~2 mg,一日 2~3 次。镇静催眠:一次 2~

4 mg,睡前服。

**2.肌内注射**

抗焦虑、镇静催眠:按体重 0.05 mg/kg,最大剂量为 4 mg。癫痫持续状态:1～4 mg。

**3.静脉注射**

注射速度应<2 mg/min。①癌症化疗止吐:2～4 mg,在化疗前30 分钟注射;必要时重复注射,可与奋乃静合用。②癫痫持续状态:一次 0.05 mg/kg,最大剂量为 4 mg;如果癫痫持续发作或复发,10～15 分钟之后可按相同剂量重复注射;如再经 10～15 分钟后仍无效,须采用其他措施;12 小时内用量通常不超过 8 mg。

**(五)制剂与规格**

片剂:0.5 mg;1 mg;2 mg。注射液:1 mL∶2 mg;1 mL∶4 mg;2 mL∶2 mg;2 mL∶4 mg。

## 二、溴西泮

**(一)别名**

溴西泮,宁神定,溴安定,溴吡啶安定,溴吡三氮草,溴氮平,溴梦拉。

**(二)作用与用途**

本药是一种 BDZ 抗焦虑药,作用类似地西泮,但疗效较强。口服吸收较快,1～4 小时达血药浓度峰值。生物利用度为 84%。药物在肝脏广泛代谢。给药量的 70%经肾脏由尿排泄,2%～6%经粪便排泄。母体的血中半衰期为 8～20 小时。重复用药蓄积少。临床主要用于抗焦虑,也可用于镇静、催眠。

**(三)注意事项**

(1)不良反应:大剂量用药时有嗜睡、乏力等。长期用药可致依赖。

(2)禁忌证:对本药过敏者、闭角型青光眼患者、重症肌无力患者、哺乳期妇女禁用。中枢神经系统受抑制的急性酒精中毒者、昏迷或休克者、有药物滥用或成瘾史者、多动症患者、低蛋白血症患者、严重抑郁患者、严重慢性阻塞性肺气肿患者、肝功能不全者、肾功能不全者慎用。妊娠早期使用可增加致畸胎的危险；孕妇长期使用可产生依赖，使新生儿出现戒断症状；妊娠末数周用于催眠，可使新生儿中枢神经系统受抑制；分娩前或分娩时使用，可导致新生儿肌张力减弱。

（3）对本药耐受较差、清除较慢的患者应采用较低的起始剂量。

（4）本药应避免长期大量应用，停药前应缓慢减量。用药期间应避免驾驶、操作机械和高空作业等。

**（四）用法与用量**

口服。成人一次 1.5～3 mg，一日 2～3 次；可根据疗效和病情调整剂量，重症患者可用至一日18 mg，分次服。老年体弱者由一日 3 mg 开始，按需调整剂量。

**（五）制剂与规格**

片剂：1.5 mg；3 mg；6 mg。

### 三、丁螺环酮

**（一）别名**

丁螺旋酮，盐酸布螺酮，盐酸丁螺环酮。

**（二）作用与用途**

本药为氮杂螺环癸烷二酮化合物，是一种新型抗焦虑药。在脑中侧缝际区与 5-羟色胺受体高度结合，具有 5-羟色胺1A 受体激动作用，抗焦虑作用可能与此有关。本药不具有抗惊厥及肌肉松弛作用，无明显地镇静作用与依赖性。本药与苯二氮䓬受体无亲和性，也不对 GABA 受体产生影响。经胃肠道吸收迅速、完全，40～90 分钟后血药浓度达峰值，有首过效应。本药的蛋白结合率高达 95%，但不会置换与蛋白结合的其他药物。经肝脏代谢，代谢产物有一定生物活性。肝、肾功能不全时可影响本药的代谢及清除率。血中半衰期为 2～3 小时。临床用于治疗广泛性焦虑症及其他焦虑障碍。

**（三）注意事项**

（1）不良反应：常见头晕、头痛、恶心、不安、烦躁，可见多汗、便秘、食欲减退,少见视物模糊、注意涣散、萎靡、口干、肌痛、肌痉挛、肌强直、耳鸣、胃部不适、疲乏、梦魇、多梦、失眠、激动、神经过敏、腹泻、兴奋,偶见心电图异常、血清 ALT 轻度升高,罕见胸痛、精神紊乱、抑郁、心动过速、肌无力、肌肉麻木。

(2)禁忌证:对本药过敏者、癫痫患者、重症肌无力患者、急性闭角型青光眼患者、严重肝肾功能不全者、孕妇、哺乳期妇女、儿童禁用。心功能不全者,轻至中度肝肾功能不全者,肺功能不全者慎用。

(3)本药显效时间为 2 周(少数患者可能更长),故达到最大剂量后应继续治疗 2～3 周。

(4)用药期间不宜驾驶车辆和操作机器。

**(四)用法与用量**

口服。成人一次 5～10 mg,一日 3 次;根据病情和耐受情况调整剂量,可每隔 2～3 天增加 5～15 mg;常用剂量为一日 20～40 mg,最大剂量为一日 60 mg。

**(五)制剂与规格**

片剂:5 mg;10 mg。

## 四、坦度螺酮

**(一)别名**

枸橼酸坦度螺酮。

**(二)作用与用途**

本药为嘧啶哌嗪的氮杂螺酮衍生物,属 5-羟色胺 1A 受体的部分激动剂,对 5-羟色胺 1A 受体有高度亲和力,可激动海马锥体细胞突触后 5-羟色胺 1A 受体和中缝核突触前 5-羟色胺 1A 受体,从而产生抗焦虑效应。和 BDZ 相比,本药作用的靶点相对集中,抗焦虑作用的选择性更高,因而免除了 BDZ 的肌松、镇静、催眠作用和对认知、运动功能的损害。此外,本药亦可较强地抑制多巴胺能神经的兴奋作用。长期使用时,可使 5-羟色胺 1A 受体下调,这可能与其抗抑郁作用有关。口服吸收良好,达峰时间为 0.8 小时。在肝脏代谢为 1-嘧啶-哌嗪,后者的血药浓度为本药的 2～8 倍。经肾排泄率为 70%,

仅有 0.1％以原形排出,约 20％随粪便排出,血中半衰期为 1.2 小时,1-嘧啶-哌嗪的血中半衰期为 3～5 小时。临床用于多种神经症所致的焦虑状态,如广泛性焦虑障碍。亦用于原发性高血压、消化性溃疡等疾病伴发的焦虑状态。

**(三)注意事项**

(1)不良反应:少而轻。较常见心动过速、头痛、头晕、嗜睡、乏力、口干、食欲缺乏、出汗。

(2)禁忌证:对本药及 1-嘧啶-哌嗪过敏和有过敏史者禁用。对其他氮杂螺酮衍生物(如丁螺环酮、伊沙匹隆、吉哌隆)有过敏史者,器质性脑功能障碍患者,中度或重度呼吸功能衰竭患者,心功能不全患者,肝、肾功能不全患者慎用。

(3)本药一般不作为抗焦虑的首选药,如需使用不得随意长期应用。

(4)对病程较长(3 年以上),病情严重或对 BDZ 无效的难治性焦虑患者,本药可能也难以产生疗效。

(5)用药期间不得从事有危险性的机械性作业。

**(四)用法与用量**

口服。①成人一次 10～20 mg,一日 3 次;可根据病情适当增减剂量,一日最大剂量 60 mg。②老年人用药时应从小剂量开始。

**(五)制剂与规格**

片剂:10 mg。

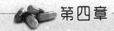

第四章

# 消化系统疾病用药

## 第一节 抑制胃酸分泌药

### 一、质子泵抑制剂

#### （一）奥美拉唑

**1.理化性质**

奥美拉唑胶囊,化学名称:5-甲氧基-2-{[(4-甲氧基-3,5-二甲基-2-吡啶基)-甲基]-亚砜}-1H-苯并咪唑,分子式:$C_{17}H_{19}N_3O_3S$,分子量:345.41。注射用奥美拉唑钠,主要成分:奥美拉唑钠,化学名称:5-甲氧基-2-{[(4-甲氧基-3,5-二甲基-2-吡啶基)-甲基]-亚磺酰基}-1H-苯并咪唑钠盐-水合物,分子式:$C_{17}H_{18}N_3NaO_3S \cdot H_2O$,分子量:385.41。奥美拉唑具有脂溶性,呈弱碱性,易浓集于酸性环境中。奥美拉唑胶囊内含类白色肠衣小颗粒;注射用奥美拉唑钠为白色疏松块状物或粉末,专用溶剂为无色的透明液体。

**2.药理作用**

(1)药效学:本品为脂溶性、弱碱性药物,易浓集于酸性环境中,能特异地分布于胃黏膜壁细胞的分泌小管中,并转化为亚磺酰胺的活性形式,然后通过二硫键与壁细胞分泌膜中的 $H^+$,$K^+$-ATP 酶(又称质子泵)的巯基呈不可逆性的结合,生成亚磺酰胺与质子泵的复合物,从而抑制该酶活性,阻断胃酸分泌的最后步骤,因此本品对各种原因引起的胃酸分泌具有强而持久的抑制作用。

（2）药动学：本品口服经小肠吸收，1 小时内起效，食物可延迟其吸收，但不影响其吸收总量。单次给药生物利用度约 35%，多次给药生物利用度可达 60%。本品口服后 0.5～3.5 小时血药浓度达峰值，作用持续 24 小时以上，可分布到肝、肾、胃、十二指肠、甲状腺等组织，且易透过胎盘，不易透过血-脑屏障。血浆蛋白结合率为 95%～96%，血浆半衰期为 0.5～1 小时，慢性肝病患者为 3 小时。本品在体内经肝脏微粒体细胞色素 P450 氧化酶系统代谢，代谢物约 80% 经尿液排泄，其余由胆汁分泌后从粪便排泄。肾衰竭患者对本品的清除无明显变化，肝功能受损者清除半衰期可有延长。

3.临床应用

（1）用于胃溃疡、十二指肠溃疡、应激性溃疡。

（2）用于反流性食管炎和卓-艾综合征（促胃液素瘤）。

（3）本品注射剂还可用于：①消化道出血，如消化性溃疡出血、吻合口溃疡出血等，以及预防重症疾病（如脑出血、严重创伤等）和胃手术后引起的上消化道出血；②应激状态时并发或由非甾体抗炎药引起的急性胃黏膜损伤；③对于全身麻醉或大手术后，以及衰弱、昏迷患者，防止胃酸反流合并吸入性肺炎。

（4）与阿莫西林和克拉霉素，或与甲硝唑和克拉霉素合用，可有效杀灭幽门螺杆菌。

4.用法与用量

（1）常规剂量具体如下。

口服。①消化性溃疡：一次 20 mg，一日 1～2 次。一日晨起吞服或早晚各 1 次，胃溃疡疗程通常为 4～8 周，十二指肠溃疡疗程通常 2～4 周。②反流性食管炎：一次 20～60 mg，一日 1～2 次。晨起吞服或早晚各 1 次，疗程通常为 4～8 周。③卓-艾综合征：一次 60 mg，一日 1 次，以后一日总剂量可根据病情调整为 20～120 mg，若一日总剂量需超过 80 mg 时，应分为 2 次服用。

静脉注射。一次 40 mg，一日 1～2 次。①消化性溃疡出血：一次 40 mg，每 12 小时 1 次，连用 3 天。②促胃液素瘤：初始剂量为一次 60 mg，一日 1 次，一日剂量可更高，剂量应个体化。当一日剂量超过 60 mg 时,分 2 次给药。

静脉滴注。一次 40 mg,每 8～12 小时 1 次。

(2)肝、肾功能不全时剂量:严重肝功能不全者必要时剂量减半,肠溶制剂一日不超过 20 mg。

5.不良反应

本品的耐受性良好,不良反应多为轻度并具有可逆性。常见不良反应有腹泻、头痛、恶心、腹痛、胃肠胀气及便秘,偶见血清氨基转移酶(ALT、AST)增高、皮疹、眩晕、嗜睡、失眠等,这些反应通常是轻微的,可自动消失,与剂量无关。长期治疗未见严重的不良反应,但在有些病例中可发生胃黏膜细胞增生和萎缩性胃炎。动物试验表明本品可引起胃底部和胃体部主要内分泌细胞(胃肠嗜铬样细胞)增生,长期服药还可发生胃部类癌。

6.注意事项

(1)对本品过敏者、严重肾功能不全者、婴幼儿及孕妇禁用。

(2)治疗胃溃疡时,应首先排除溃疡型胃癌的可能,因用本品治疗可减轻其症状,从而延误治疗。

(3)肝、肾功能不全者慎用。

(4)尚无儿童用药经验。

(5)本品可使 $^{13}$C 尿素呼气试验结果出现假阴性,临床上应在本品治疗至少 4 周后才能进行 $^{13}$C 尿素呼气试验。

7.药物相互作用

(1)本品在肝脏通过 CYP2C19 代谢,会延长其他酶解物在体内的消除,如地西泮、苯妥英钠、华法林、硝苯地平、双香豆素、安替比林、双硫仑等,当本品和上述药物一起使用时,应减少后者的用量。

(2)本品可提高胰酶的生物利用度,增强其疗效。

(3)本品与地高辛合用时,地高辛的吸收增加,有加重地高辛中毒的危险,因此合用时应减少地高辛剂量。

(4)本品可抑制泼尼松转化为其活性形式,降低其药效。

(5)本品可使四环素、氨苄西林、酮康唑、伊曲康唑等吸收减少,血药浓度降低,这与本品造成的胃内碱性环境有关。

(6)本品抑制胃酸,使胃内细菌数量增加,致使亚硝酸盐转化为致癌性亚硝酸。

(7)本品的抑酸作用可影响铁剂的吸收。

**(二)兰索拉唑**

**1.理化性质**

化学名称:(±)-2[[[3-甲基-4-(2,2,2-三氟乙氧基)-2-吡啶基]甲基]亚硫酰基]苯并咪唑。分子式:$C_{16}H_{14}F_3N_3O_2S$,分子量:369.37。本品为白色肠溶片,除去肠溶衣后显白色或类白色。

**2.药理作用**

(1)药效学:本品是继奥美拉唑之后的第二代质子泵抑制剂,两者的化学结构很相似,均为苯并咪唑衍生物,不同之处为本品在吡啶环上多一个氟。本品在胃黏膜壁细胞微管的酸性环境中形成活性亚磺酰胺代谢物,此种活性物与质子泵的巯基结合,从而抑制该酶的活性,进而抑制胃酸分泌的最后一个步骤,阻断 $H^+$ 分泌入胃内。对基础胃酸和所有刺激物所致的胃酸分泌均有明显的抑制作用,其抑制作用明显优于 $H_2$ 受体阻滞剂。一次口服 30 mg,可维持作用 24 小时。对胃蛋白酶有轻、中度抑制作用。可使血清促胃液素的分泌增加。对幽门螺杆菌有抑制作用。单用本品虽然对幽门螺杆菌无根除作用,但与抗生素联合应用可明显提高幽门螺杆菌的根除率。

(2)药动学:本品口服易吸收,绝对生物利用度约为85%,抑酸作用可以达 24 小时以上。餐后服用可延缓吸收,并使峰值浓度降低,但曲线下面积与空腹服用无明显差异。健康成人空腹时单次口服 30 mg,经 1.5～2.2 小时达血药浓度峰值(0.75～1.15 mg/L),其值随剂量的增加而递增。药物血浆蛋白结合率为 97.7%～99.4%。本品在体内经肝脏微粒体细胞色素 P450 氧化酶系统代谢,主要经胆汁和尿液排泄,尿液中测不出原形药物,全部为代谢产物。本品半衰期β相为 1.3～1.7 小时,老年人半衰期约为 2 小时,严重肝功能衰竭患者半衰期延长至 7 小时。药物在体内无蓄积作用。

3.临床应用

(1)胃溃疡、十二指肠溃疡、吻合口溃疡。

(2)反流性食管炎。

(3)卓-艾综合征(促胃液素瘤)。

(4)幽门螺杆菌感染。

4.用法与用量

(1)十二指肠溃疡:通常成人一日 1 次,口服,一次 15～30 mg,连续服用 4～6 周。

(2)胃溃疡、反流性食管炎、卓-艾综合征、吻合口溃疡:通常成人一日 1 次,口服,一次 30 mg,连续服用 6～8 周。

(3)合并幽门螺杆菌感染的胃或十二指肠溃疡:可一次 30 mg,一日 1～2 次,与 1～2 种抗生素联合应用,1～2 周为 1 个疗程。用于维持治疗、高龄患者、有肝功能障碍或肾功能低下的患者,一日 1 次,口服,一次 15 mg。

5.不良反应

本品安全性较好,一般能很好耐受,不良反应发生率为 2%～4%。常见不良反应有便秘、腹泻、便血、口干、恶心、食欲缺乏、腹胀,偶有 GOT、GPT、ALP、LDH、γ-GTP 上升等现象,口服本品可致胃黏膜轻度肠嗜铬样(ECL)细胞增生,停药后可恢复正常。偶有贫血、白细胞减少、嗜酸性粒细胞增多、血小板减少、头痛、嗜睡、发热、皮疹、瘙痒、总胆固醇上升、尿酸上升等症状,失眠、头晕等症状极少发生。有报道对大白鼠经口服(剂量为临床用量的 100 倍)的试验中,发生了 1 例胃部类癌。

6.注意事项

(1)对本品过敏者禁用。

(2)有药物过敏史者、老人、肝功能不全者慎用。

(3)小儿用药的安全性尚未确定,不推荐使用。

(4)已确认本品在大白鼠胎仔的血浆浓度比在母鼠中高。又在兔子(经口给药 30 mg/kg)的试验发现胎仔死亡率增加,故对孕妇或有可能怀孕的妇女,须事先判断治疗上的益处超过危险性时,方可用药。

(5)动物实验中本品可经乳汁分泌,哺乳妇女应避免用药,必须使用时应暂停哺乳。

(6)本品可使$^{13}C$尿素呼气试验结果出现假阴性,可使血清促胃液素水平升高。

(7)本品会掩盖胃癌的症状,所以须先排除胃癌,方可给药。

7.药物相互作用

(1)会延迟地西泮及苯妥英钠的代谢与排泄。

(2)与硫糖铝合用,可干扰后者的吸收,降低其生物利用度。

(3)与抗酸剂合用,能降低本品的生物利用度。

(4)与茶碱合用,可轻度降低茶碱的血药浓度。

(5)与对乙酰氨基酚合用,可使后者的血药浓度峰值升高,达峰时间缩短。

(6)与伊曲康唑、酮康唑合用,可使两者的吸收减少。

(7)与克拉霉素合用,有发生舌炎、口腔炎或舌头变黑的报道。

### (三)泮托拉唑

1.理化性质

化学名称:5-二氟甲氧基-2-[(3,4-二甲氧基-2-吡啶基)甲基]亚硫酰基-1H-苯并咪唑钠盐-水合物。分子式:$C_{16}H_{14}F_2N_3NaO_4S \cdot H_2O$,分子量:423.38。泮托拉唑钠肠溶胶囊内容物为白色或类白色粉末;泮托拉唑钠肠溶片为红棕色肠溶薄膜衣片,除去薄膜后,显白色;注射用泮托拉唑钠为白色或类白色疏松块状物或粉末,专用溶剂为无色的澄明液体。

2.药理作用

(1)药效学:本品第三代质子泵抑制剂,在中性和弱酸性条件下相对稳定,在强酸性条件下迅速活化,其 pH 依赖的活化特性,使其对 $H^+$,$K^+$-ATP 酶的作用具有更好的选择性。本品能特异性地抑制壁细胞顶端膜构成的分泌性微管和细胞质内的管状泡上的 $H^+$,$K^+$-ATP 酶,引起该酶不可逆性的抑制,从而有效地抑制胃酸的分泌。由于 $H^+$,$K^+$-ATP 酶是壁细胞分泌酸的最后一个过程,故本品抑酸能力强大。它不仅能非竞争性抑制促胃液素、组胺、胆碱引起的胃酸分泌,而且能抑制不受胆碱或 H₂ 受体阻断剂影响的部分基础胃酸分泌。本品能减少胃液分泌量并抑制胃蛋白酶的分泌及活性,还可抑制幽门螺杆菌生长。本品对肝细胞内的细胞色素 P450 酶系的亲和力较低,同时也可以通过第 Ⅱ 系统进行代谢,故其他通过 P450 酶系代谢的药物与本品间相互作用较少。

(2)药动学:本品生物利用度高且相对稳定,单次或多次给药后的生物利用度均保持在 77%,且不受食物或其他抗酸药物的影响。口服 40 mg 肠溶片 2.5 小时后达血药浓度峰值($C_{max}$)2～3 μg/mL。泮托拉唑的血浆蛋白结合率为 98%,主要在肝脏代谢为去甲基泮托拉唑硫酸脂。泮托拉唑的半衰期为 1 小时,约 80% 的代谢物经尿液排泄,其余经胆汁分泌后进入粪便排出,肾功能不全不影响药代动力学,肝功能不全时可延缓清除。半衰期、清除率和表观分布容积与给药剂量无关。

3.临床应用

(1)主要用于消化性溃疡(胃溃疡、十二指肠溃疡、吻合口溃疡等)及其出血,包括非甾体抗炎药引起的急性胃黏膜损伤和应激状态下溃疡出血。

(2)用于反流性食管炎,也用于全身麻醉或大手术后及衰弱、昏迷患者,防止胃酸反流合并吸入性肺炎。

(3)与其他抗菌药物(如克拉霉素、阿莫西林和甲硝唑)联用能够根除幽门螺杆菌感染。

(4)卓-艾综合征。

4.用法与用量

口服,一次 40 mg,一日 1 次,个别对其他药物无反应的病例可一日 2 次,最好于早餐前服用。十二指肠溃疡一般疗程 2～4 周,胃溃疡及反流性食管炎疗程 4～8 周。静脉滴注,一次40 mg,一日 1～2 次,临用前将 10 mL 专用溶剂注入冻干粉小瓶内,将上述溶解后的药液加入0.9%氯化钠注射液 100 mL 中稀释后供静脉滴注,时间要求在 15～30 分钟内滴完。本品溶解和稀释后必须在 3 小时内用完,禁止用其他溶剂或其他药物溶解和稀释。肾功能受损和老年患者,剂量一日不宜超过 40 mg。严重肝衰竭的患者一次 40 mg,隔天 1 次。

**5.不良反应**

本品不良反应较少。偶见头晕、失眠、嗜睡、恶心、腹泻、便秘、皮疹和肌肉疼痛等症状。大剂量使用时可出现心律不齐、转氨酶升高、肾功能改变、粒细胞降低等。

**6.注意事项**

(1)对本品过敏者、哺乳期妇女、妊娠早期妇女、婴幼儿禁用。

(2)肝、肾功能不全者慎用。

(3)尚无儿童用药经验,老年人用药剂量无须调整。

(4)本品抑制胃酸分泌的作用强、时间长,故应用本品时不宜同时再服用其他抗酸剂或抑酸剂。为防止抑酸过度,在一般消化性溃疡等病时,不建议大剂量长期应用(卓-艾综合征例外)。

(5)肾功能受损者不需调整剂量,肝功能受损者需要酌情减量。

(6)治疗胃溃疡时应排除胃癌后才能使用本品,以免延误诊断和治疗。

(7)动物试验中,长期大量使用本品后,观察到高促胃液素血症及继发胃 ECL 细胞增大和良性肿瘤的发生,这种变化在应用其他抑酸剂及施行胃大部切除术后亦可出现。

**7.药物相互作用**

本品可能减少生物利用度取决于胃 pH 的药物(如伊曲康唑、酮康唑)的吸收。凡通过细胞色素 P450 酶系代谢的其他药物均不能除外与本品有相互作用的可能性。

**(四)雷贝拉唑**

**1.理化性质**

化学名称:2-[[[4-(3-甲氧基丙氧基)-3-甲基-2-吡啶基]甲基]亚磺酰基]-1H-苯并咪唑钠。分子式:$C_{18}H_{20}N_3NaO_3S$,分子量:381.43。本品呈纯白色粉末状,无味,易溶于水、甲醇,可少量溶解于纯酒精和乙醚。

**2.药理作用**

(1)药效学:本品是一种新型的质子泵抑制剂,对基础胃酸和由刺激引起的大量胃酸分泌均有抑制作用。通过特异性抑制 $H^+$，$K^+$-ATP 酶,强烈抑制胃酸分泌,并使胃 pH 产生较大且持久的升高。其抗胃酸分泌活性与奥美拉唑相比,雷贝拉唑抑制 $H^+$，$K^+$-ATP酶作用更强,而且抑制可恢复,对血浆促胃液素水平影响较少,具有选择性强烈抑制幽门螺杆菌作用。本品无抗胆碱能及抗$H_2$组胺的特性。

(2)药动学:本品口服后 1 小时左右可在血中检出,达峰时间为$(2.83\pm1.56)$小时,消除相半衰期为$(2.17\pm1.05)$小时。雷贝拉唑钠在给药后 72 小时之内尿液中未检出原形药物,代谢产物羧酸化物及葡萄糖酸结合体经尿液排泄约占给药量的 30%。据国外文献报道:该药是经胃后在肠道内才开始被吸收的。在 20 mg 剂量组,血药浓度峰值是在用药后 3.5 小时达到的。在 $10\sim40$ mg 剂量范围内,血药浓度峰值和曲线下面积与剂量呈线性关系。口服 20 mg 剂量组的绝对生物利用度约为 52%。重复用药后生物利用度不升高。健康受试者的药物半衰期约为 1 小时(在$0.7\sim1.5$小时范围内),体内药物清除率为$(283\pm98)$mL/min。在慢性肝病患者体内,血药浓度的曲线下面积提高 $2\sim3$ 倍。雷贝拉唑钠的血浆蛋白结合率约为97%,主要的代谢产物为硫醚(M1)和羧酸(M6)。次要代谢物还有砜(M2)、乙基硫醚(M4)和硫醚氨酸(M5)。只有乙基代谢物(M3)具有少量抑制分泌的活性,但不存在于血浆中。该药 90%主要随尿液排出,其他代谢物随粪便排出。在需要血液透析的晚期稳定的肾衰竭患者体内$[$肌酐清除率$\leqslant5$ mL/(min $\cdot$ 1.73 $m^2$)$]$,雷贝拉唑钠的分布与在健康受试者体内的分布相似。本品用于老年患者时,药物清除率有所降低。当老年患者用雷贝拉唑钠一次 20 mg,一日1 次,连续用 7 天,出现血药浓度的曲线下面积加倍,浓度峰值相对于年轻健康受试者升高 60%。本品在体内无累积现象。

3.临床应用

(1)用于活动性十二指肠溃疡、良性活动性胃溃疡。

(2)用于减轻侵蚀性或溃疡性的胃食管反流病(GERD)症状及其维持期的治疗。

(3)与适当的抗生素合用可根治幽门螺杆菌。

(4)用于卓-艾综合征的治疗(国外资料)。

4.用法与用量

通常成人一日口服 1 次,一次 10 mg,根据病情也可一日口服 1 次,一次 20 mg。在一般情况下,胃溃疡、吻合口溃疡、反流性食管炎的给药以 8 周为限,十二指肠溃疡的给药以 6 周为限。

5.不良反应

本品耐受性良好,不良反应与其他质子泵抑制药相似。

(1)心血管系统:罕见心悸、心动过缓、胸痛。

(2)精神、神经系统:可见眩晕、四肢乏力、感觉迟钝,偶见头痛,罕见失眠、困倦、握持力低下、口齿不清、步态蹒跚。据国外资料个案报道,既往有肝性脑病的肝硬化患者用药后出现精神错乱、识辨力丧失和嗜睡。

(3)泌尿、生殖系统:偶见血尿素氮升高、蛋白尿。

(4)消化系统:可见口干、腹胀、腹痛,偶见恶心、呕吐、便秘、腹泻及丙氨酸氨基转移酶(ALT)、天门冬氨酸氨基转移酶(AST)、碱性磷酸酶(ALP)、$\gamma$-谷氨酰胺转移酶($\gamma$-GTP)、乳酸脱氢酶(LDH)、总胆红素、总胆固醇升高,罕见消化不良。

(5)血液系统:偶见红细胞、淋巴细胞减少、白细胞减少或增多、嗜酸性粒细胞、中性粒细胞增多,罕见溶血性贫血(出现此类状况时,应停药并采取适当措施)。

(6)其他:可见光敏性反应、皮疹、荨麻疹、瘙痒、水肿、休克、视力障碍、肌痛、鼻炎(出现此类状况时,应停药并采取适当措施)。此外,动物试验发现本品有致癌性。

6.注意事项

(1)对本品过敏者、哺乳期妇女、孕妇禁用。

(2)有药物过敏史的患者、肝功能障碍患者及高龄患者应慎用。

(3)使用本品时,有可能掩盖由胃癌引起的症状,故应在确诊无恶性肿瘤的前提下再进行给药。

(4)治疗时应密切观察其临床动态,根据病情将用量控制在治疗所需的最低限度内。

（5）服药时不要咀嚼或咬碎。

（6）对于小儿的安全性尚未确定，不推荐使用。

7.药物相互作用

（1）由于本品可升高胃内 pH，与地高辛合用时，会使地高辛的 AUC 和 $C_{max}$ 值分别增加 19％和 29％，故合用时应监测地高辛的浓度。

（2）本品与含氢氧化铝、氢氧化镁的制酸剂同时服用，或在服用制酸剂 1 小时后再服用本品时，本品的平均血药浓度和 AUC 分别下降 8％和 6％。

（3）本品可减少酮康唑、伊曲康唑的胃肠道吸收，使其疗效降低。

（4）本品对通过细胞色素 P4502C4 途径代谢的药物（如地西泮、茶碱、华法林、苯妥英等）没有影响。

**（五）埃索美拉唑**

1.理化性质

化学名称：双-S-5-甲氧基-2-Ⅱ（4-甲氧基-3.5 二氧基-2-吡啶基）-1H-苯并咪唑镁三水合物。分子式：$C_{34}H_{36}MgN_6O_6S_2 \cdot H_2O$，分子量：767.15。弱碱性，对酸不稳定。

2.药理作用

（1）药效学：本品为质子泵抑制剂，是奥美拉唑的 S-异构体，能在壁细胞泌酸管的高酸环境中浓集并转化为活性形式，特异性抑制该部位的 $H^+$，$K^+$-ATP 酶，从而抑制基础酸及刺激所致的胃酸分泌。人体试验证实 S 型异构体的抑酸作用为 R 型的 4 倍。原因在于 S 型异构体口服后的生物利用度较 R 型为高。

（2）药动学：本品口服后吸收迅速，1～2 小时血药浓度达高峰。一日 1 次重复给药后，绝对生物利用度为 89％，血浆蛋白结合率为 97％，本品通过肝脏细胞色素 P450 酶系代谢，埃索美拉唑的曲线下面积（AUC）值及血浓度峰值（$C_{max}$）随剂量增多而相应增高，且与剂量呈非线性正相关，剂量加倍时，AUC 值升高约 3 倍。埃索美拉唑仅有 73％经 CYP2C19 代谢,其内在清除率明显低于 R-异构体。埃索美拉唑 80％代谢物从尿液中排泄,其余经粪便排出,仅 1％以原形经肾脏排出。国外研究表明,老年患者、肾功能不全患者、轻、中度肝功能不全的患者 AUC 与正常人无显著差异,在这部分人群中使用时无须调整剂量。在重度肝功能不全(Child-Pugh 分级)患者中使用时则应酌情调整剂量。

3.临床应用

(1)胃食管反流病、糜烂性反流性食管炎的治疗;已经治愈的食管炎患者防止复发的长期维持治疗;胃食管反流病的症状控制。

(2)与适当的抗菌疗法联合用药根除幽门螺杆菌,并且愈合与幽门螺杆菌感染相关的十二指肠溃疡,以及防止与幽门螺杆菌相关的消化性溃疡复发。

4.用法与用量

(1)糜烂性反流性食管炎的治疗:一次 40 mg,一日 1 次,连服4 周。对于食管炎未治愈或持续有症状的患者建议再服药治疗4 周。

(2)已经治愈的食管炎患者防止复发的长期维持治疗:一次20 mg,一日 1 次。

(3)胃食管反流病的症状控制:无食管炎的患者:一次20 mg,一日 1 次,如果用药 4 周症状未获控制,应对患者做进一步的检查,一旦症状消除,随后的症状控制可采用即时疗法,即需要时口服,一次20 mg,一日 1 次。

(4)与适当的抗菌疗法联合用药根除幽门螺杆菌,并且愈合与幽门螺杆菌相关的十二指肠溃疡,以及预防与幽门螺杆菌相关的消化性溃疡复发:埃索美拉唑镁肠溶片 20 mg＋阿莫西林1 g＋克拉霉素 500 mg,一日 2 次,连用 7 天。

5.不良反应

在埃索美拉唑的临床试验中已确定或怀疑有下列不良反应,这些反应均无剂量相关性。常见不良反应有(＞1/100,＜1/10)头痛、腹痛、腹泻、腹胀、恶心、呕吐、便秘。少见不良反应有(＞1/1 000,

＜1/100）皮炎、瘙痒、荨麻疹、头昏、口干。罕见不良反应有（＞1/10 000，＜1/1 000）过敏性反应，如血管性水肿、肝转氨酶升高。

6.注意事项

（1）已知对埃索美拉唑、其他苯并咪唑类化合物或本品的任何其他成分过敏者禁用。

（2）当出现任何报警症状（如显著的非有意的体重下降、反复呕吐、吞咽困难、呕血或黑便），怀疑有胃溃疡或已患有胃溃疡时，应排除恶性肿瘤，因为使用埃索美拉唑肠溶片治疗可减轻恶性肿瘤的症状，避免延误诊断。

（3）肾功能损害的患者无须调整剂量，对于严重肾功能不全的患者，由于使用该药的经验有限，治疗时应慎重。

（4）轻到中度肝功能损害的患者无须调整剂量，对于严重肝功能损害的患者，应服用的埃索美拉唑镁肠溶片剂量为 20 mg。

（5）长期使用该药治疗的患者（特别是使用 1 年以上者）应定期进行监测。

（6）无妊娠期使用埃索美拉唑的临床资料可供参考，动物试验未显示埃索美拉唑对胚胎或胎儿发育有直接或间接的损害作用，用消旋混合物进行的动物试验未显示对妊娠、分娩或出生后发育有直接或间接的有害影响，但给妊娠期妇女使用埃索美拉唑时应慎重。尚不清楚埃索美拉唑是否会经乳汁排泄，也未在哺乳期妇女中进行过埃索美拉唑的研究，因此在哺乳期间不应使用埃索美拉唑镁肠溶片。

（7）尚无在儿童中使用埃索美拉唑的经验。

（8）老年患者无须调整剂量。

7.药物相互作用

（1）治疗期间若使用酮康唑和依曲康唑，此两种药物的吸收会降低。

（2）与经 CYP2C19 代谢的药物（如地西泮、西酞普兰、丙米嗪、氧米帕明、苯妥英钠等）合用时，这些药物的血浆浓度可被升高，可能需要降低剂量。

## 二、组胺 $H_2$ 受体阻断药

### (一)西咪替丁

#### 1.理化性质

化学名称:N'-甲基-N''-[2[[(5-甲基-1H-咪唑-4-基)甲基]硫代]乙基]-N-氰基胍。分子式:$C_{10}H_{16}N_6S$,分子量:252.34。片剂为白色片或加有着色剂的淡蓝色或浅绿色片,或为薄膜衣片,无臭,味苦,易溶于甲醇、热水和稀酸中,溶于乙醇,几乎不溶于水和氯仿,对湿、热稳定,但在过量盐酸中可逐渐分解;针剂为无色至淡黄色的透明液体。

#### 2.药理作用

(1)药效学:外源性或内源性的组胺作用于胃腺体壁细胞上的 $H_2$ 受体后,能刺激胃酸分泌。西咪替丁通过阻断组胺 $H_2$ 受体而发挥显著的抑制胃酸分泌的作用,使胃中酸度降低。西咪替丁既能明显抑制昼夜基础胃酸分泌,也能抑制由五肽促胃液素、组胺、胰岛素和试餐等刺激后胃酸分泌的容量和浓度;同时还具有轻度抑制胃蛋白酶分泌、保护胃黏膜细胞、增加胃黏膜血流量的作用;并可保护胃黏膜不受阿司匹林的损害;对各种化学性刺激引起的腐蚀性胃炎也有预防和保护作用。本品对心脏窦房结、子宫、回肠、支气管平滑肌、皮肤血管床、甲状旁腺和 T 淋巴细胞的 $H_2$ 受体也有一定的拮抗作用。由于西咪替丁有抗雄性激素作用,在治疗多毛症方面也有一定价值。本品还能减弱免疫抑制细胞的活性,增强免疫反应,从而阻止肿瘤转移和延长存活期。

(2)药动学:西咪替丁口服后 $60\%\sim70\%$ 由肠道迅速吸收,生物利用度约为 $70\%$,血药浓度达峰时间为 $45\sim90$ 分钟,年轻人较老年人更易吸收。血浆蛋白结合率低,为 $15\%\sim20\%$。服用 300 mg 平均峰浓度为 1.44 $\mu g/mL$,可抑制基础胃酸分泌降低 $50\%$ 达 $4\sim5$ 小时。本品广泛分布于全身组织(除脑以外),在肝脏内代谢,主要经肾脏排泄。24 小时后约 $48\%$ 的口服量以原形自肾脏排出,$10\%$ 可从粪便排出。本品可经血液透析清除。肾功能正常时半衰期为

2 小时,肌酐清除率在 20～50 mL/min,半衰期为 2.9 小时,当小于 20 mL/min 时为 3.7 小时,肾功能不全时为 5 小时。本品还可经胎盘转运和从乳汁排出。

(3)毒理学:对于大鼠、狗和小鼠,口服的半数致死量为 2～3 g/kg,静脉给药的半数致死量为 100～150 mg/kg,对狗的慢性毒性试验中,给药 54 mg/kg 后,一些动物显示出有肝脏和肾脏受损迹象。大鼠和狗的亚急性、慢性中毒性试验证明本品有轻度抗雄激素作用,可引起前列腺和精囊重量减少,出现乳汁分泌,但停药后消失。剂量水平为 150～950 mg/kg 的药物给予大鼠 12 个月后,各剂量组雄性大鼠的前列腺缩小,而且在高剂量组睾丸和精囊腺缩小;剂量水平为 41～54 mg/kg 的药物给予狗 12 个月之后,导致前列腺的重量减轻。西咪替丁无致突变、致癌、致畸胎作用,亦无依赖性和抗药性。

3.临床应用

(1)主要用于治疗胃酸过多引起的胃烧灼感、十二指肠溃疡、术后溃疡、良性胃溃疡、反流性食管炎、上消化道出血。

(2)西咪替丁是二氢睾酮的竞争性抑制剂,能减少皮脂分泌,用于治疗痤疮,还可治疗女性雄激素性多毛症。

(3)西咪替丁作为 $H_2$ 受体拮抗剂,可用于治疗麻疹、药疹、湿疹等多种皮肤病。

(4)用于治疗疱疹病毒感染所致的皮肤病,如水痘、单纯疱疹、带状疱疹等,都有明显疗效,特别是用于治疗带状疱疹,能显著缩短病程、减轻神经痛症状。

(5)西咪替丁是一种免疫调节剂,对于顽固性感染、恶性黑色素瘤及早期的皮肤 T 细胞淋巴瘤等均有一定疗效,对食管症状明显的系统性硬皮病也很有效。

(6)用于结肠癌、肾细胞癌的辅助治疗。

(7)其他:西咪替丁还可用于预防输血反应、治疗小儿秋季腹泻及治疗慢性溃疡性结肠炎等。

4.用法与用量

(1)口服,用于治疗胃酸过多导致的烧灼感症状时,一次 200～400 mg,一日 3～4 次,24 小时不超过 800 mg,于饭后及睡前各服 1 次;用于治疗消化性溃疡和反流性食管炎,成人一次300～600 mg,一日 1～2 次,于进餐时或餐后立即服用和睡前服用,儿童一日 20～40 mg/kg。维持疗法:一日 400 mg,睡前服用,当需控制疼痛时,可服用制酸药,但需间隔至少 1 小时。治疗时应按时服药,坚持全疗程,一般在进餐时和睡前服药效果较好。

(2)静脉间隔滴注:静脉给药可以是间断给药,200 mg 本品注射液稀释于 100 mL 葡萄糖注射液(5％)或其他可配伍静脉溶液中,滴注 15～20 分钟,每 4～6 小时重复 1 次。对于一些患者如有必要增加剂量,需增加给药次数,但一日不应超过 2 g 为准。

静脉连续滴注:也可以使用连续静脉滴注,通常正常的滴注速度在 24 小时内不应超过 75 mg/h。

静脉注射:200 mg 本品注射液应用 0.9％氯化钠溶液稀释至 20 mL,缓慢注射,注射时间不应短于2分钟,可间隔 3～6 小时重复使用。

(3)肌内注射的剂量通常为 200 mg,在 4～6 小时可重复给药。

5.不良反应

由于本品在体内分布广泛,药理作用复杂,故不良反应较多。

(1)消化系统反应。较常见的有腹泻、腹胀、口苦、口干、血清转氨酶轻度升高等,偶见严重肝炎、肝坏死、肝脂肪性变等。由于西咪替丁能进入乳汁,并能通过胎盘屏障,故哺乳期妇女和孕妇禁用,以避免婴儿及胎儿肝功能障碍。突然停药有可能引起慢性消化性溃疡穿孔,估计为停药后胃酸反跳增加所致。动物试验有应用西咪替丁致急性胰腺炎的报道,故不宜用于急性胰腺炎患者。

(2)泌尿系统反应。有报道本品能引起急性间质性肾炎,导致肾衰竭,但此种毒性反应是可逆的,停药后肾功能一般均可恢复正常。

(3)造血系统反应。本品对骨髓有一定的抑制作用,少数患者可发生可逆性中等程度的白细胞或粒细胞减少,也可出现血小板减少及自身免疫性溶血性贫血,其发生率为用药者的 0.02‰。

(4)中枢神经系统反应。本品可通过血-脑屏障,具有一定的神经毒性。主要表现为头晕、头痛、疲乏、嗜睡等较常见,少数患者可出现不安、感觉迟钝、语言含糊不清、出汗、局部抽搐或癫痫样发作,以及幻觉、妄想等症状,停药后 48 小时内能恢复。引起中毒症状的血药浓度多在2 μg/mL以上,而且多发生于老人,幼儿或肝、肾功能不全的患者,故宜慎用。在治疗酗酒者的胃肠道合并症时,可出现震颤性谵妄,酷似戒酒综合征。

(5)心血管系统反应。可有心动过缓或过速、面部潮红等。静脉注射时偶见血压骤降、房性期前收缩甚至心搏骤停等。

(6)内分泌系统和皮肤的反应。在长期用标准剂量治疗或应用大于常用剂量时(一日剂量>1.6 g),一些患者可引起男性乳房发育、女性溢乳、性欲减退、阳痿、精子计数减少等,停药后即可消失。西咪替丁可抑制皮脂分泌,诱发剥脱性皮炎、皮肤干燥、皮脂缺乏性皮炎、脱发、口腔溃疡等。皮疹、巨型荨麻疹、药物热等也有发生。

(7)过量服用本品可造成急性中毒,在动物毒性研究中可观察到中枢神经系统受到抑制、血压降低、心动过速、肝酶升高、肾功能异常。

6.注意事项

(1)口服 15 分钟内胃液隐血试验可出现假阳性,血液水杨酸浓度、血清肌酐、催乳素、氨基转移酶等浓度均可能升高,甲状旁腺激素浓度则可能降低。

(2)孕妇和哺乳期妇女禁用。

(3)用组胺 $H_2$ 受体拮抗剂治疗可能会掩盖与胃癌有关的症状。因此有可能耽误疾病的诊断。对于中老年患者,近期伴有消化道症状的改变,尤应引起注意。原则上,对怀疑患有胃溃疡的患者,用本品治疗前,应当排除恶性病变的可能性。本品治疗 8~12 周,内镜复查治愈的胃溃疡也非常重要。

(4)本品的神经毒性症状与中枢抗胆碱药所致者极为相似,且用拟胆碱药毒扁豆碱治疗可改善症状。故应避免本品与中枢抗胆碱药同时使用,以防加重中枢神经毒性反应。

(5)老年患者由于肾功能减退,对本品清除减少、减慢,可导致血药浓度升高,因此更易发生毒性反应,出现眩晕、谵妄等症状。

(6)本品对骨髓有一定的抑制作用,用药期间应注意检查血象。

(7)为避免肾毒性,用药期间应注意检查肾功能。

(8)下列情况应慎用:①严重心脏及呼吸系统疾病;②用于系统性红斑狼疮(SLE)患者时,西咪替丁的骨髓毒性可能增高;③器质性脑病;④幼儿或肝功能不全。

7.药物相互作用

(1)由于本品是抑制胃酸分泌,而硫糖铝需经胃酸水解后才发挥作用,所以二者合用可使硫糖铝的作用降低,故应避免同时服用。

(2)本品若与氢氧化铝、氢氧化镁等抗酸药或甲氧氯普胺合用时,西咪替丁的吸收可能减少,本品的血中药物浓度下降,故一般不提倡合用。如必须合用,两者应至少相隔1小时再服用。

(3)本品抑制细胞色素P450催化的氧化代谢途径,并能降低肝血流量,故它与其他药物合用时,本品可降低另一些药物的代谢,导致其药理活性或毒性增强。这些药物:①与苯二氮䓬类药物(地西泮、硝西泮等)长期合用,肝内代谢可被抑制,导致后者的血药浓度升高,加重镇静及其他中枢神经抑制作用,并有可能导致呼吸及循环衰竭。但是其中劳拉西泮、奥沙西泮、替马西泮似乎不受影响。②与普萘洛尔、美托洛尔、甲硝唑合用时,血药浓度可能增高。③与香豆素类抗凝血药合用时,凝血酶原时间可进一步延长,因此须密切注意病情变化,并调整抗凝血药用量。④与苯妥英钠或其他乙内酰脲类合用,可能使后者的血药浓度增高,导致苯妥英钠中毒,必须合用时,应在5天后测定苯妥英钠血药浓度以便调整剂量,并注意定期复查周围血常规。⑤与茶碱、咖啡因、氨茶碱等黄嘌呤类药合用时,肝代谢降低,可导致清除延缓,血药浓度升高,可能发生中毒反应。⑥本品可使维拉帕米的绝对生物利用度由26.3%±16.8%提高到49.3%±23.6%,由于维拉帕米可发生少见但很严重的不良反应,因此应引起注意。⑦本品可抑制奎尼丁代谢,患者同时服用地高辛和奎尼丁时,不宜再用本品。因为奎尼丁可将地高辛从其结合部位置换出来,结果奎尼丁和地高辛的血药浓度均升高。此时应对血药浓度进行监测。⑧与其他肝内代谢药如利多卡因及三环类抗抑郁药等合用时,均应慎用。

(4)西咪替丁与阿片类药物合用,有报道在慢性肾衰竭患者身上可产生呼吸抑制、精神错乱、定向力丧失等不良反应。对此类患者应减少阿片类制剂的用量。

(5)由于本品能使胃液 pH 升高,因此与四环素合用时,可使四环素溶解变慢,使其吸收减少,抗菌作用减弱;本品与阿司匹林合用,可使后者作用增强。

(6)西咪替丁有与氨基糖苷类抗生素类似的肌神经阻断作用,这种作用不被新斯的明所对抗,只能被氯化钙所对抗,因此,本品与氨基糖苷类抗生素合用时有可能导致呼吸抑制甚至呼吸停止。

(7)西咪替丁与酮康唑合用可干扰后者的吸收,降低其抗真菌的活性。

**(二)雷尼替丁**

**1.理化性质**

化学名称:N'-甲基-N-[2-[[[5-[(二甲氨基)甲基]-2-呋喃基]-甲基]硫代]乙基]-2-硝基-1,1-乙烯二胺盐酸盐。分子式:$C_{13}H_{22}N_4O_3S \cdot HCl$,分子量:350.87。盐酸盐为类白色至淡黄色结晶性粉末,味微苦,带涩,极易潮解,吸潮后颜色变深,易溶于水,可溶于甲醇,略溶于乙醇。

**2.药理作用**

(1)药效学:本品为 $H_2$ 受体拮抗剂,以呋喃环取代了西咪替丁的咪唑环,对 $H_2$ 受体具有更高的选择性,能显著抑制正常人和溃疡患者的基础和夜间胃酸分泌,以及五肽促胃液素、组胺和进餐引起的胃酸分泌,其抑制胃酸作用较西咪替丁强 5~12 倍。静脉注射本品可使胃酸分泌降低 90%;对胃蛋白酶原的分泌也有一定的抑制作用。对实验性胃黏膜损伤和急性溃疡具有保护作用。对促胃液素的分泌无影响。抗雄性激素作用很小,因而极少产生男性乳房发育。本品抑制肝药酶作用也不明显。

(2)药动学:雷尼替丁口服后自胃肠道吸收迅速,生物利用度约为50%,血药浓度达峰时间1~2小时,一次给药后作用时间可持续12小时,血浆蛋白结合率为15%±3%,有效血浓度为100 ng/mL,在体内分布广泛,且可通过血-脑脊液屏障,脑脊液药物浓度为血浓度的1/30~1/20。本品30%经肝脏代谢,其代谢产物有N-氧化物、S-氧化物和去甲基代谢物,50%以原形自肾脏随尿液排出。半衰期($t_{1/2}$)为2~3小时,与西咪替丁相似,肾功能不全时,半衰期相应延长。本品可经胎盘转运,乳汁内药物浓度高于血浆,但对肝脏微粒体药酶抑制作用不明显,很少影响其他药物代谢。

(3)毒理学:对于小鼠,口服雷尼替丁的半数致死量为1 440~1 750 mg/kg。连续口服5周的每天最大无毒剂量,大鼠(雄)为500 mg/kg,大鼠(雌)250 mg/kg,狗为40 mg/kg。连续26周的每天最大无毒剂量,大鼠为100 mg/kg,狗为40 mg/kg。小鼠口服100~200 mg/kg 114周,大鼠口服100~2 000 mg/kg,129周,均未见致癌作用。大鼠和家兔经口给予雷尼替丁(剂量达人口服用药剂量的160倍),对动物的生育力或胎仔未见明显影响。但目前尚无有关妊娠妇女的充分和严格控制的研究。鉴于动物生殖毒性试验不能完全预测人体的反应,只有在确实必要时,本品才可用于妊娠妇女。

3.临床应用

(1)用于消化性溃疡出血、吻合口溃疡出血、弥漫性胃黏膜病变出血、胃手术后预防再出血等。

(2)用于应激状态时并发的急性胃黏膜损害和阿司匹林引起的急性胃黏膜损伤;也常用于预防重症疾病(如严重创伤、脑出血等)应激状态下应激性溃疡大出血的发生。

(3)用于胃酸过多、反流性食管炎及卓-艾综合征等病的治疗,适用于很多对用西咪替丁治疗无效的消化性溃疡患者及不能耐受西咪替丁的患者。

(4)用于全身麻醉或大手术后以及衰弱昏迷患者,防止胃酸反流合并吸入性肺炎。

4.用法与用量

(1)片剂。治疗消化性溃疡,一日 2 次,一次 150 mg,早、晚饭时服,或 300 mg,睡前顿服,疗程 4～8 周,多数病例可于 4 周内收到良好效果,4 周溃疡愈合率为 46%,6 周为 66%,用药 8 周愈合率可达 97%,当需控制疼痛时,可服用制酸药,但需间隔至少 1 小时再服用;有慢性溃疡病复发史者,应在睡前给予维持量,长期(不少于半年)在晚上服用 150 mg,可避免溃疡愈合后复发。用于反流性食管炎的治疗,一日 2 次,一次 150 mg,共用 8 周。对卓-艾综合征,开始一日3次,一次 150 mg,必要时剂量可加至一日 900 mg。

(2)针剂。①成人,用于上消化道出血:一次 50 mg,稀释后缓慢静脉滴注(1～2 小时);用于术前给药:一次 50 mg,全身麻醉或大手术前 60～90 分钟缓慢静脉滴注 1～2 小时。②小儿,静脉滴注,一次 2～4 mg/kg,24 小时连续滴注。

5.不良反应

与西咪替丁相比,雷尼替丁不良反应发生相对较少,发生率低于 3%。

(1)消化系统:常见的有恶心、呕吐、便秘、腹泻、腹部不适、疼痛等,偶有胰腺炎的报道。本品还可引起 ALT 可逆性升高,停药后症状即消失,肝功能也恢复正常。偶有报道会导致肝炎,有上述症状应立即停用本品。这些不良反应通常是可逆的,但偶有致死的情况发生。罕有导致肝衰竭的报道。

(2)心血管系统:雷尼替丁的心血管系统不良反应发生率较低,主要表现为窦性心动过缓和房室传导阻滞。

(3)血液系统:本品对骨髓有一定的抑制作用,少数患者可发生血小板减少、白细胞减少症或粒细胞减少,这些变化通常是可逆的。偶有粒细胞缺乏症、全血细胞减少症(有时候伴有骨髓发育不全)、再生障碍性贫血症的报道。

(4)中枢神经系统:偶有头痛、眩晕、失眠、嗜睡。重症老年患者中偶出现可逆性精神错乱、兴奋、抑郁、幻觉,和偶有眼睛适应性调节变化导致的视觉混乱的报道。

(5)内分泌系统:偶有使用本品的男性患者出现乳房女性化、阳痿与性欲降低的状况。

(6)肌肉、骨骼系统:偶见关节痛和肌痛。

(7)其他:静脉注射时局部可有烧灼感与瘙痒感。偶有超敏反应(如支气管痉挛、发热、皮疹、多种红斑)、变态反应、血管神经水肿和血清肌酐的少量增加。偶有脱发、脉管炎、间质性肾炎及胃类癌的报道。

6.注意事项

(1)长期使用可持续降低胃液酸度,有利于细菌在胃内繁殖,从而使食物内硝酸盐还原为亚硝酸盐,形成 N-亚硝基化合物。

(2)本品可掩盖胃癌症状,用药前首先要排除癌性溃疡。

(3)严重肝、肾功能不全患者慎用,必须使用时应减少剂量和进行血药浓度监测;肝功能不全者偶见服药后出现定向力障碍、嗜睡、焦虑等精神状态。

(4)使用本品时,血清肌酐及转氨酶可轻度升高,容易干扰诊断,治疗后期可恢复到原来水平。

(5)本品可通过胎盘,并从母乳中排出,鉴于目前尚无有关妊娠妇女的充分和严格控制的研究,故孕妇及哺乳期妇女慎用,只有确实必要时才可用本品。8 岁以下儿童禁用。婴儿仅限于必要的病例才用。

(6)对本品有过敏史的患者应禁用。

(7)雷尼替丁可降低维生素 $B_{12}$ 的吸收,长期使用可致维生素 $B_{12}$ 缺乏。

7.药物相互作用

(1)本品能减少肝血流量,当与某些经肝代谢、受肝血流影响较大的药物合用时,如利多卡因、环孢素、地西泮、普萘洛尔等,可增加上述药物的血浓度,延长其作用时间和强度,有可能增加某些药物的毒性,值得注意。

(2)有报道与华法林合用可以降低或增加凝血酶原时间。

(3)与普鲁卡因合用,可使普鲁卡因胺的消除率降低。

(4)雷尼替丁减少胃酸分泌,可能导致三唑仑的生物利用度增加,二者之间这种相互作用的临床意义不明。

### (三)法莫替丁

#### 1.理化性质

化学名称:3-[[[2-[(二氨基亚甲基)氨基]-4-噻唑基]甲基]硫代]-N-氨磺酰丙脒。分子式:$C_8H_{15}N_7O_2S_3$,分子量为337.45。为白色或微黄色结晶性粉末,无臭味、略苦,对光敏感,易溶于稀醋酸,难溶于甲醇,极难溶于水和无水乙醇。

#### 2.药理作用

(1)药效学:法莫替丁是继西咪替丁和雷尼替丁之后出现的含有噻唑环及脒丙基的第三代 $H_2$ 受体拮抗剂,具有对 $H_2$ 受体亲和力高的特点,对胃酸的分泌有明显抑制作用,尤其对夜间胃酸分泌的抑制作用显著,也可抑制五肽促胃液素刺激的胃酸分泌,对基础胃酸分泌及各种刺激引起的胃酸及胃蛋白酶增加有抑制作用。口服20 mg法莫替丁对夜间 7 小时内胃酸及胃蛋白酶分泌量的抑制分别为 91.8%和 71.8%。其抑酸作用强度比西咪替丁大 30~100 倍,比雷尼替丁大 6~10 倍,维持时间较西咪替丁和雷尼替丁长约 30%,口服 20 mg 对胃酸分泌量的抑制作用能维持 12 小时以上。本品不改变胃排空速率,不干扰胰腺功能,对心血管系统和肾脏功能也无不良影响。本品长时间、大剂量治疗时不并发雄激素拮抗的不良反应,如男性乳房发育、阳痿、性欲缺乏及女性乳房胀痛、溢乳等,无致畸、致癌、抑制肝药酶和抑制雄性激素作用。

(2)药动学:法莫替丁口服后吸收迅速,2~4 小时血中药物浓度达峰值,血浆半衰期为 2.7~4.2 小时,生物利用度 30%~40%。口服 40 mg 可维持有效血药浓度约 12 小时。文献报道,大鼠口服或静脉注射[14]C-法莫替丁后放射性在消化道、肝脏、肾脏、腭下腺及胰腺中较高,但不透过胎盘屏障。主要以原形及代谢物(S-氧化物)自肾脏(80%)排泄,健康人对法莫替丁清除率为2.5~5.0 mL/min,比肌酐清除率多 2~3 倍。肾功能损害者对法莫替丁代谢有明显影响。肌酐清除率低于 30 mL/min，患者半衰期可延长至 10～12 小时，无尿者可达 18～27 小时。少部分经胆汁排泄，也可出现于乳汁中。本品对肝药酶的抑制作用较轻微。动物试验表明，应用较大剂量和长期应用本品未见有致畸、致癌或影响试验鼠生育功能的作用。

3.临床应用

本品口服主要用来治疗胃及十二指肠溃疡、手术后吻合口溃疡、反流性食管炎；口服或静脉注射用来治疗上消化道出血（由消化性溃疡、急性应激性溃疡，出血性胃炎等引起）和卓-艾综合征。静脉注射一次 20 mg，一日 2 次，上消化道出血的止血有效率达 91%，静脉给药止血后，口服一次 20 mg，一日 2 次，可较好地维持止血效果。

4.用法与用量

口服，一次 20 mg，一日 2 次（早餐后、晚餐后或临睡前），也可一日服 1 次，临睡前服 40 mg，4～6 周为 1 个疗程，溃疡愈合后维持量减半，肾功能不全者应调整剂量。静脉注射或滴注，一次 20 mg，溶于生理盐水或葡萄糖液 20 mL 中，缓慢静脉注射或静脉滴注，一日 2 次（间隔12 小时）。一旦病情许可，应迅速将静脉给药改为口服。

5.不良反应

法莫替丁不良反应较少，主要累及的系统为中枢神经系统，以及皮肤及其附件。中枢神经系统受损表现为头痛、头晕、躁狂、谵妄、抽搐、精神异常及锥体外系反应等。其他常见的不良反应有真菌过度生长、便秘、腹泻、口渴、恶心、呕吐，偶见皮疹、荨麻疹、白细胞减少、氨基转移酶升高等，罕见腹部胀满感、食欲缺乏及心率增加、血压上升、颜面潮红、月经不调等。

6.注意事项

（1）应排除胃癌后才能使用。

（2）孕妇、哺乳期妇女以及对本品过敏者禁用。高龄患者、儿童，以及肝、肾功能障碍者慎用。

7.药物相互作用

本品不与肝脏细胞色素 P450 酶作用，故不影响茶碱、苯妥英钠、华法林及地西泮等药物的代谢,也不影响普鲁卡因胺等的体内分布。但丙磺舒会抑制法莫替丁从肾小管的排泄。

### (四)尼扎替丁

**1.理化性质**

化学名称:N-[[[2-[(二氨基亚甲基)氨基]-4-噻唑基]甲基]硫基]-乙基]-甲基-2-硝基-1,1-乙烯二胺。分子式:$C_{12}H_{21}N_5O_2S_2$,分子量:331.45。为一种淡白色至浅黄色的晶体,可溶于水,味苦,略带硫磺气味。

**2.药理作用**

(1)药效学:尼扎替丁和组胺竞争与组胺 $H_2$ 受体相结合,可抑制其功能,特别是对胃壁细胞的 $H_2$ 受体作用显著,亦显著抑制食物、咖啡因、倍他唑和五肽促胃液素刺激的胃酸分泌。动物试验表明,本品对组胺、促胃液素和食物等刺激引起的胃酸分泌的抑制作用比西咪替丁强 8~9 倍,其抗溃疡作用比西咪替丁强 3~4 倍,而与雷尼替丁相似。临床研究证明,本品能显著抑制夜间胃酸分泌达12 小时,健康受试者一次口服本品 300 mg,抑制夜间胃酸分泌平均为 90%,10 小时后胃酸分泌仍然减少 52%。对胃蛋白酶、内因子分泌也有抑制作用,口服本品 75~300 mg 并不影响胃分泌物中胃蛋白酶的活性,胃蛋白酶总分泌量的减少与胃分泌物体积的减少成比例。但不影响促性腺激素、泌乳素、生长激素、抗利尿激素、皮质醇、三碘甲状腺原氨酸、甲状腺素、睾酮、5α-二氢睾酮、雄甾烯二酮或雌二醇的血清浓度。

(2)药动学:口服本品后,绝对生物利用度超过 90%,血浆蛋白结合率约为 35%,给药 150 mg 或 300 mg,血药峰浓度为 700~1 800 μg/L和 1 400~3 600 μg/L,血药浓度达峰时间为0.5~5.0 小时,给药后12 小时血药浓度低于 10 μg/L,半衰期为 1~2 小时。由于本品半衰期短,清除迅速,肾功能正常的个体一般不发生蓄积。本品口服剂量的 90% 以上在 12 小时内随尿液排泄,少于 6% 的剂量随粪便排泄,约 60% 的口服剂量以原形排泄。由于本品经肾小管主动分泌而排泄,中至重度肾功能障碍明显延长本品半衰期,并降低清除率。

3.临床应用

主要用于治疗胃酸过多引起的胃灼热感、十二指肠溃疡、良性胃溃疡、术后吻合口溃疡、上消化道出血、反流性食管炎,以及活动性溃疡愈合后进行预防等。

4.用法与用量

(1)活动性十二指肠溃疡:成人剂量为一次 300 mg,一日 1 次,睡前服,或一次 150 mg,一日 2 次。对内镜检查确诊的活动性十二指肠溃疡患者,用安慰剂作对照进行双盲实验,发现给予本品后溃疡愈合比安慰剂快,在第 4 周至少有 2/3 使用本品的患者溃疡已愈合,而使用安慰剂者仅占 1/3。

(2)愈合十二指肠溃疡的维持治疗:推荐的成人剂量为一次 150 mg,一日 1 次,睡前服。对复发性十二指肠溃疡患者进行多中心双盲研究,临睡前用本品 150 mg 可使十二指肠溃疡复发率明显降低,在最初 3 个月内本品与安慰剂组复发率分别为 13% 和 40%,在 6 个月内分别为 24% 和 57%,在 12 月内分别为 34% 和 64%,两组均有明显差异。

(3)胃食管反流病:推荐的成人剂量为一次 150 mg,一日 2 次。

(4)良性活动性胃溃疡:成人口服剂量为一日 300 mg,可睡前 1 次服,或一次 150 mg,一日 2 次。

5.不良反应

尼扎替丁不良反应少见,发生率约 2%。

(1)消化系统:主要有便秘、腹泻、口渴、恶心、呕吐等,一些患者有肝脏谷丙转氨酶、谷草转氨酶或碱性磷酸酶的升高,已有导致肝炎和黄疸的报道。

(2)神经系统:头晕、失眠、多梦、头痛等,偶有可逆性精神错乱病例报道。

(3)心血管系统:偶可发生短暂、无症状的室性心动过速。

(4)血液系统:尼扎替丁可导致贫血,重者发生致死性的血小板减少症,偶可导致血小板减少性紫癜、嗜酸性粒细胞增多。

(5)变态反应:表现为支气管痉挛、喉头水肿、皮疹和嗜酸性粒细胞增多症。

(6)皮肤:服用尼扎替丁可发生流汗和荨麻疹,偶有皮疹、剥脱性皮炎及血管炎。

(7)其他:罕见男性乳房发育、阳痿及高尿酸血症等。

6.注意事项

(1)尼扎替丁主要从肾脏排出,对中、重度肾功能不全者应减少剂量。

(2)妊娠妇女和儿童的安全性尚未明确,必须使用时应谨慎。对本品过敏者禁用。

(3)服用本品后尿胆素原测定可呈假阳性。

7.药物相互作用

与茶碱、甲氧心安、苯妥英钠、地西泮、利多卡因和华法林之间的无互相作用。

**(五)罗沙替丁**

1.理化性质

化学名称:2-(乙酰氧基)-N-[3-[3-(1-吡啶基甲基)苯氧基]丙基]乙酰胺。分子式:$C_{19}H_{28}N_2O_4 \cdot HCl$,分子量:384.90。

2.药理作用

(1)药效学:罗沙替丁为选择性 $H_2$ 受体拮抗剂,对由组胺、五肽促胃液素及卡巴胆碱引起的胃酸分泌有抑制作用,其抗胃酸分泌作用为西咪替丁的3～6倍、雷尼替丁的2倍。本品显著及呈剂量依赖性地抑制胃酸分泌。本品还显著减少消化性溃疡患者的胃蛋白酶总量,而对血清中胃蛋白酶原Ⅰ和促胃液素水平无明显影响。与西咪替丁、雷尼替丁和法莫替丁不同,本品对药物所致大鼠的胃黏膜损伤有预防作用。因此,对这种试验模型具有黏膜保护作用。罗沙替丁对下丘脑-垂体-性腺或下丘脑-肾上腺功能无显著影响,因此它没有抗雄激素活性。与西咪替丁相反,本品对肝脏混合功能氧化酶系统无显著影响,所以它不干扰经肝脏代谢药物的清除。

(2)药动学:罗沙替丁醋酸酯口服后吸收迅速、完全(>95%),

并通过酯解作用脱乙酰基,迅速转化为活性代谢物罗沙替丁。健康人口服 75 mg,血药浓度达峰时间为 3 小时,健康人的半衰期为 4～8 小时。本品主要在血浆和尿液中代谢,主要代谢物为罗沙替丁,从尿液中回收总的放射性活性物质大约占给药量的 96%,罗沙替丁约占其中 55%,尿液中没有罗沙替丁醋酸酯。食物和抗酸剂几乎不影响本品的药动学。

3.临床应用

本品主要用于治疗胃溃疡、十二指肠溃疡、吻合口溃疡、卓-艾综合征、反流性食管炎等,也可用于麻醉前给药防止吸入性肺炎等。

4.用法与用量

口服,治疗胃溃疡、十二指肠溃疡、吻合口溃疡、卓-艾综合征及反流性食管炎时,通常成人一次75 mg,一日 2 次,早餐后及睡前服用,可按年龄和症状适当增减。麻醉前给药,通常成人于手术前1 天临睡前及手术诱导麻醉前 2 小时各服 75 mg。肝、肾功能不全患者应适当调整剂量。

5.不良反应

罗沙替丁不良反应发生率约为 1.7%。偶见过敏性皮疹、瘙痒感、嗜酸性粒细胞增多、白细胞减少、便秘、腹泻、恶心、腹部胀满感、谷草转氨酶和谷丙转氨酶升高、嗜睡、罕见失眠、头痛、倦怠感、血压上升。

6.注意事项

(1)有药物过敏史者及肝、肾功能不全者慎用。

(2)用药前诊断未明确者不宜应用,因本品可能掩盖胃癌的症状。

(3)哺乳妇女给药时应停止哺乳,对孕妇及小儿的安全性尚未确定。

(4)应注意对肝、肾功能及血常规的检测。

## (六)拉呋替丁

1.理化性质

化学名称:(Z)-2-[(2-呋喃甲基)亚硫酰]-N-[4-[[4-(1-哌啶甲

基)-2-吡啶基]氧基]-2-丁烯基]乙酰胺。分子式：$C_{22}H_{29}N_3O_4S$，分子量：431.56。拉呋替丁属于手性药物，易溶于二甲基甲酰胺和冰醋酸，稍溶于甲醇，微溶于无水乙醚，几乎不溶于水。

2.药理作用

(1)药效学：本品为 $H_2$ 受体拮抗剂，其对 $H_2$ 受体的阻断能力分别是法莫替丁和西咪替丁的 1.9 倍和 85.5 倍。拉呋替丁可减少胃酸的基础分泌量，抑制组胺、促胃液素、乌拉坦刺激的胃酸分泌。拉呋替丁抑制大鼠胃酸分泌的作用分别是法莫替丁的 0.1 倍，西咪替丁的 2.3 倍。拉呋替丁抑制胃酸分泌作用虽比法莫替丁弱，但抑制组胺、四肽促胃液素和乌拉胆碱等刺激胃酸分泌的作用较法莫替丁和西咪替丁的作用持续时间长。本品还有另一个药理作用即很强的黏膜保护作用，所以在低于抗胃酸分泌剂量下就可产生抗溃疡活性，而西咪替丁和法莫替丁只有在高于抗胃酸分泌剂量下才能发挥抗溃疡活性，动物实验中，拉呋替丁在低于抗胃酸分泌剂量下就可产生抑制溃疡作用，而西咪替丁和法莫替丁只有在高于抗分泌剂量下才能发挥抗溃疡活性。拉呋替丁可使胃黏膜损伤加速愈合，包括恢复变薄的胃黏膜厚度和减少的胃壁细胞数量，而西咪替丁和法莫替丁在产生相同程度的抗胃酸分泌作用的同时没有这些生物形态学作用。本品还能刺激黏液增生，产生前列腺素、一氧化氮和表皮生长因子。除此之外，拉呋替丁还能抑制胃再生黏膜炎性细胞浸润。

(2)药动学：大鼠胃、十二指肠襻、空肠襻、回肠及结肠襻内灌注[14]C-拉呋替丁的研究结果表明：小肠是拉呋替丁主要吸收部位。大鼠[14]C-拉呋替丁 10 mg/kg 灌胃的吸收率为 90.3%，1.2 小时血中药物浓度达峰值，峰浓度为 1.09 mg/L，半衰期为 4.4 小时。药物吸收后迅速分布到体内各组织，给药后 0.5 小时放射活性除胃、小肠、膀胱及尿道外，肝脏的浓度最高，其次为肾、胰腺、脾和肺，给药后 120 小时组织药物浓度仅为最高浓度时的 1/10。大鼠、狗和人体外的血浆蛋白结合率分别是 61%～62%、67%～70% 和 88%～89%。药物自尿液和粪便排泄率分别是给药量的 33%（0～168 小时）和

68％(0~168 小时)。胆汁排泄率是给药量的 53％(0~48 小时),其中部分进入肝肠循环。放射自显影显示:拉呋替丁几乎不进入血-脑屏障和胎儿体内,给药 1 小时后,乳汁放射浓度约为血浆的 1/2,4 小时后在检出界值以下。拉呋替丁主要经粪便排泄,自人尿液排泄率为 20％(原药及代谢物)。高龄者及肾功能低下者血浆浓度及尿液排泄率同健康成人的差别无显著意义。

(3)毒理学:小鼠拉呋替丁灌胃的 $LD_{50}$ 值,雄鼠为 1034 mg/kg,雌鼠为 2 000 mg/kg;静脉给药 $LD_{50}$ 值,雄鼠为 47.9 mg/kg,雌鼠为 55.7 mg/kg。SD 雄性大鼠灌胃的 $LD_{50}$ 值为 1934 mg/kg,雌鼠为 1240 mg/kg;静脉途径给药,雄鼠为 84 mg/kg,雌鼠为 91.6 mg/kg。雌雄大鼠和小鼠经口给药和静脉给药的死亡鼠剖检可见肺内出血,存活鼠未见异常表现。Beagle 犬的致死量约为 400 mg/kg。经微生物回复突变试验、小鼠微核试验和哺乳动物培养细胞染色体畸变试验研究表明拉呋替丁体内外试验均无致突变作用。

3.临床应用

胃溃疡、十二指肠溃疡及吻合部溃疡、急性胃炎、慢性胃炎急性期。

4.用法与用量

口服,成人一次 10 mg,一日 2 次。麻醉前给药,通常成人在手术前日睡前及手术当日麻醉前 2 小时分别口服 10 mg。

5.不良反应

本品安全性较好,不良反应发生率约为 2.5％。主要的不良反应为便秘、腹泻等消化系统症状及头痛等。部分患者可出现 AST、ALT、γ-谷氨酰转肽酶(γ-GTP)升高等肝功能异常和白细胞数增加等检查值异常。偶见休克、变态反应、全血细胞减少、再生障碍性贫血、血小板减少、间质性肾炎、房室传导阻滞和不全收缩等。

### 三、胆碱受体阻断药

#### (一)哌仑西平

1.理化性质

化学名称:5,11-二氢-11-[(4-甲基-1-哌嗪基)乙酰]-6H-吡啶并

(2,3-b)[1,4]苯并二氮䓬-6-酮,分子量:424.4。本品为白色结晶粉末,无臭,味苦;易溶于水、甲酸,难溶于甲醇,极易溶于无水乙醇,熔点约243 ℃(分解)。

2.药理作用

(1)药效学:由于哌仑西平的 $M_1$ 受体高选择性,其与 $M_1$ 受体的亲和力较 $M_2$ 受体的亲和力高 5 倍,较 $M_3$ 受体的亲和力高 20 倍,它能较多地结合在胃壁细胞的胆碱 $M_1$ 受体,而很少与平滑肌、心肌和唾液腺的胆碱 $M_2$ 受体结合,因此治疗剂量的哌仑西平仅抑制胃酸分泌,很少出现抗胆碱药物影响瞳孔、胃肠平滑肌、心脏、唾液腺和膀胱肌的不良反应,大剂量应用时可抑制胃肠平滑肌收缩和引起心动过速。抑制胃酸的程度与剂量有关。50 mg 哌仑西平可使胃酸分泌减少 32%,治疗剂量的哌仑西平可抑制正常人基础胃酸分泌量(BAO)的 53%～62%,十二指肠溃疡患者 BAO 的 75.7%,胃溃疡患者 BAO 的 70%。也可使胃酸最大分泌量(MAO)下降,还可抑制五肽促胃液素刺激引起的胃酸分泌。哌仑西平可降低胃蛋白酶、胰淀粉酶、胰蛋白酶、糜蛋白酶、脂酶、胰多肽、降钙素等的分泌。故哌仑西平对胃液的 pH 影响不大,主要是胃液(含胃蛋白酶)的分泌量减少,从而使胃酸减少。

(2)药动学:哌仑西平口服吸收不完全,有效生物利用度 25%。本品不能通过血-脑屏障,故无中枢作用。食物对吸收有影响,餐前服用药物血浆水平较高。药物除脑和胚胎组织外,广泛分布于全身,尤以肝、肾浓度最高,其次为脾、肺、心、皮肤、肌肉和血浆。药物在体内仅少数被代谢为甲基化合物,80%以原形通过肾脏和胆汁排出。口服量的 4%～8%自尿液排出,91%随粪便排出。口服血浆达峰时间在 2～3 小时,口服血浆半衰期为 10～12 小时。停药 3～4 天可全部排出体外,无药物蓄积性。

3.临床应用

哌仑西平主要适用于胃及十二指肠溃疡,有效率为 50%～80%,疼痛缓解率达 44%～60%,与 $H_2$ 受体阻滞剂西咪替丁合用可增强抑制胃酸的效果。亦可用于应激性溃疡、急性胃黏膜出血等的防治。

4.用法与用量

口服，一次 50 mg，一日 2 次，严重者一日 3 次。疗程为 4～6 周，必要时可连续服用 3 个月。溃疡愈合后可给予哌仑西平维持治疗，剂量为一日 50 mg，可明显减少溃疡复发率。

5.不良反应

最常见的不良反应是口干和视物模糊，口服一日 150 mg 引起口干发生率为 16.7%，视物模糊发生率 5.6%，因此而停药的约占 1%。少见的不良反应还有腹泻或便秘、头痛、神经错乱等。通常停药后症状即消失。

6.注意事项

妊娠期妇女禁用本品。用药超量中毒者无特异解毒药，仅做对症处理。

7.药物相互作用

与 $H_2$ 受体阻断剂合用可增强抑制胃酸的效果。

# 第二节　胃黏膜保护药

## 一、胶体铋剂

### (一)胶体果胶铋

1.理化性质

胶体果胶铋，是一种果胶与铋生成的组成不定的复合物。其为三价铋的复合物，无固定结构。分子式：$[KBiC_{12}H_{10}O_8(OH)_6]_n$。黄色粉末或颗粒。

2.药理作用

(1)药效学：本品是一种新型的胶体铋制剂，通过应用生物大分子果胶酸代替现有铋制剂中的小分子酸根(如碳酸根、硝酸根及枸橼酸根等)，从而增强了本品的胶体特性，使其在酸性介质中能形成高黏度溶胶。该溶胶与溃疡面及炎症表面有强的亲和力,可在胃黏膜表面形成一层牢固的保护膜,增强胃黏膜的屏障作用,故对消化性溃疡和慢性胃炎有较好的治疗作用。有研究表明,与其他胶体铋制剂比较,本品的胶体特性好,特性黏数为胶体碱式枸橼酸铋钾的 7.4 倍,此外,本品对受损黏膜具有高度选择性,胶体碱式枸橼酸铋钾在受损组织中的铋浓度为正常组织中的 3.1 倍,而本品为 4.34 倍。

另外,本品可沉积于幽门螺杆菌的细胞壁,使菌体内出现不同程度的空泡,导致细胞壁破裂,并抑制细菌酶的活性,干扰细菌的代谢,使细菌对人体的正常防御功能变得更敏感,从而起到杀灭幽门螺杆菌、提高消化性溃疡的愈合率和降低复发率的作用。

此外,本品还可刺激胃肠黏膜上皮细胞分泌黏液,促进上皮细胞的自身修复,以及直接刺激前列腺素和表皮生长因子的产生,使溃疡面和糜烂面快速愈合而止血。另有文献报道,果胶本身也有止血作用。

(2)药动学:本品口服后在肠道内吸收甚微,血药浓度和尿中药物浓度极低,绝大部分药物随粪便排出体外。

3.临床应用

(1)用于消化性溃疡(特别是幽门螺杆菌相关性溃疡)。

(2)治疗慢性浅表性胃炎、慢性萎缩性胃炎及消化道出血。

4.用法与用量

(1)消化性溃疡和慢性胃炎:一次 150 mg,一日 4 次,分别于 3 餐前 1 小时及临睡时服用。疗程一般为 4 周。

(2)并发消化道出血:将日服剂量 1 次服用。方法:将胶囊内药物取出,用水冲开搅匀后服用。

5.不良反应

按常规剂量服用本品无肝、肾、神经系统等不良反应,偶见恶心、便秘等消化道症状。

6.注意事项

(1)服药期间若出现黑褐色、无光泽大便,但无其他不适,为正常现象。停药 1～2 天粪便色泽可转为正常。

（2）服用本品期间不得服用其他铋制剂，且本品不宜大剂量长期服用。

（3）若大剂量长期服用本品，会出现铋中毒现象，表现为皮肤变为黑褐色，此时需立即停药并作适当处理。

（4）孕妇禁用。哺乳期妇女应用本品时应暂停哺乳。

（5）对本品过敏者及严重肾功能不全者禁用。

7.药物相互作用

（1）与强力制酸药及 $H_2$ 受体阻滞药同时服用，会降低本品疗效。

（2）饮用牛奶时服用本品，会降低本品疗效。

**（二）复方铝酸铋**

1.理化性质

铝酸铋、甘草浸膏、碳酸镁、碳酸氢钠、弗朗鼠李皮及茴香果实的复合物。片剂：每片含铝酸铋200 mg、甘草浸膏 300 mg、碳酸镁400 mg、碳酸氢钠200 mg、弗朗鼠李皮 25 mg、茴香果实10 mg。颗粒剂：每袋 1.3 g，含铝酸铋 200 mg、甘草浸膏 300 mg、碳酸镁400 mg、碳酸氢钠200 mg、弗朗鼠李皮 25 mg、茴香果实 10 mg。胶囊剂：每粒含铝酸铋 66.7 mg、甘草浸膏粉100 mg、重质碳酸镁133.3 mg、碳酸氢钠66.7 mg、弗朗鼠李皮 8.3 mg、茴香果实 3.3 mg。本品为黄褐色或浅黄褐色片或颗粒。

2.药理作用

（1）药效学：本品为抗消化性溃疡药，内含的主要成分为铝酸铋，口服后可在溃疡表面形成一层保护性的铋钛复合物膜，碳酸氢钠和碳酸镁可中和部分胃酸，从而防止胃酸和胃蛋白酶对胃黏膜的侵蚀和破坏，促进黏膜再生和溃疡的愈合。甘草浸膏、弗朗鼠李皮、茴香果实分别具有消炎、解痉、止痛和驱风等作用，可以消除便秘和缓解胃肠胀气，增强胃及十二指肠黏膜屏障的保护作用。

动物试验表明，本品能显著减轻大鼠实验性胃炎的发生，对大鼠应激性和幽门结扎性胃溃疡有明显的防治作用，但对调节胃液分泌没有明显影响。

(2)药动学:本品口服后在胃黏膜及溃疡表面形成保护膜,不被胃肠道吸收,通过肠道排出体外。

3.临床应用

(1)用于胃及十二指肠溃疡。

(2)治疗慢性浅表性胃炎、十二指肠球部炎。

(3)缓解胃酸过多引起的胃痛、胃灼热感、反酸及功能性消化不良等症状。

4.用法与用量

(1)片剂。一次1~2片,一日3次,饭后嚼碎服用或将药片压碎后用温开水送服,疗程1~3个月。以后可以减量维持,防止复发。

(2)颗粒。一次1~2袋,一日3次,饭后用温开水送服,疗程1~2个月。

(3)胶囊。一次3~6片,一日3次,饭后用温开水送服。

5.不良反应

本品不良反应较少,偶见便秘、稀便、口干、失眠、恶心、腹泻等症状,停药后可自行消失。

6.注意事项

(1)用药不可间断,服药后10天左右,自觉症状可见减轻或消失,但这只说明病情的好转,并不表示已经痊愈,仍应按上述继续用药,直到完成1个疗程。病愈后,为避免复发,可将剂量减至一日1~2片,在主餐后服用。

(2)服用本品时,一般不需禁忌任何食品,但如有严重胃病者,应禁忌饮酒,少食煎炸油腻食品。

(3)服药期间,粪便呈黑色属正常现象;如呈稀便时,可减量服用。

(4)不宜长期服用,以防发生铋性脑病。

(5)孕妇、哺乳期妇女、对本品过敏者及肾功能不全者禁用。

7.药物相互作用

(1)本品能干扰四环素类药物的吸收,两者应避免合用。

(2)本品不能与抗酸药同时服用,如需合用,应至少间隔半小时。

(3)本品与能较强络合多价金属离子的喹诺酮类药物(如诺氟沙星、环丙沙星等)合用时,两者的活性均可降低,故应间隔 2～3 小时使用。

(4)本品治疗期间,应避免饮酒。

(5)本品不能与牛奶同服,如需合用,应至少间隔半小时。

**(三)枸橼酸铋钾**

**1.理化性质**

片剂:300 mg：110 mg(以铋计);颗粒剂:1 g：110 mg(以铋计);胶囊剂:300 mg：110 mg(以铋计)。本品为白色片、颗粒或粉末。

**2.药理作用**

(1)药效学。本品为抗溃疡药,作用方式独特,既不中和胃酸,也不抑制胃酸分泌,而通过以下几个方面起作用:①在胃液 pH 条件下,本品可在溃疡表面或溃疡基底肉芽组织形成一种坚固的氧化铋胶体沉淀,形成保护性薄膜,从而隔绝胃酸、酶及食物对溃疡黏膜的侵蚀作用,促进溃疡组织的修复和愈合。体外实验证明,本品在酸性条件下能与蛋白质及氨基酸发生络合作用而凝结,而溃疡部位的氨基酸残基较正常黏膜丰富得多,因此本品更易沉积在溃疡黏膜上。②抗胃蛋白酶作用,本品能与胃蛋白酶发生络合而使其失活。③改变胃黏液成分,促进碳酸氢盐和黏液分泌,防止黏液糖蛋白被分解,增强胃黏膜屏障功能。④防止氢离子逆弥散。⑤刺激内源性前列腺素的释放,提高胃及十二指肠黏膜中前列腺素 $E_2$ 浓度,并使唾液腺分泌的上皮生长因子富集于溃疡部位并保护其不受胃酸灭活,从而起到保护胃黏膜、促进溃疡组织修复和愈合的作用。⑥改善胃黏膜血流,杀灭幽门螺杆菌,延缓幽门螺杆菌对抗菌药耐药性的产生,这对治疗消化性溃疡和胃炎均有益。

临床研究和应用证明本品对治疗胃、十二指肠溃疡,促进溃疡的愈合有较好的效果;对西咪替丁耐药的患者,使用本品治疗仍有80%以上的愈合率。

(2)药动学：本品在胃中形成不溶性的胶体沉淀,很难被消化道吸收,仅有少量铋可被吸收。吸收入体内的铋约 4 周后达稳态浓度。本品血药浓度与给药剂量有关,动物试验证明,以常规剂量给药,稳态血铋浓度在 $5\sim14\ \mu g/L$。痕量的铋吸收后主要分布在肝、肾及其他组织中,以肾脏分布居多,且主要经肾脏排泄,清除率约为 $50\ mL/min$。血液和尿液中铋的排泄过程符合三室模型。本品未吸收部分经粪便排出体外,半衰期为 $5\sim11$ 天。

3.临床应用

(1)用于胃、十二指肠溃疡及慢性胃炎。

(2)缓解胃酸过多引起的胃痛、胃灼热感及反酸等。

4.用法与用量

口服,一次 $0.3\ g$,一日 4 次。餐前半小时及睡前服用。用于胃、十二指肠溃疡及慢性胃炎时,$4\sim8$ 周为 1 个疗程,然后停药 $4\sim8$ 周,如有必要可再继续服用 $4\sim8$ 周。

5.不良反应

(1)神经系统：少数患者可有轻微头痛、头晕、失眠等,但可耐受。当血铋浓度 $>0.1\ \mu g/mL$ 时,有发生神经毒性危险,可能导致铋性脑病,但目前尚未发现服用本品的患者血铋浓度超过 $0.05\ \mu g/mL$ 者。

(2)消化系统：服用本品期间,口中可能带有氨味,且舌、粪便可被染成黑色,易与黑便症相混淆;个别患者服用时可出现恶心、呕吐、便秘、食欲减退、腹泻等消化道症状。以上表现停药后均可消失。

(3)泌尿系统：本品长期大剂量服用可能引起肾脏毒性,导致可逆性肾衰竭。

(4)骨骼肌肉：骨骼的不良反应常发生在不同的部位,与骨内铋的浓度过高有关。较常见的是与铋性脑病相关的骨性关节炎,常以单侧或双侧肩疼痛为先兆症状。

(5)其他：个别患者可出现皮疹。

6.注意事项

(1)服药期间不得服用其他含铋制剂。

临床药学与药物管理

（2）正处于急性胃黏膜病变时的患者，不推荐使用本品。

（3）服药前后半小时需禁食，不得饮用牛奶、服用其他饮料和药物，否则会干扰本品治疗溃疡的作用。

（4）本品与阿莫西林或甲硝唑或奥美拉唑联合应用时，可增加对 Hp 根除率。

（5）不宜大剂量长期服用，连续用药不宜超过 2 个月，以防发生铋性脑病。

（6）孕妇、哺乳期妇女、对本品过敏者及肾功能不全者禁用。

7.药物相互作用

（1）本品能干扰四环素类药物的吸收，两者应避免合用。

（2）制酸药可干扰本品的作用，不宜同时进服。

**（四）枸橼酸铋钾-克拉霉素-替硝唑**

1.理化性质

片剂：本品含白色、黄色、绿色片。白片（枸橼酸铋钾，以铋计）110 mg，黄片（克拉霉素）250 mg，绿片（替硝唑）500 mg。

2.药理作用

本品中的枸橼酸铋钾在胃酸作用下迅速崩解而形成微小的胶态物质，与溃疡面的蛋白质密切结合并形成致密、均匀的保护膜，阻止胃酸和胃蛋白酶对溃疡面的侵蚀，促进内源性前列腺素的生成、上皮细胞的再生，加速溃疡组织的自身修复，此外还有较强的杀灭幽门螺杆菌的作用。替硝唑为 5-硝基咪唑类抗菌药，对厌氧菌和幽门螺杆菌都有杀灭作用。克拉霉素是大环内酯类抗生素，对幽门螺杆菌也有较强的杀灭作用。

3.临床应用

（1）用于十二指肠溃疡、胃溃疡（伴幽门螺杆菌感染者），尤其是复发性和难治性溃疡。

（2）用于慢性胃炎（伴幽门螺杆菌感染者），尤其是其他药物治疗无效且症状较重者。

4.用法与用量

口服，枸橼酸铋钾片（白片）：一日 2 次，一次 2 片，早、晚餐前半

· 126 ·

小时空腹服用;克拉霉素片(黄片):一日2次,一次1片,早、晚餐后服用;替硝唑片(绿片):一日2次,一次1片,早、晚餐后服用。疗程为1周,根据病情,必要时可加服1个疗程。

**5.不良反应**

本品不良反应症状轻微,停药后可自行消失。

(1)消化系统:主要有口内金属味、恶心、呕吐、便秘、腹泻等。

(2)中枢神经系统:可出现头晕、头痛、失眠、乏力。

(3)泌尿系统:可出现尿色变深。

(4)皮肤:可出现皮疹等变态反应症状。

**6.注意事项**

(1)服药期间,粪便呈黑色属正常现象;如呈稀便时,可减量服用。

(2)孕妇、哺乳期妇女、对本品过敏者及肝、肾功能不全者禁用。

**7.药物相互作用**

(1)本品中的克拉霉素可增加卡马西平的血药浓度,联用时应调整后者的用量。

(2)曾有报道,克拉霉素可能改变特非那定的代谢,使其浓度增加而偶致心律失常。

(3)本品治疗期间,应避免饮酒,以免影响疗效。

(4)本品不能与牛奶或碳酸类饮料同服,如需合用,应至少间隔半小时。

**(五)碱式碳酸铋**

**1.理化性质**

本品为一种组成不定的碱式盐。按干燥品计算,含铋(Bi)应为80.0%~82.5%。分子式:$CBi_2O_5$,分子量:509.9688。本品为白色或微带淡黄色的粉末,无臭,无味,遇光即缓慢变质。

**2.药理作用**

(1)药效学:本品为中和胃酸及收敛药,有中和胃酸及收敛止泻作用。可通过吸附肠道内毒素、细菌、梅毒,并在胃肠黏膜创面形成一层薄的保护膜,在毒素与黏膜细胞结合之前将其阻止在肠腔内,从而起到保护胃肠黏膜及收敛作用。同时,本品可与肠腔内异常发酵所产生的 $H_2S$ 相结合,抑制肠蠕动,起到止泻作用。此外,本品渗透入胃黏液还能杀灭居于其中的幽门螺杆菌。

(2)药动学;本品口服仅微量吸收,随粪便排出。

3.临床应用

(1)用于缓解胃肠功能不全及吸收不良引起的腹泻、腹胀等症状。

(2)缓解胃酸过多引起的胃痛、胃灼热感、反酸等症状,亦可用于慢性胃炎。

(3)与抗生素合用可治疗与幽门螺杆菌感染有关的消化性溃疡。

(4)本品糊剂可用于轻度烧伤、溃疡及湿疹等。

4.用法与用量

口服:一次 $0.3\sim0.6\ \mathrm{g}$,饭前服用;外用:涂患处。

5.不良反应

(1)用药期间舌苔和大便可呈黑色。

(2)中和胃酸时所产生的二氧化碳可能引起嗳气和继发性胃酸分泌增加,以及引起严重胃溃疡者的溃疡穿孔。

(3)偶可引起可逆性精神失常。

(4)大量及长期服用,可致便秘和碱血症。

6.注意事项

(1)一般应用本品不宜超过 2 天。

(2)由细菌感染所致的肠炎,宜先控制感染后再用本品。

(3)孕妇、对本品过敏者及肾功能不全者禁用,3 岁以下儿童禁用或慎用。

7.药物相互作用

(1)本品可减低乳酸杆菌活力,减低乳酶生的疗效,两者应避免合用。

(2)本品可使地高辛的口服吸收减少。

(3)与四环素、土霉素、环丙沙星、诺氟沙星等口服抗生素合用，可因螯合作用而减少后者的吸收，并减少其抗菌活性，应避免同时服用。

(4)本品不能与牛奶同服，如需合用，应至少间隔半小时。

(5)抗酸剂可减弱本品疗效，不能同时服用。

**(六)碱式硝酸铋**

1.理化性质

本品为一种组成不定的碱式盐。按干燥品计算，含氧化铋（$Bi_2O_3$）不得少于79%。分子式：$Bi_5O(OH)_9(NO_3)_4$，分子量：1461.99。本品为白色片状。

2.药理作用

(1)药效学：本品为不定的碱式盐，作用与碱式碳酸铋相似，有中和胃酸和收敛止泻的作用，其收敛作用较其他铋盐强，而抗酸及黏膜保护作用较弱。其中铋盐能与肠内异常发酵所产生的硫化氢结合，在肠黏膜上形成不溶性硫化铋，使肠蠕动减慢；同时，本品不溶于水，可在胃黏膜创面形成一层保护膜，减轻食物等对胃肠黏膜的刺激；此外，铋盐尚有抑菌作用。临床试验表明，本品治疗胃肠炎时效力较碱式碳酸铋弱，治疗阿米巴痢疾时用量较大，效果较好。

(2)药动学：本品口服在肠道内分解，在尿液中及内脏中均有微量铋的分布。

3.临床应用

用于消化性溃疡，治疗腹泻及肠炎等。

4.用法与用量

口服，一次0.3～2 g，一日3次，饭前服用。

5.不良反应

(1)可出现胃肠功能障碍及食欲减退。

(2)大量服用易致亚硝酸盐中毒，出现高铁血红蛋白血症。

6.注意事项

(1)本品不可与碳酸盐、碘化物及有机酸盐配伍应用。

(2)由细菌感染所致的肠炎,宜先控制感染后再用本品。

(3)用药期间若出现便秘,须防止发生亚硝酸盐中毒。

(4)用药期间可能出现黑便,为正常现象。

7.药物相互作用

尚不明确。

## (七)次水杨酸铋

### 1.理化性质

分子式:$C_7H_5BiO_4$,分子量:362.0947。本品为白色或类白色颗粒或粉末。干混悬剂:1.5 g:151.2 mg(以铋计);片剂:262 mg;胶囊剂:262 mg;口服混悬液:262 mg:15 mL,525 mg:30 mL;注射液:2 mL:200 g。

### 2.药理作用

(1)药效学:本品为三价铋化合物,具有止泻及抗溃疡作用。①其止泻作用与抗分泌及抗微生物作用有关。本品对沙门菌、艰难梭菌及志贺菌及厌氧菌也有抑制作用。另外,本品还可直接吸附细菌毒素。②本品可破坏幽门螺杆菌的完整性,防止菌体与胃上皮粘连。还可通过抑制蛋白分解及尿素酶和磷脂酶的活性而抑制幽门螺杆菌,故对幽门螺杆菌相关性消化性溃疡有一定疗效。另外,本品还可覆盖于胃黏膜表面保护胃黏膜,缓解消化不良症状。

(2)药动学:口服本品 1.8～5.0 小时达血药浓度峰值。其中铋剂的生物利用度不足 1%,水杨酸的生物利用度超过 80%。口服后4 小时发挥止泻作用,4 周起抗溃疡作用。分布半衰期5～11 天,分布容积为 170 mg/kg。代谢产物有氯氧化铋、碱式碳酸铋、水杨酸等,已知水杨酸为活性代谢产物,其他代谢物活性尚不明确。消除半衰期为 33 小时。其中水杨酸可分泌入乳汁中。95% 的水杨酸经肾脏从尿液排出,铋剂主要从粪便排出。

### 3.临床应用

(1)用于急、慢性腹泻。

(2)用于缓解上腹隐痛不适、餐后饱胀、嗳气、恶心、反酸等消化不良症状。

(3)联合应用甲硝唑、四环素治疗与幽门螺杆菌相关性十二指肠溃疡(国外资料)。

(4)用于梅毒的配合治疗,也可用于治疗扁平疣。

**4.用法与用量**

口服:干混悬剂,一次 3 g,一日 3 次,用温开水冲服。如腹泻症状在 24 小时内控制不满意,可增加服药次数,服药间隔时间可为 0.5～1.0 小时,但 24 小时内服药不应超过 8 次,连续用药不能超过 8 周。肌内注射:用于梅毒的配合治疗,一次 0.2 g,一周 1 次。

**5.不良反应**

常见轻度便秘,停药后可自行消失。

**6.注意事项**

(1)如与阿司匹林合用发生耳鸣者应停药。

(2)正在使用抗凝药、降糖药和抗痛风药者慎用。

(3)腹泻伴有高热超过 2 天者,请遵医嘱。

(4)由感冒引起恶心、呕吐者慎用。

(5)肝、肾功能不全者慎用。

(6)本品可能引起一过性舌苔和大便变黑,对人体无害。

**7.药物相互作用**

(1)罗望子可降低胃肠道 pH,从而促进水杨酸自胃肠道吸收,使水杨酸血药浓度增加而导致水杨酸中毒,两者应避免合用。

(2)与甲氨蝶呤联用,可降低肾脏对甲氨蝶呤的清除,使其血药浓度增加而致中毒,故两者不宜联用。

(3)本品可降低多西环素、地美环素、美他环素、米诺环素、土霉素、罗利环素、四环素等药物的吸收,减弱这些药物的疗效,应避免同时服用。

(4)本品可拮抗丙磺舒的促尿酸尿作用,故两者不宜合用。

(5)与华法林之间有潜在相互作用,使华法林从蛋白结合部位移出,导致出血的危险性增加。

### (八)胶体酒石酸铋

**1.组成成分**

胶体酒石酸铋。

**2.药理作用**

(1)药效学:本品为胃肠黏膜保护药。口服后在胃液内形成胶体性能甚佳的溶胶,与溃疡面及炎症表面有很强的亲和力,能形成有效的保护膜,隔离胃酸,保护受损的黏膜,并刺激胃肠黏膜上皮细胞分泌黏液,促进上皮细胞自身修复。本品对受损黏膜的黏附性甚佳而且具有止血作用。本品尚能杀灭胃幽门螺杆菌。动物试验显示,本品可使实验性溃疡性结肠炎家兔溃疡个数减少,溃疡直径缩小,使实验性溃疡性结肠炎家兔和大鼠排便次数和稀便减少。

(2)药动学:本品口服后在肠道内吸收甚微,血药浓度和尿液药浓度极低,绝大部分随粪便排出体外。铋吸收后主要分布于肝、肾等组织中,以肾脏居多,主要通过肾脏排泄。

**3.临床应用**

(1)用于消化性溃疡,特别是幽门螺杆菌相关性溃疡。

(2)用于慢性结肠炎、溃疡性结肠炎所致腹泻。

(3)用于慢性浅表性和萎缩性胃炎。

**4.用法与用量**

口服,一次 165 mg,一日 4 次,分别于 3 餐前 1 小时及临睡时服用。

**5.不良反应**

偶可出现恶心、便秘等消化道症状。

**6.注意事项**

(1)服药期间若出现黑褐色、无光泽大便但无其他不适,为正常现象。停药后 1～2 天粪便色泽可转为正常。

(2)不宜大剂量长期服用,若大剂量长期服用,会出现铋中毒现象,表现为皮肤变为黑褐色,应立即停药并作适当处理。

(3)孕妇、对本品过敏者及肾功能不全者禁用。

7.药物相互作用

(1)本品不能与牛奶同服,如需合用,应至少间隔半小时。

(2)抗酸剂和 $H_2$ 受体阻滞药可减弱本品疗效,不能同时服用。

## 二、前列腺素及其衍生物

### (一)概述

前列腺素及其衍生物,对胃黏膜及其屏障有加强和修复作用。该类药物作为一种黏膜保护剂,用于治疗消化性溃疡已有二十余年的历史。随着对溃疡及酸相关疾病认识的不断深化,其在临床上的应用越来越受到重视。

消化性溃疡是一种全球性的多发病,随着社会的发展、医疗科技的进步,其疾病谱也不断地发生变化。19 世纪本病少见,且胃溃疡(GU)的发病多于十二指肠溃疡(DU)。20 世纪开始溃疡的发病逐渐增多,50 年代达到发病高峰,以 DU 更为多见。当时的治疗以抑酸剂和抗胆碱能药物为主。随着 $H_2$ 受体拮抗剂($H_2$RA)的问世(被称为治疗史上的第一次革命),至 70 年代,发病率已开始下降。此后质子泵抑制剂的出现,更增强了治疗效果,溃疡治愈已不困难,但复发率仍居高不下。到 80 年代,幽门螺杆菌的发现被视为现代消化疾病研究领域划时代的大事件(也被称为第二次革命),幽门螺杆菌及其在胃炎和消化性溃疡中作用的阐明,使此后溃疡的治疗进入了"幽门螺杆菌时代",溃疡不再是一个慢性且经常复发的顽症,愈后大大改善,并发症及手术治疗大大减少。但是,尽管医学上取得了如此多的进展,消化性溃疡作为一种多病因所致的异质性疾病,仍在世界范围内流行。比如现代社会高节奏、高竞争、高压力的社会生活方式容易导致消化性溃疡的发生;人口老龄化,慢性心血管疾病、风湿性疾病,以及遗传或自身免疫性疾病患者预防性使用阿司匹林、糖皮质激素及其他选择性或非选择性非甾体抗炎药物的使用,以及吸烟、酒精、免疫抑制剂及其他药物等,都可引起溃疡性疾病的发生。所以,对这类疾病的治疗不仅仅是传统的抑酸、抗幽门螺杆菌、胃黏膜保护作为一种新的治疗策略,其临床意义越来越受到重视。其中前列腺素及其衍生物由于其广泛的全身及局部效应,以及特异性针对前列腺素这一机体炎症反应中重要的炎性介质,在消化性溃疡的治疗中有着广阔的应用前景。

**(二)作用原理**

**1.胃黏膜的防御机制**

正常情况下,胃容纳食物、药物及其他理化性质各异的物质,同时受到各种情绪的影响。在中枢神经系统和胃肠道神经系统的调控下,胃黏膜能有效抵抗各种侵袭因子,维持正常的结构与功能。其关键在于胃黏膜具有很好的保护屏障,提供了一系列的防御和修复作用。胃黏膜的防御体系主要包括 3 层结构。

(1)黏液-碳酸氢盐屏障:黏膜上皮细胞表面附着一层厚度约为黏膜上皮 10 倍以上的黏液,主要成分为糖蛋白、黏液与上皮细胞分泌的碳酸氢盐,以及免疫球蛋白、表面活性磷脂等其他物质,共同构成了的黏液-碳酸氢盐屏障。一方面减轻外来物质对胃黏膜的机械摩擦损伤,另一方面形成了由胃腔到黏膜上皮的 pH 梯度,至上皮细胞表面时已接近电中性,减少了胃酸对上皮的侵袭,同时与黏液内免疫活性物质一起构成胃黏膜的第一道防线。

(2)黏膜屏障,包括三部分的内容,组成了胃黏膜的第二道防线。①胃黏膜上皮细胞间的紧密连接,为一层致密脂蛋白结构,外层含疏水侧链,构成黏膜屏障的结构基础。一方面能显著抵抗 $H^+$ 的逆向扩散,利于保护黏膜上皮;另一方面对 $Na^+$ 通透性低,利于膜内外离子梯度的形成,对正常泌酸功能的维持也非常重要。②清除自由基功能。黏膜上皮细胞能合成高浓度还原型谷胱甘肽(GSSH),可以清除各种炎性刺激产生的自由基,发挥细胞保护作用。③更新旺盛,上皮细胞移行、增殖迅速,每 4～6 天就可完成一次更新,利于维持上皮结构和功能的完整。

(3)黏膜血流,包括体液、血液、神经递质及黏膜的微循环。对于黏膜与血液的物质交换、$HCO_3^-$ 及其他代谢产物和有害物质的转运,及维持正常黏膜上皮结构和功能具有重要的意义。黏膜血流占全胃血流的 70% 以上,应激时减少到 30% 以下,故应激性溃疡皆发生在胃体部,而胃溃疡好发于血流最少的胃角、胃窦部,都说明了胃血流的黏膜保护作用。此外,老年人由于胃血流明显减少,易患消化性溃疡,同时也容易迁延。

2.前列腺素的合成与功能

前列腺素(PG)是一类含 20 个碳原子的不饱和脂肪酸组成的活性物质,广泛分布于全身多组织器官中。PG 可由多种细胞合成,但由于其半衰期很短,也被认为是一种局部激素。在各种致炎因子和炎症介质的作用下,磷脂酶 $A_2$ 被激活,分解胞膜磷脂产生花生四烯酸,后者进一步经环氧合酶途径生成前列环素(PGI)、前列腺素(PG)和血栓素($TxA_2$),或经脂质氧化酶途径生成白细胞三烯(LT)。环氧合酶(COX)存在两种异构体,COX-1 和 COX-2,两者的区别在于第523位氨基酸的不同,COX-1 为异亮氨酸,而 COX-2 为缬氨酸。COX-1 在组织细胞中恒量表达,催化生理性 PG 合成,参与机体生理功能的调节,主要是细胞保护作用(尤其是胃肠道黏膜细胞)和血小板聚积,故也被称为"持家酶"或"结构酶"。COX-2 为一种诱导型酶,主要在病理情况下由致炎细胞因子、脂多糖及其他生长因子等诱导产生,促进前列腺素(尤其是前列环素/PGI)的合成,参与局部炎症反应。

消化道黏膜细胞富含合成 PG 的环氧合酶,胃内主要合成 PGA、PGE、GPF 和 $PGI_2$,以 PGE 和 $PGI_2$ 最多,可提供直接细胞保护作用和适应性细胞保护作用。其作用的主要机制:①舒血管效应,增加胃黏膜血流;②促进黏膜细胞 $HCO_3^-$ 分泌,增强黏液/碳酸氢盐屏障;③抑制胃酸、胃蛋白酶分泌,减少侵袭因子;④诱导上皮生长因子(EFG)和成纤维细胞生长因子(FGF)合成,促进受损上皮增殖、再生与迁移;⑤内源性、负性调节作用,舒血管、抑制血小板聚积,对抗白三烯(LT)、血栓素($TxA_2$)的局部作用,减轻局部炎性反应对胃黏膜的损伤。

PG 引起的黏膜再生表现为表面上皮细胞和胃小凹黏液细胞的高度增生,且与剂量相关。

根据病因和发病机制的不同,消化性溃疡可以分为:幽门螺杆菌相关溃疡,非甾体抗炎药(NSAIDs)相关溃疡及非幽门螺杆菌、非甾体抗炎药相关溃疡。随着强效抑酸药物(如 PPIs)及有效的清除幽门螺杆菌治疗,目前幽门螺杆菌相关溃疡的预后有较大的改善,而后二者在临床的比例有所增加。尤其是传统非选择性非甾体抗炎药(包括阿司匹林)及选择性 COX-2 抑制剂类非甾体抗炎药所致消化道损伤的比例增加明显,已引起世界范围的普遍关注。

3.非选择性非甾体抗炎药所致消化道损伤的主要机制

(1)黏膜 PG 合成减少。非甾体抗炎药的系统作用主要是不可逆也抑制 COX 活性,进而减少滤膜 PG 的合成。内源性 PG 合成受阻,一方面大量花生四烯酸经脂质氧化酶途径生成 LT,趋化并激活中性粒细胞,致明显的局部炎性反应(包括氧自由基的增加等),并引起血管收缩和通透性的增加,同时局部 $TxA_2$ 合成减少加重溃疡出血或不利于出血的控制;另一方面 COX-2 的抑制影响了黏膜的保护性局部炎症反应,尤其是内源性 $PGI_2$ 合成的减少。后者是一种内源性负性调节因子,对抗 $TxA_2$ 的血小板聚积效应,同时舒血管并抑制血管内膜平滑肌增生。此外 PG 可诱导黏膜上皮增生以修复损伤,PG 合成受抑,则消化道黏膜的抗损伤能力降低。

(2)非甾体抗炎药的直接损伤作用。非甾体抗炎药为一种弱酸性的脂溶性化合物,可穿透黏液层向黏膜渗透。其产生的 $H^+$ 中和了 $HCO_3^-$ 使黏液-碳酸氢盐屏障受损,增强了胃酸、胃蛋白酶的侵袭作用。在黏膜细胞内,$H^+$ 干扰正常细胞功能和代谢,损伤胞膜及细胞器,同时也不利于上皮细胞的分裂更新,延缓了黏膜修复与溃疡愈合。

(3)协同效应。非甾体抗炎药可与自身、幽门螺杆菌、抗凝药物、类固醇皮质激素、酒精、吸烟等,产生协同效应,加重消化道损伤。

新型的选择性 COX-2 抑制类非甾体抗炎药由于特异性作用于 COX-2,对 COX-1 的功能无明显影响,故消化道不良反应相对较少。该类药物抑制了正常炎性反应中 COX-2 的消化道黏膜保护作用,降低了黏膜对侵袭因子的抵抗,增加了溃疡发病的概率,所以也并不能完全减少消化道损伤的发生;另一方面因其破坏了内源性 $PGI_2$ 与 $TxA_2$ 的平衡,$TxA_2$ 功能占优势,潜在增加了患者血栓形成的可能(已有两药 rofecoxib 和 valdecoxib 因之而被撤出临床,目前只有 celecoxib 还在使用),故其应用需综合评价其抗炎效益与心血管和胃肠道的风险。

总之,无论选择性还是非甾体抗炎药的使用必须综合权衡其抗炎、镇痛效应与消化道、心血管风险之间的利弊。非甾体抗炎药相关溃疡发病的风险因素为:①既往溃疡及其并发症史;②发病年龄高;③有其他并存疾病存在,及使用类固醇皮质激素、阿司匹林或抗凝药物等,或已在使用某种非甾体抗炎药;④幽门螺杆菌阳性。其中既往病史与其他药物的使用两项尤为重要。

### (三)临床应用

目前,临床上用于消化性溃疡治疗的药物较多,就其主要药效作用来看,不外乎着眼于降低损害作用(抑酸、抗幽门螺杆菌)及增强黏膜防御两个方面。在"幽门螺杆菌时代",同样强调胃酸、胃蛋白酶的侵袭作用。"无酸无溃疡"的观点依然得到普遍认同。治疗上,抑酸、抗幽门螺杆菌依然传统且至关重要,而强调细胞保护、增强黏膜防御则开辟了一条新的治疗途径。

黏膜保护剂可广泛应用于各种胃黏膜损伤,有些情况充当主药,有些情况为辅助用药。主要用于急性应激、抗幽门螺杆菌、抗GU 和各种胃炎、抗胆汁反流及功能性消化不良的治疗。当必须长期应用非甾体抗炎药、激素或抗凝药物治疗时,可预防应用黏膜保护剂以降低其胃肠道损伤及并发症。此外,还可用于外科术后吻合口溃疡及急性中毒洗胃后、误食异物后或鼻胃管操作后的机械损伤等。

天然 PG 口服后可迅速被胃酸和胃蛋白酶分解破坏。为克服这一缺点,已人工合成了数种前列腺素衍生物。目前上市的有:米索前列醇、罗沙前列醇、恩前列醇和奥诺前列醇等。

### (四)米索前列醇

本品是目前临床应用最为广泛的一种人工合成 $PGE_1$ 衍生物。

其15、16位碳原子分别连接酮基和甲基,口服后63%～73%小肠吸收,1.5小时血药浓度达峰值,半衰期0.5小时,4小时后血液中完全消失,代谢产物主要经肾脏和粪便排出体外。米索前列醇与壁细胞EP3受体结合,抑制组胺和胃酸合成,引起基础或食物刺激胃酸分泌的减少。同时还增加黏膜血流与粘蛋白和$HCO_3^-$的分泌。该药被美国FAD唯一授权的适应证是非甾体抗炎药相关溃疡及其并发症的预防。其抗溃疡作用与PPIs相似,但较抑酸药的优势在于非甾体抗炎药可致刺激原有溃疡出血并引起全消化道的损伤,米索前列醇可作用于全消化道,尤其对肠道损伤亦有较,而PPIs主要作用于上消化道,同时在重症应激性溃疡时,有引起肺炎并发症的可能。

米索前列醇治疗溃疡的常用剂量为一次200 $\mu g$,一日4次,疗程4～8周。常见不良反应是腹泻和腹部痉挛性疼痛,其发生呈剂量依赖性,可有约5%的患者因不能耐受而撤药。半剂量治疗,可提供生理性前列腺素补充,患者耐受良好,但抗溃疡效果降低。因前列腺素类可致子宫收缩,故禁用于妊娠期妇女。但因此也常用于引产、流产和产后出血。

## (五)恩前列醇

本品为合成去氢$PGE_2$衍生物,药理作用及不良反应似米索前列醇。其特点是代谢相对缓慢,半衰期为34.3小时。用药相对方便。常用剂量为一次35 $\mu g$,一日2次,早餐及睡前服,疗程4～8周。

## (六)其他

如罗沙前列醇和奥诺前列醇等,药理作用与不良反应与米索前列醇相似。

## 三、其他胃黏膜保护药

### (一)硫糖铝

1.理化性质

组成成分:硫酸化二糖和氢氧化铝的复合物。分子式:$C_{12}H_{54}Al_{16}O_{75}S_8$;分子量:2085.74。本品为白色或类白色粉末,无臭,无味,有一定的引湿性,可溶于酸或碱,不溶于水,几乎不溶于乙醇和氯仿。

2.药理作用

(1)药效学:本品为蔗糖硫酸酯碱式铝盐,是一种胃黏膜保护剂,具有保护溃疡面、促进溃疡愈合的作用。其机制如下:①在酸性环境下,本品可解离为带负电荷的八硫酸蔗糖,并聚合成不溶性胶体,保护胃黏膜;能与溃疡或炎症处的带正电荷的渗出蛋白质结合,在溃疡面或炎症处形成一层薄膜,保护溃疡或炎症黏膜抵御胃酸的侵袭,促进溃疡愈合。且与溃疡病灶有较高的亲和力,为正常黏膜的6~7倍。②能吸附胃蛋白酶和胆盐,抑制它们的活性,有利用黏膜的再生和溃疡的愈合。③促进胃黏液分泌,刺激局部前列腺素的合成与释放,提高对细胞的保护。

(2)药动学:本品口服后在胃酸作用下解离成铝离子和八硫酸蔗糖复合离子。胃肠道吸收微量,仅5%,作用持续约5小时。主要随粪便排出,少量以双糖硫酸盐的形式随尿液排出体外。

(3)毒理学。生殖毒性:硫糖铝大鼠给予剂量达人用剂量的38倍时,生育力未受明显影响。大鼠、小鼠和家兔给药达人用剂量的50倍时,未见对动物胎仔的致畸作用。因缺乏本品用于妊娠妇女的充分和严格控制的临床研究数据,且动物生殖毒性的研究结果并不能完全代表人体试验的结果,所以只有在确实需要时,妊娠妇女才可服用本品。

致癌性:大鼠和小鼠连续24个月经口给予硫糖铝1 g/kg(人用剂量的12倍),结果未表现出致癌性。

3.临床应用

(1)用于消化性溃疡、慢性胃炎、溃疡性结肠炎。

(2)防治胃黏膜糜烂性出血、应激性溃疡。

4.用法与用量

用于治疗,成人常用量一次1 g,一日4次,于饭前1小时和睡前服,嚼碎成糊状后温开水送下,连续用4~8周,也可根据不同剂型给药:片剂、颗粒、胶囊一次1 g,一日3~4次;混悬液一次10 mL,一日3～4次;混悬凝胶一次1 g,一日2次,儿童遵医嘱。用于预防,一次1 g,一日2～3次,于饭前1小时和睡前服,嚼碎成糊状后温开水送下。

5.不良反应

本品毒性很低,可见口干、便秘;偶见腰痛、恶心、眩晕、嗜睡、疲劳、瘙痒等;长期及大剂量使用本品可引起低磷血症,可能出现骨软化。

6.注意事项

(1)治疗收效后应继续服药数周,以免溃疡复发,但连续使用不宜超过8周。

(2)肾功能不全患者、正在接受透析疗法的患者不宜长期应用本品。

(3)对本品过敏者禁用,习惯性便秘者不宜使用。

(4)本品可通过乳汁排泄,哺乳期妇女慎用。

(5)用药期间应检测血清铝浓度。

(6)必须在空腹时将药片嚼碎后吞服,否则疗效差。

(7)本品与抗酸剂合用,间隔时间半小时。

7.药物相互作用

(1)本品与四环素类、喹诺酮类抗生素、各种脂溶性维生素,以及西咪替丁、苯妥英钠、华法林、地高辛等药物同服,可干扰它们的吸收,应间隔2小时以上。

(2)制酸剂能影响本品的疗效,服药前半小时不宜服制酸剂。

(3)本品不宜与含胃蛋白酶的药物合用,因它可抑制胃蛋白酶的活性。

(二)瑞巴派特

1.理化性质

化学名称:(±)-2-(4-氯苯酰胺)-3-[2(1H)-喹诺酮-4-基]丙酸,分子式:$C_{19}H_{15}ClN_2O_4$,分子量:370.79。本品为白色薄膜包衣片。

2.药理作用

(1)药效学:本品为胃黏膜保护剂,具有保护胃黏膜及促进溃疡愈合的作用。具体包括:①抑制幽门螺杆菌作用,本品不具有细胞毒活性,而是通过阻止幽门螺杆菌黏附至胃上皮细胞、减少氧化应激、降低幽门螺杆菌产生的细胞因子浓度等而用于治疗幽门螺杆菌感染;②清除羟基自由基的作用,通过降低脂质过氧化等作用保护因自由基所致的胃黏膜损伤;③抑制炎性细胞浸润。此外,动物试验显示本品可增加大鼠的胃黏液量、胃黏膜血流及胃黏膜前列腺素含量,并可促进大鼠胃黏膜细胞再生,使胃碱性物质分泌增多等,但对基础胃液分泌几乎不起作用,对刺激胃酸分泌也未显示出抑制作用。

(2)药动学:本品口服吸收较好,但餐后吸收较缓慢。口服后0.5~4.0小时血药浓度达峰值,血浆蛋白结合率为98%以上,在胃、十二指肠分布良好,半衰期为2小时,大部分以原形从尿液中排出。

3.临床应用

(1)胃溃疡。

(2)急性胃炎、慢性胃炎的急性加重期胃黏膜病变(如糜烂、出血、充血、水肿)的改善。

4.用法与用量

(1)胃溃疡:通常成人一次100 mg,一日3次,早、晚及睡前口服。

(2)急性胃炎、慢性胃炎的急性加重期胃黏膜病变(如糜烂、出血、充血、水肿)的改善:成人一次100 mg,一日3次,口服。

5.不良反应

(1)血液系统:白细胞减少(发生率0.1%以下)、血小板减少。

(2)消化系统:肝功能障碍(发生率0.1%以下)(可出现GOT、GPT、γ-GPT、ALP上升等),有时候出现黄疸,可出现便秘、腹胀、腹泻、恶心、呕吐、烧灼感、腹痛、嗳气、口渴、味觉异常等。

(3)精神、神经系统:有导致麻木、眩晕、嗜睡的报道。

(4)变态反应:可有皮疹、瘙痒感、荨麻疹、药疹样湿疹等过敏症状(发生率不足0.1%)。

(5)呼吸系统:偶可出现咳嗽、呼吸困难。

(6)内分泌系统:有引起乳腺肿胀、乳房痛、乳房女性化、诱发乳汁分泌的报道。

(7)其他:可有月经异常、BUN 上升、水肿等(发生率不足0.1％)。

另外有引起心慌、发热、颜面潮红、舌麻木等报道。

6.注意事项

(1)对高龄患者的给药:高龄患者发现的不良反应的种类及不良反应发现率与非高龄患者间无差异。但由于高龄患者生理功能低下,应注意消化系统的不良反应。

(2)对孕妇、哺乳期妇女的给药。由于妊娠时给药的安全性尚未确认,对于孕妇或可能已妊娠的妇女,只有在判断治疗上的有益性大于危险时才可以给药。在动物试验(大鼠)中报告药物可向母乳中转移,故给哺乳妇女用药时应避免哺乳。

(3)对小儿的给药:该药对于小儿的安全性尚未确认(使用经验少)。

(4)其他:交给患者药时,应指导患者将药片从铝箔包装中取出服用,(如误食了铝箔,其坚硬部分可刺伤食管黏膜,甚至引起穿孔、并发纵隔炎等严重后果)。

# 第三节　促胃肠动力药

## 一、多潘立酮

### (一)药理作用

1.药效学

多潘立酮系苯并吡唑衍生物,拮抗外周多巴胺受体,直接阻断胃肠道多巴胺 2 受体而引起胃肠运动增加。多潘立酮促进上消化道的蠕动、增加食管下括约肌张力、增加胃壁张力、促进胃排空、增加胃窦和十二指肠的运动、协调幽门的收缩、抑制肠-胃-食管的反流。但对下消化道,特别是结肠的作用较弱。几乎不通过血-脑屏障,对脑内多巴胺受体没有拮抗作用,因此无精神和中枢系统不良反应,也不影响胃液分泌。但可以引起血清催乳素水平升高,从而促进产后泌乳,但对患催乳素瘤的患者无作用。

2.药动学

可以口服、肌内注射和直肠给药。口服后吸收迅速,达到峰值浓度的时间为 15～30 分钟,直肠给药为 1 小时。肌内注射和口服 10 mg,血药浓度峰值分别为 40 ng/mL 和 23 ng/mL,直肠给药 60 mg 后血药浓度峰值为 20 mg。由于肝脏的首过效应,口服后药物生物利用度为 14%,餐后 90 分钟给药生物利用度明显增加,单峰值浓度推迟。口服 10～60 mg 剂量范围的生物利用度呈线性增加。直肠给药生物利用度与等剂量口服相似。药物浓度以胃肠局部最高,血浆次之,不易透过血-脑屏障,乳汁中药物浓度仅为血清浓度的 1/4。本品蛋白结合率为 92%～93%,几乎全部在肝内代谢。主要以无活性的代谢物形式经尿液和粪便排泄,小部分由乳汁排泄。24 小时内口服剂量的 30% 由尿排泄,原形药物仅占 0.4%。4 天内约有 66% 经粪便排出,其中 10% 为原形药物。本品半衰期为 7～8 小时。

**(二)临床应用**

各种病因引起的胃排空障碍相关症状,如上腹部胀、痛、嗳气、胀气、食管或口腔有胃内容物反流等;各种病因引起的恶心、呕吐,如手术后呕吐、化疗相关性呕吐、抗帕金森综合征药物引起的呕吐、消化系统疾病引起的呕吐、神经科及妇产科疾病和尿毒症引起的呕吐、儿科疾病伴有的呕吐。多潘立酮可以促进胃排空降低胃潴留,可作为消化性溃疡(主要是胃溃疡)的辅助治疗药物。少数情况下用于产后促进泌乳。

**(三)用法与用量**

1.成人常规剂量

(1)口服:一次 10 mg(片剂、滴剂或混悬液),一日 2～3 次,饭前 15～30 分钟服用。也可采用下列给药方案:①胃动力低下和消化不良,一次 10 mg,一日 3～4 次;②呕吐及其他药物所致的胃肠道反应,一次 20 mg,一日 3～4 次。

(2)直肠给药:一次 60 mg,一日 2～4 次。

老年人剂量及用量同成年人。

2.儿童常规剂量

(1)口服多潘立酮混悬液的用法与用量见表 4-1。

表 4-1　儿童口服多潘立酮混悬液的用法与用量

| 年龄(岁) | 体重(kg) | 一次用量(mg) | 一次用药次数(次) |
|---|---|---|---|
| 1～3 | 10～14 | 3 | 2～3 |
| 4～6 | 16～20 | 5 | 2～3 |
| 7～9 | 22～26 | 6 | 2～3 |
| 10～12 | 28～32 | 8 | 2～3 |

(2)直肠给药:①2 岁以下儿童,一次 10 mg,一日 2～4 次;②2 岁以上儿童,一次 30 mg,一日 2～4 次。

**(四)不良反应**

1.中枢神经系统

偶见头痛、头晕、嗜睡、倦怠、神经过敏等。此外,国外有静脉大剂量使用本品引起癫痫发作的报道。

2.代谢/内分泌系统

本品可促进催乳素释放。临床上如使用较大剂量可引起非哺乳期泌乳,并在一些更年期后的妇女及男性患者中出现乳房胀痛的现象;也有致月经失调的报道。

3.消化系统

偶见口干、便秘、腹泻、短时腹部痉挛性疼痛等。

4.心血管系统

国外报道本品静脉注射时可导致心律失常。

5.皮肤

偶见一过性皮疹或瘙痒。

**(五)注意事项**

(1)禁忌证:对本品过敏、嗜铬细胞瘤、乳腺癌、胃肠道出血、机械性肠梗阻及妊娠期患者禁用。

(2)慎用情况:尚不明确。

(3)药物对儿童的影响:1岁以下小儿由于其代谢和血-脑屏障功能发育尚不完善,使用本药时不能完全排除发生中枢神经系统不良反应的可能性,故应慎用本品。需要使用时,应密切监护。

(4)药物对妊娠的影响:孕妇禁用本品。

(5)药物对哺乳的影响:本品可少量分泌入乳汁,哺乳期妇女应慎用本品。

(6)药物对检验值或诊断的影响:用药期间血清催乳素水平可升高,但停药后即可恢复正常。

(7)本品不宜作为预防手术后呕吐的常规用药。

(8)慢性消化不良患者以口服本品为佳。用于对抗急性或亚急性症状时,可用本品栓剂。儿童患者口服时,建议使用本品混悬液。

(9)心律失常、低钾血症及接受化疗的肿瘤患者使用本品时(尤其是静脉注射给药),有可能加重心律不齐,应注意。

(10)甲氧氯普胺也为多巴胺受体阻滞剂,与本品作用基本相似,两者不宜合用。

(11)儿童使用未稀释的本品注射液时,可导致注射部位疼痛,应用生理盐水稀释后注射。

(12)用药过量的表现:可出现心律失常、困倦、嗜睡、方向感丧失、锥体外系反应及低血压等。以上反应多为自限性,通常在药后24小时内消失。

(13)用药过量的处理:本品过量时无特殊解药或特效药,应给予对症支持治疗。可采用洗胃和/或使用活性炭,以加速药物清除。使用抗胆碱药、抗震颤麻痹药及具有抗副交感神经生理作用的抗组胺药,有助于减轻本品过量所致的锥体外系反应。

**(六)药物相互作用**

本品主要经细胞色素P450(CYP3A4)酶代谢。体内试验的资料表明,与显著抑制 CYP3A4 酶的药物(如唑类抗真菌药、大环内酯类抗生素、HIV 蛋白酶抑制药、奈法唑酮等)合用,会导致本品的血药浓度升高。由于本品具有促胃动力作用,因此理论上会影响合并使用的口服药物(尤其是缓释或肠衣制剂)的吸收。本品可增加对乙酰氨基酚、氨苄西林、左旋多巴、四环素等药物的吸收速度。本品与胃肠解痉药(如苯羟甲胺、溴丙胺太林、颠茄片、山莨菪碱、阿托品等抗胆碱药)合用时,可发生药理拮抗作用,从而减弱本品作用,故不宜合用。组胺 $H_2$ 受体阻滞剂由于可改变胃内 pH,从而减少本品在胃肠道的吸收,两者亦不宜合用。维生素 $B_6$ 可抑制催乳素分泌,减轻本品泌乳反应。制酸药可降低本品的口服生物利用度,不宜合用。含铝盐、铋盐的药物(如硫糖铝、胶体枸橼酸铋钾、复方碳酸铋、乐得胃等),口服后能与胃黏膜蛋白结合形成络合物,对胃壁起保护作用,而本品能增强胃蠕动,促进胃排空,从而缩短上述药物在胃内的作用时间,降低其疗效。与氨茶碱合用时,氨茶碱血药浓度第一峰出现提前约 2 小时,第二峰出现却延后 2 小时;其血药浓度峰值下降,有效血药浓度维持时间却延长,类似于缓释作用,与本品合用时需调整氨茶碱的剂量和服药间隔时间。助消化药(如胃酶合剂、多酶片等消化酶类制剂)在胃内酸性环境中作用较强,由于本品加速胃排空,使助消化药迅速到达肠腔的碱性环境中而降低疗效。本品可使胃膜素在胃内停留时间缩短,难以形成保护膜。本品可减少多巴胺能激动剂(如溴隐亭、左旋多巴)的外周不良反应,如消化道症状,但不能对抗其中枢作用。本品可降低普鲁卡因、链霉素的疗效,两者不宜合用。锂制剂和地西泮与本品合用时,可引起锥体外系症状(如运动障碍等)。

## 二、莫沙必利

### (一)理化性质

化学名称:4-氨基-5-氯-2-乙氧基-N-{[4-(4-氟苄基)-2-吗啉基]甲基}苯甲酰胺枸橼酸盐。本品为白色或类白色结晶性粉末,无臭,微苦。易溶于 N-二甲基甲酰胺和吡啶,微溶于甲醇,难溶于 95% 乙醇,不溶于水或乙醚。

**(二)药理作用**

1.药效学

本品为选择性 5-羟色胺 4 受体激动剂,通过兴奋肌间神经丛的
5-羟色胺4受体,刺激乙酰胆碱释放,增强胃及十二指肠运动,对小肠
和结肠基本无作用,从而改善功能性消化不良患者的胃肠道症状,
但不影响胃酸分泌。本品与大脑神经细胞突触膜上的多巴胺 $D_2$ 受
体、肾上腺素 $\alpha_1$ 受体、5-羟色胺1及 5-羟色胺2受体无亲和力,所以不
会引起锥体外系综合征及心血管系统不良反应。本品与中枢神经
元突触膜上的多巴胺 $D_2$、$\alpha_1$、5-羟色胺1和 5-羟色胺2受体无亲和力,
因而没有这些受体阻滞所引起的锥体外系综合征。最新报道西沙
必利在高敏患者中可出现 QT 间期延长或导致尖端扭转型室性心动
过速,尽管莫沙必利的结构也是相似的苯甲酰胺类,但没有与西沙
必利相似的导致尖端扭转型室性心动过速的电生理特性。

2.药动学

口服后吸收迅速,在胃肠道及肝、肾组织中浓度较高,血浆中次
之,脑内几乎没有分布。健康受试者服用本品 5 mg,血浆浓度达峰
时间为 0.8 小时,血药浓度峰值为 30.7 ng/mL,半衰期为 2 小时,曲
线下面积(AUC)为 67(ng·h)/mL,表观分布容积为 3.5 L/kg,血
浆蛋白结合率为 99%,总清除率为 80 L/h。本品在肝脏中由细胞色
素 P4503A4 代谢,代谢产物主要为脱 4-氟苄基莫沙必利。本品主要
以代谢产物形式经尿液和粪便排泄,原形药在尿中仅占 0.1%。

**(三)临床应用**

(1)用于功能性消化不良伴有胃灼热、嗳气、恶心、呕吐、早饱、
上腹胀、上腹痛等消化道症状。

(2)用于胃食管反流病、糖尿病性胃轻瘫及胃部分切除患者的
胃功能障碍。

**(四)用法与用量**

口服,成人一次 5 mg,一日 3 次,饭前服用。

## (五)不良反应

主要表现为腹泻、腹痛、口干、皮疹、倦怠、头晕、不适、心悸等。此外,尚可出现心电图的异常改变。动物生殖毒性研究表明,本品无明显致畸作用和致突变作用。

### 1.心血管系统

个案报道,一例 68 岁的男性患者使用本品(15 mg/d)2 周后出现 QT 间期延长,并发生尖端扭转型室性心动过速,但是否与本品有关尚不明确。

### 2.中枢神经系统

据报道,部分患者用药期间曾出现头痛。目前尚无锥体外系不良反应的报道。

### 3.代谢/内分泌系统

部分患者用药后出现血清胆固醇和三酰甘油升高,但尚不清楚与本品的关系。

### 4.消化系统

一项非对照研究显示,一日服用本品 1.5～15.0 mg 的慢性胃炎患者中,便秘和恶心的发生率可达 10%,另外尚有血清氨基转移酶水平升高,口干较少见;使用本品(每次 40 mg,4 次/天,连用 2 天)治疗胃食管反流病,最常见的不良反应为恶心、呕吐和腹痛。

### 5.血液系统

偶见嗜酸性粒细胞增多和淋巴细胞增多,但尚不清楚与本品的关系。

## (六)注意事项

### 1.禁忌证

对本品过敏者、胃肠道出血、穿孔者及肠梗阻患者禁用。

### 2.慎用情况

青少年,肝、肾功能不全者,有心力衰竭、传导阻滞、室性心律失常、心肌缺血等心脏病史者(国外资料),以及电解质紊乱(尤其是低钾血症)者(国外资料)慎用。

3.药物对儿童的影响

儿童用药的安全性尚未确定(无使用经验),建议儿童慎用本品。

4.药物对老年人的影响

老年人用药时需注意观察,如出现不良反应立即给予适当处理(如减少剂量)。

5.药物对妊娠的影响

孕妇用药的安全性尚未确定,建议孕妇避免使用本品。

6.药物对哺乳的影响

哺乳期妇女用药的安全性尚未确定,建议哺乳期妇女避免使用本品。

7.药物对检验值或诊断的影响

用药后可致嗜酸性粒细胞增多、血清三酰甘油、ALT、AST、ALP 和 γ-GT 等检验值升高。

8.用药前后及用药时应当检查或检测的指标

治疗过程中应常规进行血液生化检查,有心血管病史或合用抗心律失常药的患者应定期作心电图检查。

9.其他

(1)服用本品一段时间(通常为 2 周)后,如果功能性消化道症状无改善,应停药。

(2)与抗胆碱药合用时,应有一定的间隔时间。

(3)与可延长 QT 间期的药物(如普鲁卡因、奎尼丁、氟卡尼、索他洛尔、三环类抗抑郁药等)合用时应谨慎,以避免增加心律失常的危险。

(4)本品与可引起低钾血症的药物合用时应谨慎,以避免增加心律失常的危险。

**(七)药物相互作用**

与抗胆碱药(如硫酸阿托品、溴化丁基东莨菪碱等)合用,可能会减弱本品的作用。

### 三、伊托必利

#### (一)药理作用

1.药效学

本品通过对多巴胺 $D_2$ 受体的拮抗作用增加乙酰胆碱的释放,而且通过抑制乙酰胆碱酯酶的活性抑制已释放的乙酰胆碱分解,从而增强胃、十二指肠运动,加速胃排空。此外,本品还具有中等强度的镇吐作用。

2.药动学

口服吸收迅速,给药后 30 分钟达血药浓度峰值。动物试验中本品主要分布在肝、肾及消化系统,较少分布在中枢神经系统,十二指肠内给药时,在胃肌肉层中的药物浓度是血药浓度的 2 倍。本品主要以代谢产物形式(75％)和原形药物(4％～5％)经尿液排泄。多次给药时,排泄率与单次给药无明显差异。本品半衰期约为 6 小时。

#### (二)临床应用

用于功能性消化不良引起的各种症状,如上腹部不适、餐后饱胀、早饱、食欲缺乏、恶心、呕吐等。

#### (三)用法与用量

口服,成人一次 50 mg,一日 3 次,饭前 15～30 分钟服用。

#### (四)不良反应

1.精神神经系统

可见头痛、刺痛、睡眠障碍、眩晕、疲劳等。

2.代谢/内分泌系统

有催乳素水平升高(在正常范围内)的报道。

3.消化系统

主要表现为腹泻、腹痛、便秘、唾液增加等。此外,尚有 AST、ALT 升高的报道。

4.血液系统

可见白细胞减少(确认出现异常时应停药)。

5.变态反应

可见皮疹、发热、瘙痒等。

6.其他

偶见血尿素氮、肌酐水平升高,部分患者可出现胸背部疼痛及手指发麻、颤动等。

**(五)注意事项**

(1)禁忌证:本品过敏者、胃肠道出血、机械梗阻或穿孔的患者禁用。

(2)慎用情况:严重肝、肾功能不全者慎用。

(3)药物对儿童的影响:儿童用药的安全性和有效性尚不明确,应避免使用。

(4)对老年人的影响:老年人生理功能下降,不良反应发生概率较高,用药后需仔细观察,一旦出现不良反应,应采取减量或停药等措施。

(5)对妊娠的影响:孕妇用药的安全性和有效性尚不明确,使用时应权衡利弊。

(6)对哺乳的影响:动物试验发现本品可分泌入乳汁,哺乳期妇女用药期间应暂停哺乳。

(7)使用本品疗效不佳时,应避免长期无目的地使用。

(8)用药中如出现心电图 QT 间期延长应停药。

(9)本品过量时可出现乙酰胆碱作用亢进症状,表现为视觉模糊、恶心、呕吐、腹泻、呼吸急促、哮喘、胸闷、唾液和支气管腺体分泌增加等。呕吐、腹泻严重的患者可出现低血钾。

(10)本品过量的处理:主要采取对症治疗,对乙酰胆碱作用亢进症状可用适量阿托品解救。

**(六)药物相互作用**

(1)本品可增强乙酰胆碱的作用,故使用时应谨慎。

(2)抗胆碱药(如替喹溴胺、丁溴东莨菪碱等)可能会减弱本品促进胃肠道运动的作用,应避免合用。

(3)本品与具有肌肉松弛作用的药物(如地西泮、氯唑沙宗等)合用,可相互减弱作用。

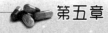

# 第五章
# 泌尿系统疾病用药

## 第一节 脱 水 药

### 一、甘露醇(甘露糖醇)

**(一)作用与用途**

具有利尿及脱水作用。其利尿作用主要是由于本品从肾小球滤过后,肾小管水钠重吸收减少,在管腔内形成高渗,产生利尿作用。其脱水作用主要是注入本品后,血浆渗透压升高,将组织中水分吸回血浆,产生组织脱水作用,从而降低颅内压和眼内压。本品尚能扩张肾小管,增加肾血流量,减轻和防止肾小管阻塞。临床上主要适用于治疗脑水肿及青光眼,预防急性肾衰竭等。

**(二)药代动力学和生物药剂学**

口服不吸收,静脉注射后,主要分布在细胞外液,在体内几乎不被代谢,静脉注射后迅速以原形从尿中排出。半衰期成年人约 100 分钟。

**(三)药物相互作用**

(1)本品与两性霉素 B 并用,有防止两性霉素 B 损害肾的作用。

(2)甘露醇可提高箭毒的神经肌肉阻滞作用。

**(四)给药方法与剂量**

(1)治疗脑水肿及青光眼,成人每次 1～2 g/kg,一般可用 20％甘露醇 250 mL 静脉滴注,必要时每4～6 小时 1 次,也可与 50％葡萄糖溶液 60 mL 每 6 小时交替使用,滴入速度宜快,15～20 分钟内滴完,否则减弱脱水效果,每天剂量 100~200 g。小儿:每天 1.5 g/kg。

(2)预防急性肾衰竭,少尿患者,于 10 分钟内静脉滴注 20%甘露醇 250 mL。如滴入后 3 小时内尿量不增加,表明已发生肾衰竭,则不能再用此药,应按急性肾衰竭处理。如尿量增加,但每小时不超过 40 mL,可给予第二剂量。如用药后尿量增加超过 40 mL,应继续静脉滴注并调整速度,使尿量达到每小时 100 mL,但每天不超过 100 g,并注意补足血容量。小儿:无尿作静脉滴注剂量 200 mg/kg。

(3)用作经尿道前列腺电切灌洗液,经尿道前列腺电切术是治疗男性老年人前列腺增生症的一种手术方法。术中需不断用灌洗液经电切镜灌洗,保持术野清晰。常用 5%等渗溶液。

**(五)用药要点**

(1)本品排水多于排钠,不适用于全身性水肿的治疗,仅作为其他利尿药的辅助药,用以治疗伴有低钠血症的顽固性水肿。

(2)气温较低时,常析出结晶,可用热水温热溶解后再静脉滴注。

(3)本品只适用于静脉注射或静脉滴注,不可作肌内注射或皮下注射。静脉给药不可漏出血管外,如漏出血管外较多时,可引起组织坏死。如不慎漏出,可立即用 0.5%盐酸普鲁卡因局部封闭。

(4)本品不宜加入血液中使用,亦不宜加入电解质,因易引起沉淀。

(5)个别患者可能出现变态反应,于静脉给药后 3~6 分钟出现喷嚏、流涕。舌肿、呼吸困难及意识丧失,应立即停药对症处理。

(6)注射过快时可引起一过性头痛、视物模糊、眩晕、畏寒,一般不严重。严重的不良反应是体液和电解质失衡。对心脏贮备功能降低者特别危险。

(7)活动性颅内出血患者,除非危及生命或做颅内手术,一般不宜用,因颅内压骤减可诱发再出血。

**(六)禁忌证**

已确定肾衰竭、肺水肿、心功能不全、严重脱水的患者及孕妇禁用。

**（七）剂型与规格**

注射剂：15～20％，250 mL。

## 二、山梨醇（山梨糖醇）

**（一）作用与用途**

甘露醇的同分异构体，作用及用途与甘露醇相似但较弱。主要用于脑水肿及青光眼，也可用于心肾功能正常的水肿、少尿。口服可用作泻剂。

**（二）药代动力学和生物药剂学**

静脉滴注后一小部分在肝内转化为糖原，大部分以原形经肾排出体外，注射后 2 小时出现作用高峰。

**（三）给药方法与剂量**

静脉滴注：每次 25％溶液 250～500 mL，儿童每次 1～2 g/kg，在 20～30 分钟内输入，为消除脑水肿，每隔 6～12 小时重复注射 1 次。

**（四）用药要点**

同甘露醇。

**（五）禁忌证**

同甘露醇。

**（六）剂型与规格**

注射剂：25％，100 mL；25％，250 mL。

## 三、尿素

**（一）作用与用途**

作用与山梨醇同。临床适用于脑水肿，青光眼。

**（二）药代动力学和生物药剂学**

给药后 15～30 分钟起效。1～2 小时作用达高峰，维持 3～6 小时，在体内不被代谢，多以原形经肾排泄。

**（三）给药方法与剂量**

静脉滴注：每次 0.5～1.0 g/kg，以 10％葡萄糖液溶解成 20％～30％溶液，于 20～30 分钟滴完，12 小时后可重复给药，一般可连用

1～3 天。

**(四)用药要点**

(1)本品性质不稳定,水溶液久置可分解生成氨,产生毒性,须在 24 小时内用完,超过24 小时不能再用。

(2)刺激性大,注射局部可发生静脉炎或血栓形成,误注皮下可引起组织坏死,应以 0.5％普鲁卡因局部封闭。

(3)用本品后可出现颅内压回升,可与其他脱水药交替使用。

(4)静脉注射后可有面部潮红、精神兴奋、烦躁等不良反应。

**(五)禁忌证**

肾功能不全、休克、严重脱水、活动性颅内出血、血尿素氮过高。

**(六)剂型与规格**

粉针剂:20 g、30 g、60 g。

## 四、高渗葡萄糖注射液

**(一)作用与用途**

50％葡萄糖为高渗溶液,静脉注射后可迅速提高血浆渗透压,使组织脱水,但因在体内迅速被氧化,故脱水效果不佳。维持时间为1～2 小时,因其能透过血-脑屏障,故降低颅内压时可有"反跳"现象。在肾小管内也可形成高渗压而起利尿作用。主要用于治疗脑出血、脑外伤时的脑水肿、颅内压增高。对青光眼有降低眼内压作用。

**(二)给药方法与剂量**

静脉注射:50％葡萄糖溶液每次 50～100 mL,每 4～6 小时1 次,可与其他脱水药交替使用。

**(三)用药要点**

该药无毒性,但漏出血管外对组织有刺激性。反复在一处注射,易引起静脉炎。

**(四)剂型与规格**

注射剂:50％,20 mL。

# 第二节 利 尿 药

## 一、呋塞米(呋喃苯胺酸、速尿、速尿灵)

### (一)作用与用途

强效利尿药。利尿作用强大、迅速,维持时间较短。主要作用于髓袢升支的髓质部和皮质部,抑制 $Cl^-$ 主动重吸收,使髓袢升支 NaCl 重吸收减少,结果肾髓质渗透压降低,管腔内渗透压增大,使集合管及降支中水分不易弥散外出,从而产生强大利尿作用。在远曲小管 $Na^+$、$K^+$ 交换而排钾。对碳酸酐酶几乎无作用。本品能降低肾血管阻力,增加肾血流量,并使血液从肾髓质向皮质分布,但不增加肾小球滤过率。临床用于以下各类疾病。

(1)治疗各型水肿。如肾性水肿、脑水肿、肺水肿、肝硬化腹水、充血性心力衰竭。用其他利尿药无效者,应用本品常可奏效。

(2)降低颅内高压。

(3)治疗急、慢性肾衰竭,对于急性肾衰竭早期的少尿,本品可增加尿量,防止肾小管萎缩和坏死。对于慢性肾衰竭,即使肾小球滤过率低下,本品仍可显示利尿消肿的作用。

(4)降压作用。高血压危象时,可作为辅助药物与其他药物合用,有较好疗效。

(5)急性药物中毒时,配合大量补液,用本品利尿可加速药物排出。

### (二)药代动力学和生物药剂学

本品口服吸收迅速,生物利用度 $60\%\sim69\%$。$V_d$ 0.1 L/kg,口服后 30 分钟左右生效,$1\sim2$ 小时作用达高峰,持续 $4\sim6$ 小时。血浆蛋白结合率为 $91\%\sim99\%$,$60\%\sim80\%$ 以原形从肾小球滤过或肾小管分泌而随尿排出。$6\%\sim9\%$ 随胆汁排出,严重肾功能不全时肝脏则成为重要清除途径。半衰期 $30\sim60$ 分钟,肾衰竭时半衰期延长至 9.7 小时。本品能通过胎盘屏障并能排泄到乳汁中。

**(三)药物相互作用**

(1)本品与链霉素、卡那霉素、庆大霉素等合用可增加耳毒性。

(2)与头孢噻啶合用可增加肾毒性。

(3)本品大剂量与水合氯醛同时应用,可产生心动过速、血压下降等不良反应。

(4)本品能降低动脉对去甲肾上腺素的反应。

(5)本品能增加筒箭毒碱的肌肉松弛及麻痹作用。

(6)本品能增强降压药的降压效果。

(7)与甘露醇合用,可增强降颅内压疗效。

(8)与丙磺舒合用,利尿作用加强。

(9)长期使用苯妥英钠或苯巴比妥的患者应用本品时,利尿疗效降低。

(10)与吲哚美辛合用影响后者在肠道的吸收并对抗后者的升压作用。

(11)与碳酸锂配伍,可诱发后者产生中毒症状。

(12)与氯贝丁酯合用,除增强本品的利尿作用外,还出现肌痛、下腰背痛、肌僵硬和全身不适等。

**(四)给药方法与剂量**

(1)用于水肿,一般水肿不列为首选,多用于其他利尿药无效时。该药有效剂量个体差异大,故初用宜从小剂量开始。开始口服每天 20～40 mg,以后根据需要可增至每天 80～120 mg,当每天剂量超过 40 mg 时,可以每 4 小时 1 次分服。治疗严重水肿及顽固性水肿,可肌内注射或静脉注射,每次 20 mg,隔天 1 次或每天 1 次,可增加至每天 120 mg。

(2)用于急性肺水肿和脑水肿,静脉注射 100～200 mg,每 60～90 分钟给药 1 次。

(3)用于高血压危象,静脉注射 100～200 mg。

(4)用于急性肾衰竭,大剂量使用有可能使少尿性肾衰竭转变为非少尿性肾衰竭,近年已广泛应用于少尿性急性肾衰竭治疗。首剂 20~40 mg 静脉注射,无效时每小时加倍量注射,直至发生利尿作用。单剂量可达 500~600 mg,24 小时累积量可达 1 g。

(5)小儿用药。口服:开始时每次 2 mg/kg,疗效不满意时,每 6~8 小时增加 1~2 mg/kg,极量每天 6 mg/kg。肌内或静脉注射:开始时每次剂量为 1 mg/kg,酌情每 2 小时或更长时间增加 1 mg/kg,极量每天 6 mg/kg。

长期(7~10 天)用药后利尿作用消失,需长期应用者,宜采用间歇疗法:给药 1~3 天,停药 2~4 天。

**(五)用药要点**

(1)长期大量用药时应注意检查血中电解质浓度,尤其是顽固性水肿患者容易出现低钾症状。长期用药要补充钾盐,在同时使用洋地黄或排钾的甾体激素时,更应注意补充钾盐,可用氯化钾 1 g,每天 3 次。

(2)严重肝病患者服用后,血钾过低可诱发肝性脑病,故晚期肝硬化腹水宜慎用,必要时与保钾利尿药合用。如氨苯蝶啶 50 mg,每天 3 次。

(3)因能增加筒箭毒碱的肌肉松弛及麻痹作用,故手术前 1 周应停用。

(4)该药与磺胺类药物有交叉变态反应,故对磺胺药过敏者对本品亦过敏。

(5)本品长期应用可出现高尿酸血症、高血糖及发生胃、十二指肠溃疡出血,故痛风、糖尿病及胃、十二指肠溃疡患者慎用。

(6)大剂量静脉注射过快时,可出现听力减退或暂时性耳聋,故注射速度宜慢,不超过 4 mg/min,避免与氨基糖苷类抗生素合用。

(7)与降压药合用时,后者剂量应减少。

(8)在脱水时,可出现可逆性血尿素氮升高,如果肌酐水平不显著升高及肾功能无损害时,可继续用本品,但如肾功能受损加重应注意停药。

(9)可能出现恶心、腹泻、药疹、视物模糊、起立性眩晕、乏力、肌肉痉挛、口渴等不良反应,少数病例出现白细胞减少,血小板减少,多形性红斑。

**(六)禁忌证**

低钾血症未纠正、肝性脑病、大剂量使用洋地黄患者,低血压休克未补充血容量者。妊娠时,除非必要或利多于弊外均属禁忌。

**(七)剂型与规格**

片剂:20 mg。注射剂:每支 20 mg/2 mL。

## 二、依他尼酸(利尿酸)

**(一)作用与用途**

强效利尿药。利尿作用强大、迅速、维持时间也较短。本品50 mg相当呋塞米 40 mg 的利尿强度。作用机制、特点及临床应用均与呋塞米相似。但依他尼酸的不良反应较重而多见。

**(二)药代动力学和生物药剂学**

口服吸收迅速,30 分钟内出现作用,2 小时达高峰,持续6～8 小时。静脉注射后 5～10 分钟即可生效,1～2 小时达高峰,持续约 2 小时。静脉注射后,约 1/3 由胆汁排泄,2/3 由肾近曲小管有机酸分泌机制所排出。

**(三)药物相互作用**

(1)本品能延缓氨基糖苷类抗生素的排出,可造成蓄积中毒,导致听力障碍。

(2)与头孢菌素Ⅱ合并用药能增加对肾脏的毒性。

(3)与华法林及氯贝丁酯合并用药时,能与这些药物竞争血浆白蛋白结合位置,增加这些药物的血浆游离浓度。

(4)非甾体抗炎药能降低本品利尿作用。

**(四)给药方法与剂量**

(1)一般水肿不列为首选药,只用于其他利尿药无效者。用药量有个体差异性。口服每次25 mg,每天 1～3 次,如果效果不明显,可逐日增量,但每天不超过 100 mg,3～5 天为 1 个疗程。顽固性水肿、急性肺水肿及脑水肿可静脉注射:每次 25～50 mg,以 25%葡萄糖或生理盐水50 mL稀释后缓慢静脉注射。

(2)小儿用药。口服,每次剂量为 25 mg,以后剂量每次增加 25 mg,直至达到希望疗效,可用隔天给药法维持,静脉注射一次 500 μg～1 mg/kg。

**(五)用药要点**

(1)易引起电解质紊乱,需同时补充氯化钾每天 3～4 g。

(2)本品作用强大、迅速,达到利尿效果后,采用间歇疗法维持,用药 3～5 天停药数天再用。

(3)本品可引起暂时性或永久性耳聋,此不良反应比呋塞米更常见。应避免与氨基糖苷类抗生素合用。

(4)本品亦能引起高尿酸血症、高血糖症及胃肠出血倾向。

(5)不宜和普鲁卡因青霉素、氯霉素等配伍,以免使本品失效。

(6)口服时为减少胃部刺激,可与牛奶或食物同服。

(7)本品有局部刺激作用,需静脉注射第二次时应更换部位,以免发生静脉炎。本品不可皮下或肌内注射。

(8)口服可引起水泻,用于任何患者发生严重水泻时应即停药。

(9)静脉注射剂溶解后应在 24 小时内用完。

(10)本品非磺胺衍生物,所以对磺胺过敏者可以应用。

(11)可能出现口干、乏力、肌肉痉挛、感觉异常、恶心、皮疹、头痛等不良反应,偶有肝细胞损害、粒细胞缺乏。

**(六)禁忌证**

除与呋塞米相同外,婴儿及孕妇禁用。

**(七)剂型与规格**

片剂:25 mg;粉针剂:含依他尼酸 25 mg,甘露醇 31.25 mg。

## 三、布美他尼(丁尿胺、丁苯氧酸)

**(一)作用与用途**

强效利尿药。作用部位、机制、特点及临床应用与呋塞米、依他尼酸相似,具有高效低毒的特点。其最大利尿效应与呋塞米相同,但所需剂量为其 1/50。对近曲小管也有明显作用。本品钾丢失较呋塞米轻。临床上主要作为呋塞米的代用品。对急慢性肾衰竭患者尤为适宜,在某些肾衰患者用大剂量呋塞米无效时,本品可能有效。

**(二)药代动力学和生物药剂学**

本品口服吸收迅速且较完全,生物利用度 80%。口服后30 分钟起效,1~2 小时达高峰,作用持续3~6 小时,静脉注射后约5 分钟开始利尿,1/2~1 小时达高峰,作用持续 2~4 小时。血浆蛋白结合率为 95%,主要经肾以原形排泄,24 小时内排出服用量的65%,半衰期 1.5 小时。

**(三)药物相互作用**

(1)丙磺舒和吲哚美辛能抑制肾小管对药物的排泄,并降低其利尿作用。

(2)氨基糖苷类抗生素、头孢菌素亦可增强本品的耳毒性及肾毒性。

(3)可加强降压药的作用。

**(四)给药方法与剂量**

口服:每次 0.5~1.0 mg,每天 1~3 次。静脉注射:每次 0.5~1.0 mg。成人口服起始剂量为 0.5~2.0 mg/d,必要时间歇 4~5 小时重复 1~2 次,并酌情调整剂量,最大可达 10~20 mg/d,维持用药可改为间歇疗法。静脉用药起始剂量为 0.5~1.0 mg/d。必要时间歇 2~3 小时重复,最大可达10 mg/d。静脉滴注:每次 5 mg 加入 250 mL 葡萄糖水中 30 分钟滴完。

**(五)用药要点**

(1)本品亦可引起高尿酸血症和高血糖等,但低钾血症发生率较呋塞米低。

(2)不宜将本品加于酸性输液中静脉滴注,以免发生沉淀。

(3)肾功能不全患者大剂量使用时,可能发生皮肤、黏膜及肌肉疼痛,大多持续 1~3 小时消失,如疼痛剧烈或持久,应停药。

(4)治疗高血压水肿时,宜减少降压药的剂量。

(5)少数人可有短暂的中性粒细胞降低、血小板减少;偶有恶心、呕吐、男子乳房发育、皮疹等。

（六）禁忌证

孕妇妊娠初期忌用。

（七）剂型与规格

片剂：1 mg；注射剂：0.5 mg/2 mL。

## 四、氢氯噻嗪（双氢氯噻嗪）

### （一）作用与用途

主要抑制髓襻升支皮质部对 $Na^+$ 和 $Cl^-$ 的再吸收，从而促进肾脏对氯化钠的排泄利尿作用。本品还有较弱的抑制碳酸酐酶作用，本品还有温和的降压作用及抗利尿作用。用于各种类型的水肿，为中等程度水肿首选药物。对心性水肿很有效，对慢性肝、肾疾病引起的水肿疗效稍差。临床上还作为基础降压药与其他降压药配伍应用。对尿崩症有一定疗效，用于治疗轻度尿崩症及对垂体后叶素无效的病例。

### （二）药代动力学及生物药剂学

本品脂溶性高，口服吸收迅速完全。利尿 2 小时内显效，3～6 小时达高峰，持续 6～12 小时。降压在 3～4 天显效，停药后药效持续在一周以内。血浆蛋白结合率 40%～64%，95% 以上以原形从尿中排出。半衰期可达 12 小时。可通过胎盘屏障及排到乳汁。

### （三）药物相互作用

（1）与其他降压药合用可增强其疗效。与普萘洛尔合用，可加强降压作用。

（2）与潴钾利尿药合用，可加强疗效，减少排钾不良反应。

（3）与洋地黄合用时可因失钾而增强洋地黄对心脏毒性。

（4）与锂盐合用可提高锂盐血浓度，合用时应减少锂盐的剂量。

### （四）给药方法与剂量

（1）治疗水肿，每天量 25～75 mg，需要时可增至 100 mg，2 次分服，每周 1～2 次服用，恢复原体重后减至维持量。

（2）治疗心性水肿，对充血性心力衰竭所致水肿有明显疗效，且久用无耐受性，可列为首选。开始时用小剂量，每天 12.5～25.0 mg，以免因盐及水分排泄过快而引起循环障碍或其他症状,同时注意调整洋地黄用量。

(3)治疗肝硬化腹水,剂量及用法根据具体情况而定。利尿过快易出现低血钾和低血钠而诱发肝性脑病。最好与螺内酯合用;常用剂量每天 25～75 mg,分 1～3 次服。可先用小剂量,每天12.5～25.0 mg,根据利尿情况逐步加量。亦可采用间歇疗法,即连续服药3～4 天,间隔 3～4 天,以减少不良反应。

(4)治疗高血压,多与其他降压药合用,可减少后者剂量,减少不良反应。开始时每天 50～75 mg,早晚 2 次分服,一周后减为每天25～50 mg 的维持量。

(5)小儿用药,大于 6 个月口服每天 2 mg/kg,分 2 次服;6 个月以下口服每天 3.3 mg/kg,分两次服。

**(五)用药要点**

(1)服用期间定期检查血电解质,有电解质失衡表现时应停药或减量。长期服用可致低钠血症、低氯血症和低钾性碱中毒,故宜采用间歇疗法。注意大量利尿时应补充钾盐。

(2)长期应用后由于血容量降低,可使肾小球滤过减少,血尿素氮增加,加重肾功能不全,故肾功能不良者慎用。

(3)本品可发生高尿酸血症、血糖升高,故痛风、糖尿病患者慎用。

(4)肝硬化腹水患者慎用,应与螺内酯合用。

(5)停药时应逐渐减量,突然停药可能引起水、钠的潴留。

(6)对磺胺过敏者慎用。

(7)少数患者可产生胃肠道症状,如恶心、呕吐、腹胀及皮肤症状,如皮疹、瘙痒、光敏性皮炎等。亦有少数病例曾发生急性胰腺炎、血小板减少,甚至粒细胞缺乏及肝内阻塞型黄疸而致死,应加注意。

**(六)禁忌证**

无尿、肝性脑病。

## （七）剂型与规格

片剂：10 mg、25 mg。

## 五、螺内酯（安体舒通，螺旋内酯固醇）

### （一）作用与用途

保钾利尿药，有温和而持久的利尿作用。其利尿作用机制为拮抗醛固酮对肾小管的作用。醛固酮能与远曲小管末段及集合管皮质部上皮细胞内的醛固酮受体结合。促进 $K^+$-$Na^+$ 交换使 $Na^+$ 回收而 $K^+$ 随尿排出。本品的化学结构与醛固酮相似，本品能与醛固酮竞争受体，从而阻断醛固酮对肾小管的作用，抑制 $K^+$-$Na^+$ 交换。结果，较多的 $Na^+$ 排出体外，发挥利尿作用，而 $K^+$ 被保留。临床上用于治疗与醛固酮升高有关的水肿，如肝硬化腹水、肾病综合征及充血性心力衰竭水肿等。亦用于诊断及治疗原发性醛固酮增多症，防治服利尿药所致的低钾血症及长期使用肾上腺皮质激素引起的水、钠潴留。

### （二）药代动力学和生物药剂学

口服后从胃肠道吸收迅速，但不完全。口服后 1 天左右起效，3~4 天开始呈现最大利尿效果。停药后仍可持续 5~6 天。血浆蛋白结合率 98%，在体内 80% 迅速代谢为孕烯内酯，发挥药理活性。以代谢物形式排泄到尿中，每天服 2 次剂量时，半衰期 13~36 小时，口服 4 次时半衰期为 9~16 小时。药物或代谢产物能通过胎盘屏障，也能排泄到乳汁中。

### （三）药物相互作用

（1）与阿司匹林合用时，能抑制螺内酯的活性，使效力降低。

（2）与其他利尿药，抗高血压药合用时作用加强。

### （四）给药方法与剂量

（1）治疗伴有醛固酮增多的水肿，常与噻嗪类药合用。常用量：每次 20~40 mg，3 次/天。

（2）诊断和治疗原发性醛固酮增多症，对患者有高血压伴低血钾的患者，如用本品 80~100 mg，3~4 次/天，一周后尿钾明显减少，血钾升高、血钠及二氧化碳结合力下降，提示高血压、低血钾为醛固酮过多所致。应进一步检查确定是原发性还是继发性醛固酮增多症。原发性醛固酮增多症者手术前应使用本品数天，使血压降至合适程度，血钾恢复正常。常用量可达每次40～100 mg，3～4次/天，对于不宜手术或手术后效果不佳者，可用维持量长期治疗以减轻症状。待血钾、血压恢复正常后，可用维持量长期应用，每天40～60 mg分1次或2次服。

(3)小儿用药，口服每天2～3 mg/kg，分3～4次服。

**(五)用药要点**

(1)不良反应较少，服后可能引起头痛、嗜睡、精神紊乱、运动失调、皮疹、月经失调、男子勃起功能障碍、皮疹等不良反应，并可引起低钠血症、高钾血症。

(2)用药过程中避免食用过多的高钾食品，亦不可盲目使用氯化钾。

(3)忌与其他潴钾利尿药合用。

(4)与其他利尿药、抗高血压药合用时后者剂量至少减半。

(5)肝、肾功能损害者，以及孕妇、哺乳妇女慎用。

**(六)禁忌证**

高血钾、肾衰竭、无尿。

**(七)剂型与规格**

片剂：20 mg；胶囊剂：20 mg。

## 六、氨苯蝶啶(三氨蝶啶)

**(一)作用与用途**

本品利尿作用较弱，但尚迅速。作用部位与螺内酯相同，抑制远曲小管和集合管皮质段对$Na^+$的重吸收，增加$Na^+$、$Cl^-$排泄而利尿，对$K^+$则有潴留作用，但本品不是醛固酮拮抗剂。临床上用于治疗心力衰竭、肝硬化和慢性肾炎等引起的顽固性水肿或腹水，亦用于对氢氯噻嗪或螺内酯无效的病例。

**(二)药代动力学和生物药剂学**

本品口服吸收迅速，但不完全(30%～70%)。1小时起效，4～

6 小时作用达高峰，药效持续 12～16 小时。在肝脏内代谢，以原形或代谢物主要由肾排泄，部分排泄到胆汁。半衰期约2小时。动物试验表现可通过胎盘屏障，可排泄到乳汁。

**（三）药物相互作用**

（1）与抗高血压药合用疗效可能相加。

（2）与锂盐合用，能使锂盐血浓度增高引起中毒。

（3）与洋地黄合用时可使生物转化增加，疗效降低。

（4）与噻嗪类排钾利尿药合用，能加强利尿作用。

**（四）给药方法与剂量**

（1）口服，每次 50～100 mg，每天 3 次，饭后服，最高剂量为每天 300 mg。如与别的利尿剂同服剂量须降低。维持量根据患者需要调整，可调整至隔天 100 mg。

（2）小儿，口服：每天开始 4 mg/kg，可增至每天 6 mg/kg，分 2 次于饭后服，最高剂量为每天 300 mg。如与其他利尿剂同服剂量应减少。

**（五）用药要点**

（1）可与食物或牛奶共服，以减少对胃的刺激。

（2）用药期间避免食用高钾食品，禁止补钾。

（3）服本品后，尿常呈淡蓝色荧光。

（4）应用本品后应逐渐停药，防止反跳性钾丢失。

（5）不宜与其他潴钾利尿药合用。

（6）孕妇及育龄的已婚妇女慎用。

（7）偶见恶心、呕吐、嗜睡、腹泻、口干、皮疹等。

**（六）禁忌证**

严重肝、肾功能不全，高钾血症，对本品过敏者。

**（七）剂型与规格**

片剂：50 mg。

# 第三节 抗利尿药

## 一、垂体后叶粉(尿崩停,加压素)

### (一)制剂

鼻吸入粉剂:每瓶 1 g(附小匙)。

### (二)适应证

治疗尿崩症。

### (三)用法与用量

用特制小匙(每匙装量为 30～40 mg)取出本品 1 小匙,以小指头抹在鼻黏膜上;亦可将本品取出倒在纸上,卷成纸卷,用左手压住左鼻孔,用右手将纸卷插入右鼻孔,抬起头轻轻将粉剂吸进鼻腔内。每天 3～4 次。

### (四)注意事项

(1)对本品过敏者、呼吸道炎症、副鼻窦炎、支气管哮喘者及妊娠期妇女禁用。哺乳期妇女用药尚不明确。

(2)高血压、动脉硬化症者慎用。

(3)可引起变异性鼻炎、气喘和肺泡炎等不良反应。

(4)吸入时应避免喷嚏,否则易将药粉喷出,影响药效。

(5)吸入过猛,易引起鼻腔刺激,如鼻痒、流涕及咳嗽。

(6)吸入过深,可引起咽喉紧感、气短、气闷胸痛。

(7)吸入过多,可有头痛,可致腹胀痛,但为时较短。

(8)使用后如有面色苍白、心悸、胸闷、腹痛、皮疹及过敏性休克应停用。

## 二、鞣酸加压素(长效尿崩停)

### (一)制剂

注射剂:每支 100 mg/5 mL。

### (二)适应证

用于诊断和治疗由于缺乏抗利尿激素引起的尿崩症,也可用于其他药物治疗效果不佳的腹部肌肉松弛。

**(三)用法与用量**

深部肌内注射:0.2～1 mL 或由医师据病情而定。初次剂量可自 0.1～0.2 mL 开始,逐渐增加至有效量。

**(四)注意事项**

(1)对本品过敏者、高血压、冠状动脉疾病、动脉硬化、心力衰竭患者及妊娠期妇女禁用。

(2)本品还可引起高钠血症、水潴留及变态反应。

(3)该药不可作为静脉注射用药。

(4)剂量过大可发生水中毒及突发性严重多尿,少数病例发生严重过敏皮疹,注射部位硬结。

(5)注射前需将本品摇匀。

## 三、去氨加压素(弥凝,依他停,的斯加压素)

**(一)制剂**

片剂:每片 100 $\mu g$、200 $\mu g$。注射剂:4 $\mu g$/mL(每支 1 mL)。鼻喷雾剂:100 $\mu g$/mL(每支2.5 mL)。滴鼻液:100 $\mu g$/mL(每支2.5 mL)。

**(二)适应证**

(1)在介入性治疗或诊断性手术前,使延长的出血时间缩短或恢复正常;适用于先天性或药物诱发的血小板功能障碍、尿毒症、肝硬化及不明原因而引起的出血时间延长的患者,使延长的出血时间缩短或恢复正常。

(2)对本品试验剂量呈阳性反应的轻度甲型血友病及血管性血友病的患者,可用于控制及预防小型手术时的出血。在个别情况下,本品甚至会对中度病情的患者产生疗效。

(3)治疗中枢性尿崩症。

(4)本品可用作测试肾尿液浓缩功能,有助于对肾功能的诊断;对于诊断尿道感染的程度尤其有效。

(5)治疗 5 岁以上患有夜间遗尿症的患者。

### (三)用法与用量

1.控制大出血或侵入性手术前预防大出血

按体重 0.3 μg/kg,皮下给药或用生理盐水稀释至 50～100 mL,在 15～30 分钟静脉滴注。若疗效呈阳性,可按起始剂量间隔 6～12 小时重复给药 1～2 次,进一步重复给药可能会使疗效降低。对血友病患者的治疗,应参考对每个患者凝血试验的结果确定治疗方案。

2.中枢性尿崩症

(1)鼻腔给药:成人每天 20～40 μg,儿童 10～20 μg,一次或分 2～3 次用。

(2)口服给药:成人,每次 100～200 μg,每天 3 次;儿童,一次 100 μg,每天 3 次。

(3)静脉注射:每天 1～2 次,成人。每次 1～4 μg(0.25～1 mL);1 岁以上儿童,每次 0.4～1 μg(0.1～0.25 mL);1 岁以下婴儿,每次 0.2～0.4 μg(0.05～0.1 mL)。

3.肾尿液浓缩功能试验

(1)鼻腔给药:成人,每次 40 μg;1 岁以上儿童,每次 10～20 μg。

(2)肌内或皮下注射:成人,每次 4 μg;1 岁以上儿童,每次 1～2 μg;1 岁以下婴儿,每次 0.4 μg。

上述 2 种给药途径均在 1 小时内,尽量排空尿液。用药后 8 小时应收集 2 次尿样,分析尿渗透压。

4.夜间遗尿症

鼻腔给药,有效剂量在 10～40 μg,先从 20 μg 开始,睡前给药,治疗期间限制饮水并注意观察。口服首量为 200 μg,睡前服用,若疗效不显著可增至 400 μg。连续服用 3 个月后停药至少 1 周。

### (四)注意事项

(1)对本品及防腐剂过敏者、习惯性或精神性烦渴者、心功能不全或其他疾病需用利尿剂的患者、中重度肾功能不全者、不稳定性心绞痛及ⅡB型血管性血友病患者禁用。

(2)超量给药会增加水潴留和低钠血症的危险。用药期间需要监测患者的尿量、渗透压和体重,对有些病例还需测试血浆渗透压。

(3)婴儿及老年患者、体液或电解质平衡紊乱、易产生颅内压增高的患者及妊娠期妇女慎用。

(4)可出现头痛、恶心、胃痛、鼻出血等不良反应。

### 四、赖氨加压素

**(一)制剂**

喷雾剂:每支 8 mL,每毫升含 50 加压单位(0.185 mg/mL)。

**(二)适应证**

治疗轻中度的中枢性尿崩症。

**(三)用法与用量**

局部(鼻内)应用:在一侧或双侧鼻孔内喷一下能释放约 2 个加压单位,每个鼻孔各喷 4 下,所供剂量为一次最大完全吸收量。一般每天需要给药 3～4 次。1 瓶药通常能维持 5～7 天。

**(四)注意事项**

(1)对本品过敏者禁用。

(2)呼吸道感染或过敏性鼻炎患者,对赖氨加压素的吸收可能失常,应改用经其他途径给药的抗利尿药。

### 五、氯贝丁酯(氯贝特,安妥明,冠心平)

**(一)制剂**

胶囊剂:每粒 0.125 g、0.25 g、0.5 g。复方氯贝丁酯钙片:每片 0.2 g。

**(二)适应证**

治疗病情较轻的中枢性尿崩症。

**(三)用法与用量**

(1)氯贝丁酯胶囊:每次 0.75～1.00 g,每天 2 次。

(2)复方氯贝丁酯钙片:每次 0.25～0.50 g,每天 3 次,饭后服,本品需长期服药。

**(四)注意事项**

(1)对本品过敏者、原发性胆汁性肝硬化、严重肝肾功能不全的患者及妊娠期妇女禁用。

(2)胆石症、肝功能不全、甲状腺功能亢进、肌病、溃疡病、肾功能不全和对本品不耐受的患者慎用。

(3)本品有降低凝血作用,与抗凝剂合用应调整后者的剂量。

## 六、氯磺丙脲(对氯苯磺酰丙脲)

### (一)制剂

片剂:每片 100 mg、250 mg。

### (二)适应证

治疗中枢性尿崩症。

### (三)用法与用量

每次 250～500 mg,每天 1 次;联合应用另一种口服抗利尿剂时,每天用本品 125 mg 即可。

### (四)注意事项

(1)1 型糖尿病患者,2 型糖尿病患者伴有酮症酸中毒、昏迷、严重烧伤、感染、外伤和重大手术等应激情况,肝、肾功能不全和心力衰竭患者,对磺胺药过敏者,白细胞减少的患者禁用。

(2)妊娠期妇女不宜使用。

(3)本品能使尿崩症患者的空腹血糖降低,可出现低血糖反应,应告知患者不得误餐,不可饮用含乙醇的饮料,否则可出现戒酒硫样反应。

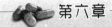

# 第六章

# 生殖系统疾病用药

## 第一节　性激素类药物及避孕药

　　性激素是性腺分泌的激素,主要包括睾丸分泌的雄激素、卵巢分泌的雌激素和孕激素,均属于甾体化合物(类固醇)。临床上应用的性激素类药物是上述性激素的人工合成品及其衍生物,多为甾体化合物。性激素类药物除用于治疗某些疾病外,目前主要用作避孕药。

　　性激素类药物像性激素一样,通过相应的性激素受体发挥作用。性激素受体位于细胞核内,是可溶性 DNA 结合蛋白,可调节特定基因的转录,是转录因子超家族成员。性激素类药物进入细胞后,可直接穿越核膜,与特异性受体结合,使后者在结构上发生构象变化,作用于 DNA,影响转录和蛋白质合成,引起相应的生物学效应。

### 一、雄激素类药物及抗雄激素类药物

　　雄激素类药物包括天然雄激素及其衍生物。雄激素类药物通过提高体内雄激素类化合物的血浆浓度,使雄激素受体的生物活性增强,主要治疗垂体疾病、睾丸疾病和睾丸切除造成的男性性功能低下和男性青春期发育迟缓。抗雄激素类药物主要通过阻断雄激素受体、抑制雄激素生物转化、降低雄激素受体的活性及减少血浆雄激素类化合物的浓度发挥作用,主要用于男性性功能亢进、前列

腺癌等的治疗。

**(一)雄激素类药物**

雄激素类药物包括天然雄激素睾酮或称睾丸素及其人工合成的衍生物,临床应用的雄激素制剂多为人工合成的睾酮及其衍生物。雄激素类药物按化学结构分为17α-烷基取代物和17-羟基酯化衍生物两类,前者有甲睾酮或氟甲睾酮等,后者有丙酸睾酮或丙酸睾酮、十一酸睾酮等。

**1.体内过程**

睾酮口服易被肝脏迅速破坏,生物利用度低,因此口服无效。其主要在肝脏代谢,代谢物与葡萄糖醛酸或硫酸结合失去活性,经肾排泄。此外,睾酮还可在某些靶器官在5α-还原酶的作用下转化成活性更强的二氢睾酮发挥作用。人工合成的雄激素类药物与睾酮相比,17-羟基酯化衍生物极性较低,可植于皮下或溶于油剂中肌内注射,吸收缓慢,作用持久。17α-烷基取代物口服有效,生物利用度高,如甲睾酮可口服或舌下给药,是临床常用药物。

**2.药理作用及机制**

雄激素类药物进入精囊、附睾、前列腺、肾脏、骨骼肌和皮肤等组织的靶细胞内,在5α-还原酶的作用下转化为5α-双氢睾酮,与睾酮一起作为雄激素,与雄激素受体结合,并可在芳香酶作用下转化为雌二醇,与雌激素受体结合。

(1)对生殖系统的作用:促进男性性征和生殖器官发育,并保持其成熟状态。大剂量睾酮可抑制垂体前叶分泌促性腺激素(负反馈),使睾丸雄激素合成减少,对女性可减少雌激素分泌。此外,尚有抗雌激素作用。

(2)同化作用:雄激素能明显地促进蛋白质合成(同化作用),减少氨基酸分解(异化作用),使肌肉增长,体重增加,降低氮质血症,同时出现水、钠、钙、磷潴留现象。

(3)提高骨髓造血功能:在骨髓造血功能低下时,大剂量雄激素通过促进肾脏分泌促红细胞生成素,直接兴奋骨髓合成亚铁血红素,提高骨髓造血功能,促进红细胞生成。

(4)免疫增强作用:促进免疫球蛋白合成,增强机体免疫和巨噬细胞功能,有一定的抗感染能力,此外尚有糖皮质激素样抗炎作用。

(5)心血管系统调节作用:雄激素通过激活雄激素受体和耦联$K^+$通道,对心血管系统有良好的调节作用,表现为影响脂质代谢,降低胆固醇;调节凝血和纤溶过程;通过血管内皮细胞使血管平滑肌舒张,降低血管张力。

3.临床应用

(1)睾丸功能不全:垂体疾病、睾丸疾病、睾丸切除、无睾症或类无睾症、男性青春期发育迟缓等可致睾丸功能不全,男性性功能减退,可用睾酮或其酯类进行替代治疗。

(2)功能性子宫出血:利用雄激素类药物抗雌激素作用,使子宫平滑肌及其血管收缩,内膜萎缩而止血。对绝经期综合征较为合适,也可用于子宫肌瘤。对严重出血病例,可用己烯雌酚、黄体酮和丙酸睾酮等三种混合物作注射,以收止血之效,停药后则出现撤退性出血。

(3)晚期乳腺癌:对晚期乳腺癌或乳腺癌转移者,采用雄激素治疗可使部分病例得到缓解,可能与其抗雌激素作用有关,也可能通过抑制垂体促性腺激素的分泌,减少卵巢分泌雌激素。此外,雄激素尚有抗催乳素刺激乳腺癌的作用。治疗效果与癌细胞中雌激素受体含量有关,受体浓度高者,疗效较好。

(4)贫血:慢性再生障碍性贫血及其他贫血用丙酸睾酮或甲睾酮可使骨髓功能改善,特别是红细胞生成加速,但起效较慢,一般用药2~4个月起效,疗程5~8个月,部分病例停药后易复发。

(5)虚弱:雄激素有同化作用,小剂量可治疗各种消耗性疾病、骨质疏松、生长延缓、肌萎缩等,加快恢复。

4.不良反应及禁忌

(1)女性患者长期应用可能引起痤疮、多毛、声音变粗、闭经、乳腺退化、性欲改变等男性化现象。男性患者可发生性欲亢进,此外,由于雄激素在性腺外组织可转化为雌激素,可引起男性女性化,如乳房肿大。

（2）多数雄激素均能干扰肝内毛细胆管的排泄功能，引起黄疸，肝功能不良者慎用。

孕妇及前列腺癌患者禁用。因有水、钠潴留作用，肾炎、肾病综合征、高血压及心力衰竭患者慎用。

**（二）抗雄激素类药物**

凡能对抗雄激素生理效应的药物均称为抗雄激素类药物，包括雄激素合成抑制剂、5α-还原酶抑制剂、雄激素受体阻断剂。常用的抗雄激素药有环丙孕酮和非那雄胺。

1.环丙孕酮

环丙孕酮为17α-羟孕酮类化合物，具有较强的孕激素作用，反馈性抑制下丘脑-垂体系统，使 LH、FSH 水平降低，进而使睾酮分泌减少；还可阻断雄激素受体，抑制内源性雄激素的作用。可降低男性性欲及性功能，抑制性腺功能，用于降低男性倒错的性欲，不能手术的前列腺癌。可减轻女性多毛症、雄激素依赖性脱发及增高的皮脂腺功能，用于妇女多毛症、痤疮和秃发等。

不良反应有头痛、贫血、胃肠道反应。能减少精子生成，产生不正常精子，导致男性不育，停药后可恢复。女性治疗期间排卵受到抑制也可引起不孕。大剂量引起肝损害，治疗期间，应定期检查肝功。因其抑制性功能和性发育，故禁用于未成年人。

2.非那雄胺

非那雄胺为 5α-还原酶的特异性抑制剂，能抑制外周睾酮转化为二氢睾酮，减少血液和前列腺等组织中二氢睾酮水平，发挥抗雄激素作用，对雄激素受体无亲和力。

前列腺的生长发育和良性增生依赖于二氢睾酮，非那雄胺通过降低血液和前列腺组织中的二氢睾酮水平而抑制前列腺增生，改善良性前列腺增生的临床症状。

不良反应主要表现为性欲降低、男性乳房发育及精液减少。

**二、雌激素类药物及抗雌激素类药物**

雌激素主要由卵巢和胎盘分泌，肾上腺皮质和睾丸也能产生少量雌激素。雌激素类药物有天然和人工合成两类。有些雌激素合成制剂具有抗雌激素作用。

**(一)雌激素类药物**

雌激素类药物包括天然雌激素及人工合成的雌激素类化合物，天然雌激素是卵巢分泌的雌二醇(estradiol,E2)，其在肝脏易被氧化成雌酮(estrone,E1)，血浆及尿中的雌三醇(estriol,E3)是上述物质的代谢产物。目前临床常用的雌激素类药物多为雌二醇的衍生物，按化学结构分为两类：①甾体雌激素类药物，如炔雌醇、炔雌醚、苯甲酸雌二醇及戊酸雌二醇等。雌三醇的雌激素样活性较雌二醇弱，其长效衍生物为尼尔雌醇。近年来，妊马雌酮(结合雌激素，倍美力)应用日益广泛，它是从妊娠马尿中提取的一种水溶性天然结合型雌激素或人工合成，含雌酮硫酸钠和孕烯雌酮硫酸钠。②非甾体雌激素类药物，如己烯雌酚、己烷雌酚等。

1.体内过程

天然雌二醇可经消化道吸收，但易被肝脏破坏，主要采用肌内注射和外用。代谢产物部分以葡萄糖醛酸及硫酸结合的形式从肾脏排出，部分从胆道排泄并形成肝肠循环。人工合成的炔雌醇、炔雌醚或己烯雌酚等在肝内破坏较慢，口服吸收好，作用较持久。酯类衍生物如苯甲酸雌二醇，肌内注射吸收缓慢，作用时间延长。

2.药理作用及机制

雌激素与靶器官细胞核中的雌激素受体(estrogen receptor,ER)结合而发挥作用。ER在全身分布广泛，主要分布于下丘脑-垂体-卵巢轴上。ER有$ER_\alpha$和$ER_\beta$两种亚型，其基因定位于不同染色体上。$ER_\alpha$和$ER_\beta$在配体结合域和转录激活域存在明显的差异，但它们在DNA结合域的高度同源性，提示两种受体能识别相同的DNA序列，因而能调节许多相同的靶基因。女性下丘脑内ER表达高于男性；青春期前$ER_\beta$型占优势，成年后$ER_\alpha$型占优势。$ER_\alpha$足量表达于女性生殖器官，如子宫、阴道和卵巢；$ER_\beta$高表达于前列腺及卵巢，肺、骨骼、脑及脉管系统表达较少。未结合配体的ER在细胞核内以单体存在，雌激素与ER结合后再与特殊序列的核苷酸——

雌激素反应因子(estrogen response elements,EREs)结合形成 ER-DNA 复合物。该复合物募集辅激活因子,包括类固醇受体辅激活因子-1(steroid receptor coactivator-1,SRC-1)和其他蛋白,引起组蛋白乙酰化,进而引起靶基因转录和相应蛋白质合成,发挥各种药理作用。

(1)对未成年女性:雌激素能促使女性第二性征和性器官发育成熟,如子宫发育、乳腺腺管增生及脂肪分布变化等。

(2)对成年女性:除保持女性性征外,还参与形成月经周期。

(3)排卵和乳腺分泌:小剂量雌激素,特别是在孕激素配合下,促进促性腺激素释放,促进排卵;较大剂量时,则通过负反馈机制减少促性腺激素分泌,抑制排卵。小剂量雌激素促进乳腺导管及腺泡生长发育;大剂量抑制催乳素作用,使乳汁分泌减少。此外还有对抗雄激素的作用。

(4)代谢:促进肾小管对水、钠的重吸收,有轻度水、钠潴留作用;能增加骨骼钙盐沉积,加速骨骺闭合;大剂量可使三酰甘油和磷脂升高而胆固醇降低,增加高密度脂蛋白;也使糖耐量降低。

(5)其他:雌激素对心脏和神经系统具有保护作用,并有促进凝血作用。

3.临床应用

雌激素主要用于围绝经期替代治疗、化疗和作为避孕药的组成成分。

(1)绝经期综合征:绝经期综合征(更年期综合征)是指绝经期妇女垂体与卵巢的内分泌平衡失调,雌激素分泌减少,垂体促性腺激素分泌增多,出现一系列内分泌失调症状。雌激素可抑制垂体促性腺激素的分泌从而减轻各种症状。

(2)骨质疏松:雌激素可抑制破骨细胞活性,减少骨质重吸收,对老年骨质疏松症有一定疗效。

(3)老年性阴道炎、阴道干燥症和泌尿生殖道肥大等,局部用药有效。

(4)卵巢功能不全和闭经:雌激素可促进外生殖器、子宫及第二性征的发育,用于原发性或继发性卵巢功能低下。与孕激素类合用,可产生人工月经周期。

(5)功能性子宫出血:雌激素促进子宫内膜增生,修复出血创面而止血,也可适当配伍孕激素,以调整月经周期。

(6)回乳及乳房胀痛:部分妇女停止授乳后可发生乳房胀痛,大剂量雌激素干扰泌乳素对乳腺的刺激作用,抑制泌乳,克服胀痛,俗称回奶。

(7)晚期乳腺癌:能缓解绝经5年以上的乳腺癌患者的症状。研究表明,乳腺癌的发生可能与内源性雌酮有关,绝经后卵巢停止分泌雌二醇,而肾上腺分泌的雄烯二酮在周围组织可转化为雌酮,其对乳腺的持续作用,可能是导致乳腺癌的重要原因。大剂量雌激素抑制垂体前叶分泌促性腺激素,减少雌酮的产生。另外,雌激素还可竞争雌激素受体。但绝经前乳癌患者禁用,因雌激素可促进乳腺肿瘤生长。

(8)前列腺癌:较大剂量雌激素抑制垂体促性腺激素分泌,使睾丸萎缩,抑制雄激素的产生,同时又有抗雄激素作用,使前列腺癌症状改善,肿瘤病灶缩小或退化。

(9)避孕:见避孕药。

(10)痤疮:青春期痤疮是由于雄激素分泌过多,刺激皮脂腺分泌,引起腺管阻塞并继发感染。雌激素能抑制雄激素分泌并拮抗其作用。

4.不良反应及禁忌

雌激素剂量较大时,可出现剂量依赖性不良反应。

(1)消化道症状:常见恶心、食欲缺乏,早晨较多见。从小剂量开始,逐渐增加剂量可减轻反应;改用注射剂则此种反应较轻。

(2)致癌:长期大量应用可引起子宫内膜过度增生,发生子宫出血,故慎用于有子宫内膜炎者;绝经后雌激素替代疗法可增加子宫癌的发病率;妊娠第1~3个月服用己烯雌酚或其他雌激素可提高阴道癌和宫颈癌发病率,甚至使出生的女孩在青春期患阴道腺癌。

(3)代谢:大剂量可引起水、钠潴留,长期大量使用可引起高血压、水肿及加重心力衰竭。

（4）其他：本药在肝灭活，可引起胆汁淤积性黄疸。

（5）妊娠期不应使用雌激素，以免胎儿发育异常。

### （二）抗雌激素类药

抗雌激素类药物是一类具有抑制或减弱雌激素作用的药物。目前临床常用氯底酚胺和他莫昔芬。

1.氯底酚胺

氯底酚胺也称氯米芬，属非甾体抗雌激素药物，为三苯乙烯衍生物，与己烯雌酚的化学结构相似。

（1）药理作用与机制：氯底酚胺是选择性雌激素受体调节剂，能与雌激素受体结合，有较弱的雌激素活性和较强的抗雌激素作用，能促进人的垂体前叶分泌促性腺激素，从而诱使排卵，与其能在下丘脑竞争雌激素受体、消除内源性雌激素的负反馈作用有关。对男性则有促进精子生成的作用。

（2）临床应用：氯底酚胺可用于治疗无排卵的不孕症、避孕药引起的闭经及月经紊乱、多囊卵巢、功能性子宫出血、乳房纤维囊性疾病和晚期乳癌等，也用于精子缺乏的男性不育症。

（3）不良反应：不良反应的发生一般与所用剂量有关，常见的有卵巢肿大和囊肿形成、面部潮红（与绝经期综合征相似）、腹部和盆腔不适或疼痛。此外，还有恶心、头晕、乳胀、体重增加、短暂的视觉模糊、可逆性脱发、失眠、精神抑郁和肝功能异常。

氯底酚胺可使多胎发生率增加。动物试验证明本品可致畸胎，一旦受孕应立即停药。连续服用大剂量可引起卵巢肥大，卵巢囊肿患者禁用。

2.他莫昔芬

他莫昔芬（tamoxifen，TMX）也称三苯氧胺，为非甾体抗雌激素药物，其结构与雌激素相似，有 E 型和 Z 型两个异构体，E 型具有弱雌激素活性，Z 型具有抗雌激素作用。他莫昔芬 Z 型异构体能与乳腺癌细胞的雌激素受体结合，抑制雌激素依赖性肿瘤细胞的增殖。主要用于晚期、复发及不能手术治疗的乳腺癌，尤其是绝经期高龄患者的首选药物；也用于乳腺癌术后转移的辅助治疗，预防复发；此外，尚可用于乳腺增生的短期治疗。其不良反应有胃肠道反应；生殖系统反应表现为月经失调、子宫内膜增生、阴道出血等；偶见肝功能异常和白细胞、血小板减少；大剂量长期应用可致视力障碍，如白内障。

### 三、孕激素类药物及抗孕激素类药物

孕激素类药物多为黄体酮及其衍生物，主要用于体内孕激素分泌不足所致的各种疾病，也可用于避孕。孕酮受体阻滞剂和 3β-羟基甾体脱氢酶（3 beta hydroxy steroid dehydrogenase，3β-SDH）抑制剂具有抗孕激素作用。

### （一）孕激素类药物

孕激素类药物包括天然孕激素孕酮（progesterone，P4）和人工合成的孕激素药物。临床应用的孕激素类药物主要是人工合成品及其衍生物，按化学结构可分为两大类：①17α-羟孕酮类：从黄体酮衍生而得，如甲羟孕酮（甲孕酮，安宫黄体酮）、甲地孕酮、氯地孕酮及长效的己酸羟孕酮，其活性类似内源性激素；②19-去甲基睾酮类：由炔孕酮衍生而来，如炔诺酮、炔诺孕酮、左炔诺孕酮、孕二烯酮等。19-去甲基睾酮衍生物除具有孕激素活性外，还具有部分雄激素活性。

#### 1.体内过程

孕酮口服后在胃肠及肝迅速被破坏，生物利用度低，故需注射给药。血浆中的黄体酮大部分与血浆蛋白结合，游离的仅占 3%，其代谢产物主要与葡萄糖醛酸结合，从肾排出。人工合成的炔诺酮、甲地孕酮等作用较强，在肝破坏较慢，可以口服，是避孕药的主要成分。油溶液肌内注射可发挥长效作用。

#### 2.药理作用及机制

孕激素通过与孕酮受体（progesterone receptor，PR）结合发挥作用。PR 有 $PR_A$ 和 $PR_B$ 两种亚型。孕酮与其受体结合后，受体磷酸化，募集辅助激活因子，或直接与通用转录因子相互作用，引起蛋

白质构象改变,产生效应。$PR_B$介导孕酮的刺激效应,$PR_A$则抑制$PR_B$及其他激素受体的转录活性。在月经周期中,$PR_A$和$PR_B$的比例不断变化,$PR_A$存在于整个月经周期中,而$PR_B$则出现于卵泡中期,在黄体早期明显降低。

(1)生殖系统。①子宫:月经后期,在雌激素作用的基础上,使子宫内膜继续增厚、充血、腺体增生并分支,由增殖期转为分泌期,有利于受精卵的着床和胚胎发育;妊娠期,松弛子宫平滑肌,抑制子宫收缩,降低子宫对缩宫素的敏感性,有保胎作用;抑制宫颈上皮分泌黏液,减少精子进入子宫。②输卵管:抑制输卵管节律性收缩和纤毛生长。③阴道:加快阴道上皮细胞脱落。④乳房:与雌激素一起促使乳腺腺泡发育,为哺乳做准备。⑤排卵:大剂量可抑制垂体前叶 LH 的分泌,从而抑制卵巢排卵。

(2)代谢:竞争性对抗醛固酮,促进 $Na^+$ 和 $Cl^-$ 的排泄并利尿;促进蛋白质分解,增加尿素氮排泄,诱导肝药酶,促进药物代谢。

(3)神经系统。①升高体温:孕酮通过下丘脑体温调节中枢影响散热过程,使月经周期的黄体相基础体温较高;②中枢抑制和催眠。

3.临床应用

孕激素主要用于激素替代治疗、化疗和避孕。

(1)黄体功能不足。①功能性子宫出血:因黄体功能不足所致子宫内膜不规则的成熟与脱落而引起子宫出血时,应用孕激素类可使子宫内膜协调一致地转为分泌期,停药后 3～5 天发生撤退性出血。②先兆流产与习惯性流产:由于黄体功能不足所致的先兆流产与习惯性流产,疗效不确实;19-去甲睾酮类具有雄激素作用,可使女性胎儿男性化,黄体酮有时也可能引起生殖器畸形,现已不主张使用,仅在确因孕激素分泌过低的先兆流产才考虑使用。

(2)痛经和子宫内膜异位症:孕酮可抑制排卵并减轻子宫痉挛性收缩从而止痛,也可使异位的子宫内膜萎缩退化。与雌激素制剂合用,疗效更好。

(3)化疗。①子宫内膜癌:大剂量孕酮可通过负反馈抑制下丘脑和腺垂体,诱导肝药酶促进雄激素降低,减少其转变为雌二醇,减少雌激素生成,使子宫内膜癌体萎缩;②前列腺肥大或癌症:大剂量孕酮还可反馈抑制腺垂体分泌间质细胞刺激素,减少睾酮分泌,促进前列腺细胞萎缩退化。

(4)避孕:单独或与雌激素联合应用(见避孕药)。

4.不良反应

较少,偶见头晕、恶心及乳房胀痛等;长期应用可引起子宫内膜萎缩、子宫出血、月经量减少甚至停经,并易诱发阴道真菌感染。有些不良反应与雄激素活性有关,如性欲改变、多发或脱发、痤疮;大剂量使用 19-去甲睾酮类可致肝功能障碍,女性胎儿男性化,胎儿生殖器畸形。

**(二)抗孕激素类药物**

抗孕激素类药物通过干扰孕酮与受体结合或抑制其合成发挥抗孕激素作用。常用药物分两类:①孕激素受体阻滞剂,如米非司酮、孕三烯酮、利洛司酮等;②3β-羟基甾体脱氢酶抑制剂,如环氧司坦、曲洛司坦等。

1.米非司酮

米非司酮为第 1 个孕酮受体阻滞剂,其对子宫内膜孕酮受体的亲和力比黄体酮强 5 倍,从而产生较强的抗孕酮作用,无孕激素、雌激素、雄激素和抗雌激素活性,有一定的抗糖皮质激素活性。

米非司酮具有抗早孕作用,主要用于妊娠第 1～3 个月的药物性流产,其能明显增加妊娠子宫对前列腺素的敏感性,与前列腺素类药物序贯用药,可提高完全流产率。米非司酮可对抗黄体酮对子宫内膜的作用,具有抗着床作用,单用可作为房事后紧急避孕的有效措施。

不良反应有恶心、乏力、下腹痛、头晕、乳房胀、头痛、呕吐等,但发生率低,症状较轻微,无须处理。

2.环氧司坦

环氧司坦为 3β-羟基甾体脱氢酶(体内孕酮合成不可缺少的酶)抑制剂,能抑制卵巢和胎盘孕酮的合成,降低体内孕酮水平,导致流产。临床用于抗早孕,与前列腺素合用,效果更好。

#### 四、避孕药

避孕药是阻碍受孕或防止妊娠的一类药物,使用避孕药是目前避孕方法中的一种安全、有效、使用方便、较理想的避孕方法。

生殖过程包括精子和卵子的形成与成熟、排卵、受精、着床以及胚胎发育等多个环节。阻断其中任何一个环节都可以达到避孕和终止妊娠的目的。这些环节多发生在女性体内,故目前常用的避孕药大多属于女性避孕药,包括复方甾体激素和具有杀精作用的外用避孕药,男性避孕药较少。

##### (一)甾体避孕药

甾体避孕药由不同类型的雌激素和孕激素配伍组成,包括口服的短效或长效制剂、长效注射剂、事后避孕药和探亲避孕药。制剂剂型有片剂、膜剂、丸剂、油制注射剂和缓释剂,近年来研制成模拟月经周期中内分泌变化的多相口服避孕药,每个服药周期摄入的雌激素和孕激素量降低,长期用药更安全。

1.药理作用及机制

(1)抑制排卵:外源性雌激素和孕激素通过负反馈机制抑制下丘脑 GnRH 的释放,从而减少 FSH 分泌,使卵泡的生长成熟过程受到抑制,同时孕激素又抑制 LH 释放,阻碍卵子的成熟和排卵。停药后,垂体前叶产生和释放 FSH 和 LH 以及卵巢排卵功能都可很快恢复。

(2)抗着床:孕激素有抗雌激素作用,干扰子宫内膜正常增生,腺体少而内膜萎缩,与胚胎发育不同步,不适宜受精卵着床。

(3)其他:除上述作用外,此类药物还可干扰生殖过程的其他环节,如可能影响子宫和输卵管的正常活动,以致受精卵不能适时地到达子宫;孕激素使宫颈黏液变得更黏稠,量减少,拉丝度降低,精子不易进入子宫腔,影响卵子受精。

2.临床应用

(1)短效口服避孕药:如复方炔诺酮片(口服避孕片Ⅰ号)、复方甲地孕酮片(口服避孕片Ⅱ号)及复方炔诺孕酮甲片等。从月经周期第5天开始,每晚1片,连服22天,不能间断。一般于停药后2~4天发生撤退性出血,形成人工月经周期。下次服药仍从月经来潮第5天开始,如停药7天仍未来月经,则应立即服下一周期的药物。偶尔漏服,应于24小时内补服1片,且警惕有妊娠可能。

(2)长效口服避孕药:是以长效雌激素炔雌醚与不同孕激素如炔诺孕酮或氯地孕酮等配伍而成的复方片剂。用法是从月经来潮当天算起,第5天服1片,最初两次间隔20天,以后每月服1次,每次1片。

(3)长效注射避孕药:如复方己酸孕酮注射液(避孕针1号)和复方甲地孕酮注射液。第1次于月经周期第5天深部肌内注射2支,以后每隔28天或于每次月经周期的第11~12天注射1支。一般于注射后12~16天月经来潮。

(4)事后避孕药:用于无避孕措施或避孕失败后预防妊娠的补救措施(又称紧急避孕),常用的有左炔诺孕酮(毓婷,安亭)、米非司酮(弗乃尔)。左炔诺孕酮用法:在无避孕措施的性生活或避孕失败后72小时(3天)内服毓婷1片(0.75 mg),12小时后再服1片。米非司酮用法:在无避孕措施的性生活或避孕失败后72小时内服1片米非司酮(25 mg),服药越早越好,最好空腹或进食2小时后服用。注意事后避孕药仅作为紧急情况下的一种补救措施,偶尔使用,不能作为长期避孕措施。紧急避孕失败而妊娠者,新生儿畸形发生率高,必须终止妊娠。

(5)探亲避孕药:也称抗着床避孕药,本类药物主要使子宫内膜发生各种功能和形态变化,不利于受精卵着床。我国多用大剂量炔诺酮(探亲避孕片,每片5 mg)、甲地孕酮(探亲1号,每片2 mg)或双炔失碳酯(53号抗孕片)。本类药物主要优点是其应用不受月经周期的限制。一般于同居当晚或事后服用,14天以内必须连服14片,如超过14天,应接服Ⅰ号或Ⅱ号口服避孕药。探亲避孕药不能作为长期避孕措施,每年使用不超过2次。

(6)避孕药缓释系统:将孕激素(黄体酮、炔诺孕酮、甲羟孕酮、甲地孕酮等)与某些具备缓慢释放性能的高分子化合物(称缓释剂)制备成多种剂型,在体内持续地释放低剂量的避孕药,从而达到长效避孕作用。目前已在临床使用的避孕缓释系统有皮下埋植剂、阴道环、含药宫内节育器、微球或微囊注射剂等。如含黄体酮宫内节育器于月经后第 3～7 天时,经阴道从宫颈外口置入宫腔底部,每只含黄体酮 38 mg,每天缓慢释放 50～60 $\mu$g,试用期 1 年。

(7)多相片剂:为了使服用者的性激素水平近似正常月经周期水平,减少经期出血的发生率,可将避孕药制成多相片剂,如炔诺酮双相片、三相片和炔诺孕酮三相片。

炔诺酮双相片:开始 10 天每天服 1 片含炔诺酮 0.5 mg 和炔雌醇 0.035 mg 的片剂,后 11 天每天服 1 片含炔诺酮 1 mg 和炔雌醇 0.035 mg的片剂,很少发生突破性出血是其优点。

炔诺酮三相片:开始 7 天每天 1 片,含炔诺酮 0.5 mg,中期 7 天和最后 7 天分别含炔诺酮 0.75 mg 和 1 mg,炔雌醇含量均为 0.035 mg,其效果较双相片更佳。

炔诺孕酮三相片:开始 6 天每天 1 片,含炔诺孕酮 0.05 mg 和炔雌醇 0.03 mg,中期 5 天每片含炔诺孕酮 0.075 mg 和炔雌醇 0.04 mg,后 10 天每片含炔诺孕酮 0.125 mg 和炔雌醇 0.03 mg。这种服法更符合人体内源性激素的变化规律,临床效果更好。

3.不良反应

不良反应的发生与避孕药中雌孕激素的比例、类型、剂型及给药途径有关。

(1)类早孕反应:少数妇女在用药初期可出现轻微的类早孕反应,如恶心、呕吐及择食等。由雌激素引起,坚持用药 2～3 个月可减轻或消失。

(2)子宫不规则出血:较常见于用药后最初几个周期中,轻者点滴出血,不用处理,随服药时间延长可逐渐停止。流血偏多者,每晚可加服炔雌醇,直至停药。流血近似月经量则停止服药,作为 1 次月经来潮,于出血第 5 天开始服用下一周药物,或更换避孕药物。

(3)月经失调:服用短效避孕药常出现经量减少或闭经,有不正常月经史者较易发生。如连续 2 个月闭经,应停药。服长效口服避孕药经量增多,经期延长,出血较多时可用止血药,必要时注射丙酸睾酮。应用长效注射避孕药,常可出现月经不规则,如经期延长、经量多、周期缩短、不规则出血或闭经,多见于用药前 3 个月。

(4)乳汁减少:少数哺乳妇女乳汁分泌减少。

(5)凝血功能亢进:本类药物可诱发血栓性静脉炎、肺栓塞或脑血管栓塞等。

(6)其他:少数人可见肝功能轻度损伤,部分妇女体重增加,少数人前额及面部皮肤发生色素沉着。

4.禁忌证及应用注意

(1)急慢性肝炎、肾炎、雌激素依赖性肿瘤、糖尿病、血栓性疾病、充血性心力衰竭、严重高血压患者禁用。

(2)服药期间受孕应终止妊娠,要求生育时应停药半年后再孕,以防生育畸胎。

(3)哺乳期妇女不宜使用,避孕药可使乳汁分泌减少,并降低乳汁的质量,还能进入乳汁,对乳儿产生不良影响。

(4)用药期间同时服用利福平、苯巴比妥、苯妥英钠等肝药酶诱导剂,可加速甾体避孕药在肝脏代谢;长期口服广谱抗菌药,减少肠道菌丛,抑制肠道中雌激素结合物水解,妨碍雌激素吸收。

**(二)外用避孕药**

常用的外用避孕药多是一些具有较强杀精作用的药物,制成胶冻、片剂或栓剂等,放入阴道后,药物自行溶解而散布在子宫颈表面和阴道壁,发挥杀精子作用,故也叫杀精剂。它的优点是使用方便,不影响内分泌和月经,如正确使用,效果也很好。

非离子型表面活性剂壬苯醇醚是目前公认杀精效果最强的杀精子药,对精子细胞膜有破坏作用,改变精子细胞渗透性,从而使精子失去活力或杀死精子。此外,尚有抗病毒作用。

本类药物还有孟苯醇醚、辛苯醇醚等。

**(三)男性避孕药**

目前,世界上还没有一个成熟的男性避孕药可供广泛使用,研究较多的有棉酚、雄激素、孕激素-雄激素复合剂和环丙氯地孕酮。

棉酚是从锦葵科植物草棉、树棉或陆地棉成熟种子、根皮中提取的一种多元酚类物质,我国学者先发现它有抗生育作用,并在国内进行大量研究及临床试用。

棉酚破坏睾丸生精上皮细胞,以精子细胞和精母细胞最为敏感,导致精子畸形、死亡,直至无精子。临床上男性服药 4 个月后均出现无精子或极少精子,且不活动;停药后药效可持续 3～5 周,以后逐渐恢复生育功能。棉酚作为男性避孕药使用存在的主要问题是发生低血钾肌无力症和永久性无精子症,虽然发生率很低,但限制了它的广泛推广使用。

棉酚除用作口服男用避孕药外,还用于治疗妇科疾病,如月经过多或失调、子宫肌瘤、子宫内膜异位症等。

# 第二节　促性腺激素类药物

促性腺激素的种属特异性极强,从动物腺垂体提取的制品对人几乎无效,人的垂体促性腺激素极难得到。腺垂体促性腺激素的分泌受下丘脑促性腺激素释放激素(GnRH)的调控,性腺分泌的性激素对腺垂体和下丘脑具有反馈抑制作用,妇女绝经期后这种负反馈减弱,故腺垂体的促性腺激素的分泌明显增加;孕妇绒毛膜能分泌大量的绒毛膜促性腺激素。这些激素分泌后最终主要经尿液排出。从孕妇、绝经期妇女尿液中提取、纯化后的这些促性腺激素制剂仍具有促进卵泡生长、成熟和排卵及促进和维持黄体功能的作用。临床上常用的促性腺激素类药物有绒毛膜促性腺激素、尿促性素、尿促卵泡素和重组人卵泡刺激素,本节主要介绍前 2 项。

## 一、绒毛膜促性腺激素

绒毛膜促性腺激素(chorionicgonadotropin,CG)由妊娠期妇女尿中提取,成分为糖蛋白,由 244 个氨基酸残基组成,分子量 36 700,白色或黄白色无定形粉末,水溶液不稳定,临用时配制。

**(一)体内过程**

绒毛膜促性腺激素的半衰期(half time, $t_{1/2}$)为双相,分别为 11 小时和 23 小时,达峰时间(peak time, $T_{max}$)约 12 小时,120 小时后降至稳定的低浓度,24 小时内 10%～12%的药物以原形经肾排出。

**(二)药理作用**

绒毛膜促性腺激素的作用与 LH 相似,FSH 样作用甚微。对女性促进和维持黄体功能,使其合成孕激素,促进卵泡生成和成熟,模拟生理性促黄体生成素高峰而促发排卵;给药后 32～36 小时发生排卵。对男性垂体功能不足者,使其产生雄激素,促使睾丸下降和男性第二性征的发育、成熟。

**(三)临床应用**

(1)不孕症:①垂体促性腺激素不足所致的女性无排卵不孕症,常在氯米芬治疗无效后,本品与尿促性素合用,促进排卵。②垂体功能低下所致男性不育,与尿促性素合用。长期促性腺激素功能低下者,还应辅以睾丸素治疗。③与促性腺激素合用于体外受精获取多个卵母细胞。

(2)女性黄体功能不足、功能性子宫出血、妊娠早期先兆流产、习惯性流产。

(3)隐睾症、男性性功能减退。

**(四)不良反应及禁忌**

(1)用于促排卵时,可诱发卵巢囊肿或轻到中度的卵巢肿大较常见,常伴轻度胃胀、胃痛和盆腔痛,通常 2～3 周消退。少见严重的卵巢过度刺激综合征,由于血管通透性显著提高而致体液在胸腔、腹腔和心包腔内迅速大量积聚引起多种并发症,如血容量降低、电解质紊乱、血液浓缩、腹腔出血、血栓形成等。临床表现为腹部或盆腔剧烈疼痛、消化不良、尿量减少、恶心、呕吐或腹泻、气促、下肢水肿等。常常发生在排卵后 7～10 天或治疗结束后,严重者可危及生命。

（2）治疗隐睾症时偶可发生男性性早熟，表现为痤疮、阴茎和睾丸增大、阴毛生长增多、身高生长过快。

（3）乳房肿大、头痛、易激动、精神抑郁、易疲劳等较少见。偶见注射局部疼痛、过敏性皮疹。

怀疑有垂体增生或肿瘤，前列腺癌或其他与雄激素有关的肿瘤患者禁用。性早熟者、诊断未明的阴道流血、子宫肌瘤、卵巢囊肿或卵巢肿大、血栓性静脉炎、对性腺刺激激素过敏者禁用。孕妇及哺乳期妇女慎用。

## 二、尿促性素

尿促性素（human menopausalgonadotropin，HMG）也称绝经促性素，由绝经期妇女尿中提取，为类白色或淡黄色粉末，溶于水。

### （一）体内过程

尿促性素肌内注射能吸收，$T_{max}$ 为 4～6 小时，给药后血清雌二醇在 18 小时达峰，升高 88%，静脉注射 150 U 后，药物的 $C_{max}$ 为 24 U/L，在 15 分钟达峰，消除为双相，主要经肾脏排泄。

### （二）药理作用

尿促性素主要具有 FSH 的作用，LH 样作用甚微。对女性，刺激卵泡生长成熟，促进卵泡分泌雌激素，使子宫内膜增生；其后加用绒促性素，增加排卵作用。对男性则促进生精小管发育、精原细胞分裂和精子成熟。

### （三）临床应用

与绒毛膜促性腺激素或氯米芬配合使用，用于促性腺激素分泌不足所致闭经、无排卵性不孕症的治疗。用药期间定期进行全面检查：B 超、雌激素水平、宫颈黏液检查及每天测基础体温。此外，也可用于男性精子缺乏症等的治疗。

### （四）不良反应及禁忌

过量可致卵巢刺激过度综合征、卵巢增大、卵巢囊肿破裂、多胎妊娠及流产等，如发生卵巢刺激过度综合征，患者必须住院观察。

个别可有发热、腹水、胸膜渗出及动脉血栓栓塞。妊娠、卵巢功能不全、卵巢囊肿、原因不明的阴道出血、子宫肌瘤、对激素敏感的恶性肿瘤等禁用。

# 第三节 促性腺激素释放激素类药物及其阻滞剂

## 一、促性腺激素释放激素类药物

促性腺激素释放激素(GnRH)由下丘脑神经元分泌,可与垂体促性腺激素细胞表面的 GnRH 受体结合,通过 cAMP 和钙离子作用,促进腺垂体 FSH 和 LH 的分泌。天然 GnRH 在体内被迅速破坏。如对其结构进行改造,在天然 GnRH 十肽的第 6、10 位以不同的氨基酸、酰胺取代原来氨基酸的结构,合成促性腺激素释放激素激动剂(gonadotropic releasing hormone agonist,GnRH-a),其稳定性及与 GnRH 受体的亲合力大大增强,半衰期延长。此类药物包括戈那瑞林、亮丙瑞林、戈舍瑞林、曲普瑞林、布舍瑞林、普罗瑞林等。

戈那瑞林:戈那瑞林为白色或淡黄色粉末,溶于水或 1% 冰醋酸,在甲醇中略溶。

### (一)体内过程

戈那瑞林口服极少吸收,静脉注射 3 分钟达 $C_{max}$,$t_{1/2}$约 6 分钟,在血浆中水解成无活性的代谢产物,经肾排泄。对血浆中 LH 的升高作用较快、较强,而对 FSH 的升高作用较慢、较弱。

### (二)药理作用

戈那瑞林为促黄体生成素释放激素,能刺激垂体合成和释放 FSH 和 LH。LH 能使睾丸间质合成和分泌雄激素,LH 和 FSH 的双重作用促进卵巢合成和分泌雌激素。单剂使用时能增加循环中的性激素;连续使用可致腺垂体中促黄体生成素释放激素受体下调,相当于阻止垂体 LH 分泌,从而阻断性激素的分泌,达到睾丸或卵巢切除的效果。

**（三）临床应用**

戈那瑞林可用于治疗下丘脑性闭经所致不育、原发性卵巢功能不足，特别是对氯米芬无效的患者；治疗小儿隐睾症及雄激素过多、垂体肿瘤等；治疗激素依赖性前列腺癌和乳腺癌。此外，在体外受精时，先用大剂量 GnRH 类似物抑制内源性 GnRH 分泌，再用外源性 GnRH 诱导多个卵子同步发育成熟，以便收集供体外受精之用。

**（四）不良反应及禁忌**

一般反应有恶心、腹部不适、头晕、月经过多、性欲丧失、多胎妊娠及注射处炎症等，偶有暂时性阴茎肥大、变态反应等。还有一些是本品治疗某些疾病时所特有，如治疗前列腺癌开始阶段由于 GnRH 对垂体-性腺的短暂兴奋致睾酮浓度暂时升高，病情加重，可加用抗雄激素药环丙孕酮数周。苯甲醇过敏者和腺垂体瘤患者禁用。

## 二、促性腺激素释放激素阻滞剂物

促性腺激素释放激素拮抗剂（gonadotropin releasing hormone antagonist，GnRH-An）与 GnRH-a 同时发现。在 GnRH-An 中，不仅改变天然 GnRH 十肽的第 6、10 位氨基酸，还改变了其他位置的氨基酸，因此与 GnRH 受体的亲和力更高，能竞争性占领垂体的 GnRH 受体，影响内源性 GnRH 与受体结合，但没有类似 GnRH 的作用，不会刺激垂体分泌 FSH 和 LH。常用药物有西曲瑞克和阿贝瑞克。

西曲瑞克：西曲瑞克以醋酸盐形式存在，白色粉末，用注射用水溶解。

**（一）体内过程**

皮下给药为二室模型，静脉给药符合三室模型，$t_{1/2}$ 分别为 30 小时和 12 小时，皮下给药每天 1 次，0.25～3.00 mg，14 天后显示线性动力学。

**（二）药理作用**

西曲瑞克与内源性 GnRH 竞争垂体细胞膜上的受体，阻断

GnRH 的作用,抑制 LH 和 FSH 的合成和分泌,推迟女性 LH 峰出现,从而抑制排卵。停药后,内源性 LH 和 FSH 的分泌迅速恢复。

### (三)临床应用

对接受控制性超排卵辅助生殖治疗的妇女,与 GnRH-a 配合使用,控制 LH 峰提前出现,控制排卵。还可用于子宫内膜异位症、子宫肌瘤、前列腺肥大和前列腺癌的治疗。

### (四)不良反应及禁忌

注射部位偶可出现轻微和短暂的反应,每天更换注射部位。对西曲瑞克和外源性多肽激素及甘露醇过敏者、妊娠及哺乳期和绝经妇女、严重肝肾功能损害者禁用。

# 第四节 影响性功能的药物

近年来,由各种原因引起的性功能障碍的发生不断增加,人们正在积极探索治疗性功能障碍的有效药物。而一些药物在治疗疾病的过程中也会对患者性功能产生影响,引起性功能障碍,成为导致患者放弃治疗的一个重要因素,因此,如何防治药物诱导的性功能障碍成为一个值得关注的问题。

## 一、性功能兴奋剂

能兴奋或增强性功能的药物,称为性功能兴奋剂,也称催欲药,临床主要用于治疗勃起功能障碍。

### (一)治疗勃起功能障碍的药物

勃起功能障碍(erectile dysfunction,ED)即阳痿,是指在有性欲要求时,阴茎持续不能获得或维持充分勃起,从而不能进行满意的性生活。ED 正变得越来越普遍,已成为一个重要的公共卫生问题。目前,口服药物仍是治疗 ED 的首选方法。根据药物作用机制及作用部位不同,治疗 ED 的药物分为中枢激动(启动)剂、中枢调节(促进)剂、外周激动(启动)剂和外周调节(促进)剂 4 类。

1.中枢激动(启动)剂

中枢激动(启动)剂作用于下丘脑性活动中枢,启动勃起功能。阿扑吗啡为最常用的中枢激动(启动)剂,吗啡的衍生物,脂溶性强,可直接通过血-脑屏障,与下丘脑内 $DA_2$ 受体结合,通过控制性欲的下丘脑室旁核,把下丘脑的电脉冲传至脊髓促使血液流往阴茎。同时它亦激活 NOS,使 NO 合成增加,血液流动增加,并导致阴茎勃起。

主要不良反应为恶心、打哈欠、嗜睡、疲乏、低血压等,多与刺激中枢神经系统的 DA 受体有关。

2.中枢调节(促进)剂

中枢调节(促进)剂通过改善中枢神经系统内环境,促进或增强勃起功能。

(1)育亨宾:育亨宾也称痿必治或安慰乐得,最早是从非洲的育亨宾树皮中提取的吲哚生物碱,在非洲自古以来就用作催欲药。其主要作用是中枢效应,能选择性阻断突触前的 $α_2$ 受体,使海绵体神经末梢释放较多的去甲肾上腺素,减少阴茎静脉回流,利于充血勃起。少量应用时,可使会阴部肿胀,刺激脊髓勃起中枢而使性功能亢进。可用于各种原因引起的勃起功能障碍。不良反应有恶心、呕吐、皮肤潮红,偶有心悸、失眠、眩晕等。

(2)十一酸睾酮:十一酸睾酮也称安雄或安特尔,为睾酮衍生物,具有显著的雄激素活性,维持成年男性性欲和阴茎勃起能力。主要用于原发性或继发性性腺功能低下引起的性欲减退、内分泌性勃起功能障碍,但对血管性或神经性勃起功能障碍没有明显效果。

3.外周激动(启动)剂

外周激动(启动)剂作用于外周神经系统启动并促进勃起。前列腺素 $E_1$(prostaglandin E,$PGE_1$)是广泛存在于体内的生物活性物质,具有显著的扩张血管、抑制血小板聚集和防止血栓形成等作用。$PGE_1$ 抑制血管交感神经末梢释放去甲肾上腺素,使血管平滑肌舒张,降低海绵体的阻力,增加动脉血流量;另外,$PGE_1$ 还能与阴茎海

绵体的 $PGE_1$ 受体结合,激活腺苷酸环化酶,使 ATP 转化为 cAMP,降低细胞内 $Ca^{2+}$ 浓度,使阴茎海绵体平滑肌松弛,阴茎勃起。适用于心理性、神经性、内分泌性和轻度血管性勃起功能障碍。

$PGE_1$ 的主要不良反应为注射部位疼痛、纤维化和异常勃起。口服给药有头痛、食欲减退、恶心、腹泻、低血压、室上性期前收缩、心动过速等。

4.外周调节(促进)剂

外周调节(促进)剂通过改变局部或周围神经系统的内环境,促进或增强勃起功能。此类药物包括肾上腺素受体阻滞剂酚妥拉明,5 型磷酸二酯酶(PED5)抑制剂西地那非、伐地那非和他达那非等。

(1)酚妥拉明:酚妥拉明为非选择性 α 受体阻断剂,可扩张血管,降低外周血管阻力,主要用于外周血管痉挛性疾病的治疗。作为一种外周调节(促进)剂,主要通过抑制肾上腺素和去甲肾上腺素的作用,舒张阴茎动脉血管,使海绵体血流量增加,促进或增强勃起功能。常见的不良反应有低血压、心动过速或心律失常、鼻塞、恶心、呕吐等。严重动脉硬化、心脏器质性损害及肾功能不全者禁用。

(2)西地那非:西地那非俗称万艾可或伟哥,是美国辉瑞制药公司在研发治疗心血管疾病药物时意外发明的第 1 个口服治疗 ED 的药物,于 1998 年 4 月在美国首次上市,西地那非的问世成为治疗 ED 的里程碑。西地那非用于治疗器质性、心理性和混合型 ED。

西地那非口服吸收迅速,10~40 分钟起效,绝对生物利用度约为 40%。空腹口服 30~120 分钟后达 $C_{max}$,餐后口服 90~180 分钟达 $C_{max}$,高脂饮食影响其吸收。西地那非主要通过肝脏微粒体酶细胞色素 P4503A4(CYP3A4,主要途径)和细胞色素 P4502C9(CYP2C9,次要途径)清除,主要代谢产物(N-去甲基化物)具有与本药相似的 PDE 选择性,约为西地那非的 50%。西地那非及其主要循环代谢产物(N-去甲基化物)均约有 96% 与血浆蛋白结合。本药主要以代谢产物的形式经粪便排泄(约为口服剂量的 80%),小部分经肾排泄(约为口服剂量的 13%)。老年人、重度肾损害(肌酐清除率≤30 mL/min)、肝功能损害者血浆西地那非水平升高。

西地那非为环磷酸鸟苷（cGMP）特异性 5 型磷酸二酯酶（PDE5）的选择性抑制药。正常人阴茎勃起的生理机制涉及性刺激过程中体内一氧化氮（NO）的释放。一氧化氮激活阴茎海绵体平滑肌细胞内鸟苷酸环化酶，导致 cGMP 水平升高，使得海绵体内平滑肌松弛，海绵窦扩张，血液流入而使阴茎勃起。当性刺激引起局部 NO 释放时，西地那非抑制 PDE5，增加海绵体内 cGMP 水平，松弛海绵体平滑肌，血液流入海绵体。在没有性刺激时，通常剂量的西地那非不起作用。

临床试验中观察到的发生率大于 2% 的不良反应有流感症状、呼吸道感染、关节痛、背痛、消化不良和视觉异常，发生率小于 2% 的不良反应涉及系统较多。上市后报道的不良反应如下。①心血管系统：有发生心肌梗死、心源性猝死、心力衰竭、心律失常、低血压、脑出血、一过性局部缺血性休克和高血压等心血管不良反应事件报道，多数发生在性活动期间或刚结束时，个别发生在用药或性活动后数小时至数天内，甚至还有少量发生在服药后不久尚未进行性活动时。目前尚未确定这些反应是否由本药直接引起，还是由性活动、患者的心血管状况等多种因素共同作用而引起。②泌尿生殖系统：可出现尿道感染、勃起时间延长、异常勃起、异常射精、血尿等。③中枢神经系统：可出现头痛、眩晕、共济失调、神经痛、焦虑等。④特殊感觉：视物色淡、视物模糊及复视、短暂视觉丧失或视力下降、眼内压增高、视网膜血管病变或出血、玻璃体剥离、黄斑周围水肿等。

对本药过敏者，正在使用硝酸甘油、硝普钠或其他含有机硝酸盐者禁用。

### （二）治疗女性性功能障碍的药物

女性性功能障碍（female sexual dysfunction，FSD）在成年女性中的发生率为 30%～50%。对 FSD 的研究起步较晚，对治疗 FSD 的药物研究与开发远落后于 ED 药物研究，迄今为止还没有一种药物在临床上获得广泛认可。选择性组织雌激素活性调节剂替勃龙用于治疗性欲低下、性唤起障碍，已在欧洲上市。促皮质激素

（ACTH）可增强多次性高潮能力。前列地尔、酚妥拉明和阿扑吗啡对性唤起障碍有作用。目前正在开发中的治疗女性性欲低下的药物有雄激素、雌激素和雌雄激素复合制剂。

## 二、性功能抑制剂

能抑制或减弱性功能的药物，称为性功能抑制剂，也称制欲药，临床上许多常用药物对性功能产生很强的抑制作用，其影响性功能的机制主要与以下因素有关：①作用于中枢神经系统，通过改变其功能提高或降低性欲；②作用于外周神经系统，影响勃起功能及射精作用；③影响内分泌功能，通过抑制下丘脑-垂体-睾丸轴功能，进而影响性功能。

### （一）作用于中枢神经系统的药物

包括镇静、催眠药，抗精神病药，抗抑郁药，阿片类及人工合成镇痛药和食欲抑制药物。

1.镇静、催眠药

长期大量服用苯巴比妥、异戊巴比妥、司可巴比妥等，会抑制垂体促性腺激素的释放，引起性欲减退、性欲高潮反应丧失及月经失调。地西泮、氯氮䓬（利眠宁）、甲丙氨酯，主要有镇静、抗焦虑和肌肉松弛作用，若过多服用，男性可发生阳痿，女性可导致月经不调和排卵损害等。

2.抗精神病药

抗精神病药吩噻嗪类如氯丙嗪、甲硫哒嗪，丁酰苯类如氟哌啶醇、氟哌利多及其他抗精神病药氯普噻吨（泰尔登）等通过其镇静作用、抗胆碱作用或升高血 PRL 作用，阻断下丘脑 DA 受体导致性功能障碍。导致男性阳痿、睾丸萎缩；还可阻止排卵，引起月经不调和闭经等。

3.抗抑郁药

三环类抗抑郁药丙咪嗪、阿米替林、去甲替林等，四环类抗抑郁药马普替林、米安舍林，单胺氧化酶抑制剂苯乙肼，新型抗抑郁药选择性 5-羟色胺再摄取抑制剂都可引起性功能障碍。其机制与抗胆碱、α受体阻断、拟5-羟色胺2α及抗DA₂受体有关。

4.阿片类及人工合成镇痛药

长期使用可待因、哌替啶、美沙酮及海洛因等均可造成性欲低下、勃起功能障碍及射精延迟。

5.食欲抑制药物

抑制食欲的药物,如芬氟拉明(氟苯丙胺)能降低女性的性欲,在男性可引起性欲降低和勃起功能障碍。

**(二)利尿药**

噻嗪类利尿药氢氯噻嗪、氯噻嗪、环戊噻嗪、苄氟噻嗪等长期使用,可使约5%的男性患者发生性功能紊乱,包括性欲降低、性冷淡、早泄、阳痿等;强效利尿药呋塞米(速尿)、依他尼酸(利尿酸)、布美他尼等也可引起性功能紊乱;螺内酯(安体舒通)使睾酮水平降低,引起10%以上男性性欲下降或阳痿,女性可出现性高潮缺乏。

**(三)降压药**

如利血平、可乐宁、甲基多巴,可降低交感神经活性和去甲肾上腺素的释放,小剂量使用也能引起性欲下降。女性服用可乐定,每天剂量若>1.5 g时,约1/4的患者发生性欲减退或性兴奋损害。

**(四)β肾上腺素能受体阻滞剂**

普萘洛尔(心得安)能造成男性和女性的性欲下降,并可导致男性勃起功能障碍。氯酰心安和噻吗洛尔(噻吗心安)可引起勃起功能障碍,但发生率比普萘洛尔低。

**(五)调血脂药**

目前,使用的多种调节血脂药物,如氯贝丁酯、吉非贝齐、非诺贝特、苯扎贝特、辛伐他汀等长期应用后均有可能引起阳痿,还可表现为性欲下降、性冷淡和阴茎异常勃起等。

**(六)激素类药物**

男性长期口服雌二醇、己烯雌酚、炔雌酮等可使性欲减退、射精障碍甚至阳痿。男性长期口服孕酮可致阳痿。睾酮反馈性抑制下丘脑-垂体-睾丸轴功能,进而影响性功能。滥用皮质激素可引起性欲减退。口服避孕药如炔诺酮、甲地孕酮、53号抗孕片、探亲长效避孕片等可致性欲低下、性唤起困难和性高潮抑制。

**(七)抗组胺药**

组胺 $H_1$ 受体阻滞剂苯海拉明、氯苯那敏(扑尔敏)、异丙嗪(非那根)、赛庚啶等可引起性欲减退。组胺 $H_2$ 受体阻滞剂西咪替丁和雷尼替丁,引起的性功能障碍以阳痿、性欲下降多见,其他如早泄、射精障碍等,西咪替丁发生率较高,尤其在大剂量或长期用药时。

**(八)抗胆碱类药**

抗胆碱药阿托品、东莨菪碱、山莨菪碱、溴丙胺太林、苯海索等,能抑制副交感神经,使阴茎不能反射性地充血而发生阳痿,使女性阴道分泌物减少而降低性兴奋。

**(九)抗肿瘤药物**

可损害性腺结构及其功能,降低男性和女性的性功能。

此外,还有许多药物会影响性功能,如长期使用强心苷类药物洋地黄、地高辛,解热镇痛药吲哚美辛、非那西丁、保泰松、阿司匹林等,抗菌药物酮康唑、联苯苄唑、甲硝唑、灰黄霉素、头孢唑啉钠、异烟肼、乙胺丁醇等,均可致不同程度的性功能障碍。药物对性功能的影响程度及发生率与所用药物剂量和疗程有关,还存在明显的个体差异。减少剂量或停药后,性功能一般可改善或恢复。

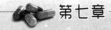

# 第七章
# 血液系统疾病用药

## 第一节　抗血小板药

### 一、硫酸氯吡格雷

#### (一)别名

泰嘉。

#### (二)作用与特点

本品为血小板聚集抑制药,能选择性地抑制 ADP 与血小板受体的结合,随后抑制激活 ADP 与糖蛋白 ADP Ⅱ$_b$/Ⅲ$_a$ 复合物,从而抑制血小板的聚集。本品也可抑制非 ADP 引起的血小板聚集,不影响磷酸二酯酶的活性。本品口服易吸收,氯吡格雷在肝脏被广泛代谢,代谢物没有抗血小板聚集作用,本品及代谢物 50% 由尿排泄,46% 由粪便排泄。

#### (三)适应证

预防和治疗因血小板高聚状态引起的心、脑及其他动脉的循环障碍疾病。临床上适应于有过近期发作的缺血性脑卒中、心肌梗死和患有外周动脉疾病的患者,可减少动脉粥样硬化性疾病发生(缺血性脑卒中、心肌梗死和血管疾病所致死亡)。预防和纠正慢性血液透析导致的血小板功能异常。降低血管手术后闭塞的发生率。

#### (四)用法与用量

每天 1 次,每次 50 mg,口服。

### （五）不良反应与注意事项

偶见胃肠道反应，皮疹，皮肤黏膜出血。罕见白细胞减少和粒细胞缺乏。使用本品的患者需要进行手术时、肝脏损伤、有出血倾向患者慎用。如急需逆转本品的药理作用可进行血小板输注。对本品成分过敏者，近期有活动性出血者（如消化性溃疡或颅内出血）禁用。

### （六）药物相互作用

本品增加阿司匹林对胶原引起的血小板聚集的抑制效果。本品与肝素无相互作用，但合并用药时应慎用。健康志愿者同时服用本品和非甾体抗炎药萘普生，胃肠潜血损失增加，故本品与这类药物合用时应慎用。

### （七）制剂与规格

片剂：25 mg。

### （八）医保类型及剂型

乙类：口服常释剂。

## 二、阿司匹林

### （一）别名

阿司匹林。

### （二）作用与特点

本品原为解热、镇痛抗炎药。后发现它还有抗血小板活性。其抗血小板作用机制在于使血小板的环氧化酶乙酰化，从而抑制了环内过氧化物的形成，$TXA_2$ 的生成也减少。另外，它还可使血小板膜蛋白乙酰化，并抑制血小板膜酶，这也有助于抑制血小板功能。口服本品 $0.3\sim0.6$ g 后对环氧酶的抑制作用达 24 小时之久，抑制血小板的聚集作用可长达 $2\sim7$ 天。但因为循环中的血小板每天约有 10% 更新，而且它们不受前 1 天服用的阿司匹林的影响，所以仍需每天服用。长期服用，未见血小板有耐受现象。

### （三）适应证

用于预防心脑血管疾病的发作及人工心脏瓣膜、动脉瘘或其他手术后的血栓形成。

**(四)用法与用量**

预防短暂性脑缺血和中风：每天口服量 0.08～0.325 g。在预防瓣膜性心脏病发生全身性动脉栓塞方面，单独应用阿司匹林无效，但与双嘧达莫合用，可加强小剂量双嘧达莫的效果。

**(五)不良反应与注意事项**

1.不良反应

(1)胃肠道反应：较常见的有恶心、呕吐、上腹部不适或疼痛。

(2)凝血障碍：长期服用还可抑制凝血酶原形成。

(3)变态反应：出现于 0.2％的患者，表现为哮喘、荨麻疹、血管神经性水肿或休克。

(4)水杨酸反应：出现可逆性耳鸣、听力下降。

(5)瑞夷综合征。

(6)剂量超过 1 g，偶见收缩压和舒张压轻度升高。

2.注意事项

(1)本药仅能缓解症状，不能治疗引起疼痛和发热的病因，因此在用本品的同时，当应用相应的药物对病因进行治疗。

(2)本药解热用不得超过 3 天，止痛不得超过 5 天。应用本药抑制血小板聚集时，长期服用应选择肠溶制剂。

(3)为减少本药的刺激，本药应与食物同服或用水冲服。

(4)对本药过敏者应当立即停用。

(5)本药有交叉过敏现象，对本药过敏可能对其他非甾体抗炎药过敏。

(6)饮酒后应停止服用本药。

(7)年老体弱或体温在 40 ℃以上者，解热时宜用小量，以免大量出汗而引起虚脱。解热时应多喝水，以利排汗和降温，否则因出汗过多而造成水与电解质平衡失调或虚脱。

(8)慎用：对所有类型的镇痛、解热、抗感染和抗风湿药物过敏者；肝、肾功能不全者；有其他变态反应的患者；接受抗凝血剂治疗的患者；花粉性鼻炎、鼻出血或慢性呼吸道感染者；心功能不全、高血压患者;痛风患者;葡萄糖－6－磷酸脱氢酶缺乏患者;月经过多者;12 岁以下儿童;胃、十二指肠溃疡史、出血症史、溶血性贫血病史者。

### (六)制剂与规格

(1)肠溶片:25 mg,40 mg,100 mg。

(2)片剂:25 mg,50 mg,100 mg。

(3)胶囊剂:100 mg。

### (七)医保类型及剂型

甲类:口服常释剂。

## 三、双嘧达莫

### (一)别名

双嘧哌胺醇,潘生丁。

### (二)作用与特点

本品具有抗血栓形成及扩张冠脉作用。它可抑制血小板的第 1 相聚集和第 2 相聚集。高浓度时可抑制血小板的释放反应。它只有在人体内存在 $PGI_2$ 时才有效,当 $PGI_2$ 缺乏或应用了过大剂量的阿司匹林则无效。具有抗血栓形成作用。对出血时间无影响。口服后吸收迅速,半衰期为 2~3 小时。

### (三)适应证

用于血栓栓塞性疾病及缺血性心脏病。

### (四)用法与用量

单独应用疗效不及与阿司匹林合用者。单独应用时,每天口服 3 次,每次 25~100 mg;与阿司匹林合用时其剂量可减少至每天 100~200 mg。

### (五)不良反应与注意事项

可有头痛、眩晕、恶心、腹泻等。长期大量应用可致出血倾向。心肌梗死、低血压患者慎用。

### (六)制剂与规格

片剂:25 mg。

**(七)医保类型及剂型**

(1)甲类:口服常释剂。

(2)乙类:注射剂。

### 四、西洛他唑

**(一)作用与特点**

本品可明显抑制各种致聚剂引起的血小板聚集,并可解聚。其作用机制在于抑制磷酸二酯酶,使血小板内 cAMP 浓度上升。具有抗血栓作用。此外,它也可舒张末梢血管。口服后3~4小时血药浓度达峰值,血浆蛋白结合率为 95%。

**(二)适应证**

用于治疗慢性动脉闭塞性溃疡、疼痛及冷感等局部性疾病。

**(三)用法与用量**

口服:每天 2 次,每次 100 mg。

**(四)不良反应与注意事项**

可有皮疹、瘙痒、心悸、头痛、失眠、困倦、皮下出血、恶心、呕吐、食欲缺乏等不良反应。有出血倾向、肝功能严重障碍者禁用。

**(五)制剂与规格**

片剂:50 mg,100 mg。

## 第二节 抗贫血药

### 一、右旋糖酐铁

**(一)作用与特点**

本品为可溶性供注射用铁剂,作用同硫酸亚铁。

**(二)适应证**

适用于不能耐受口服铁剂的缺铁性贫血患者或需要迅速纠正缺铁者。

**（三）用法与用量**

深部肌内注射，每天 25 mg。

**（四）不良反应与注意事项**

严重肝肾功能损害、泌尿道感染无尿者、早期妊娠及患有急性感染者禁用。肌内注射可致局部疼痛、潮红、头痛、头昏、肌肉酸痛、腹泻、呼吸困难、心动过速等。静脉注射不可溢出静脉。须冷藏。久置可有沉淀。

**（五）制剂与规格**

注射液：50 mg：2 mL，100 mg：4 mL。

**（六）医保类型及剂型**

甲类：注射剂。

## 二、多糖铁复合物

**（一）别名**

力蜚能。

**（二）作用与特点**

本品作用与硫酸亚铁相同，由于是有机复合物，不含游离离子，对胃肠黏膜无刺激性，可连续给药。

**（三）适应证**

主治慢性失血所致的缺铁性贫血，如月经过多、痔出血、子宫肌瘤出血等。也可用于营养不良、妊娠末期儿童发育期等引起的缺铁性贫血。

**（四）用法与用量**

口服，成人每次 0.15～0.3 g，每天 1 次。6～12 岁按成人量的 1/2，6 岁以下按 1/4 量应用。

**（五）不良反应与注意事项**

本品不良反应较少，有的患者有恶心、呕吐、腹泻或胃灼热感，但一般不影响治疗。婴儿铁过量时，多数的新生儿易发生大肠埃希菌感染。

**（六）药物相互作用**

维生素 C、枸橼酸、氨基酸、糖和酒精等能促进铁的吸收；磷酸盐及其他过渡元素,茶叶和含鞣质较多的中药等不利于铁的吸收。四环素、土霉素、青霉胺等可与铁剂形成不溶性络合物,而影响吸收。

**(七)制剂与规格**

胶囊剂:每粒含铁元素 150 mg。

## 三、硫酸亚铁

**(一)别名**

硫酸低铁。

**(二)作用与特点**

铁是人体所必需的元素,是红细胞合成血红素必不可少的物质,缺铁时血红素生成减少,可致低色素小细胞性贫血。铁盐以 $Fe^{2+}$ 形式在十二指肠和空肠上段吸收,进入血液循环后,$Fe^{2+}$ 被氧化为 $Fe^{3+}$,再与转铁蛋白结合成血浆铁,转运到肝、脾、骨髓等贮铁组织中去,与这些组织中的去铁蛋白结合成铁蛋白而贮存。缺铁性贫血时,铁的吸收和转运增加,可从正常的 10% 增至 20%~30%。铁的排泄是以肠道、皮肤等含铁细胞的脱落为主要途径,少量经尿、胆汁、汗、乳汁排泄。

**(三)适应证**

主要用于慢性失血(月经过多、慢性消化道出血、子宫肌瘤出血、钩虫病失血等)、营养不良、妊娠、儿童发育期等引起的缺铁性贫血。

**(四)用法与用量**

口服,成人,每次 0.3 g,每天 3 次,饭后服用。小儿,每次 0.1~0.3 g,每天 3 次。缓释片:口服,每次0.45 g,每天 0.9 g。

**(五)不良反应与注意事项**

对胃肠道黏膜有刺激性,宜饭后服用。铁与肠道内硫化氢结合,生成硫化铁,使硫化氢减少,减少了对肠蠕动的刺激作用,可致便秘,并排黑便。血红蛋白沉着症、含铁血黄素沉着症及不缺铁的其他贫血、肝、肾功能严重损害、对铁剂过敏者禁用。酒精中毒、肝炎、急性感染、肠道炎症、胰腺炎及消化性溃疡慎用。大量口服可致急性中毒。治疗期间需做血红蛋白测定、网织红细胞计数、血清铁蛋白及血清铁测定。

**(六)药物相互作用**

稀盐酸可促进 $Fe^{3+}$ 转变为 $Fe^{2+}$，有助于铁剂吸收，对胃酸缺乏患者尤适用；维生素C为还原性物质，能防止 $Fe^{2+}$ 氧化而利于吸收。钙剂、磷酸盐类、抗酸药和浓茶均可使铁盐沉淀，妨碍其吸收；铁剂与四环素类可形成络合物，互相妨碍吸收。

**(七)制剂与规格**

(1)片剂：0.3 g。

(2)缓释片：0.25 g。

**(八)医保类型及剂型**

甲类：口服常释剂、缓释控释剂。

## 四、叶酸

**(一)别名**

维生素M，维生素B，维生素C。

**(二)作用与特点**

本品是由蝶啶、对氨基苯甲酸和谷氨酸组成的一种B族维生素，为细胞生长和分裂所必需的物质，在体内被叶酸还原酶及二氢叶酸还原酶还原为四氢叶酸。后者与多种一碳单位结合成四氢叶酸类辅酶，传递一碳单位，参与体内核酸和氨基酸的合成，并与维生素 $B_{12}$ 共同促进红细胞的生长和成熟。口服后主要在近端空肠吸收，服后数分钟即出现于血液中。贫血患者吸收速度较正常人快。在肝中贮存量为全身总量的 1/3～1/2。半衰期约为40分钟，治疗量的 90% 自尿中排出。

**(三)适应证**

用于各种巨幼红细胞性贫血，尤适用于由于营养不良或婴儿期、妊娠期叶酸需要量增加所致的巨幼红细胞贫血。

**(四)用法与用量**

(1)口服：成人每次 5～10 mg，每天 5～30 mg；儿童每次 5 mg，

每天 3 次。

（2）肌内注射：每次 10～20 mg。

**（五）不良反应与注意事项**

不良反应较少，罕见变态反应，长期服用可出现厌食、恶心、腹胀等。静脉注射较易致不良反应，故不宜采用。

**（六）药物相互作用**

大剂量叶酸能拮抗苯巴比妥、苯妥英钠和扑米酮的抗癫痫作用，并使敏感儿童的发作次数增多。维生素 $B_1$、维生素 $B_2$、维生素 C 不能与本品注射剂混合。

**（七）制剂与规格**

片剂：5 mg。注射液：15 mg：1 mL。

**（八）医保类型及剂型**

甲类：口服常释剂。乙类：注射剂。

## 五、重组人红细胞生成素

**（一）别名**

佳林豪。

**（二）作用与特点**

重组人红细胞生成素是应用基因工程技术从含有人红细胞生成素基因的中国仓鼠卵巢细胞培养液中提取得到的，具有与正常人体内存在的天然红细胞生成素相同的生理功能，可促进骨髓红系祖细胞的分化和增生。

**（三）适应证**

肾功能不全所致贫血，包括透析及非透析患者。

**（四）用法与用量**

本品可皮下注射或静脉注射，每周分 2～3 次给药。给药剂量需依据患者贫血程度、年龄及其他相关因素调整。

**（五）不良反应与注意事项**

本品耐受性良好，不良反应多较轻微。可引起过敏性反应、心脑血管系统、血液系统、肝脏及胃肠道不良反应。用药期间应定期检查血细胞比容,如发现过度的红细胞生长,应调整剂量或采取暂时停药等适当处理。应用本品若发生高钾血症,应停药至恢复正常水平为止。高龄者,心肌梗死、肺梗死、脑梗死患者,有药物过敏史及有过敏倾向的患者慎用。治疗期间如果患者血清铁蛋白低于100 ng/mL,或转铁蛋白饱和度低于 20%,应每天补充铁剂。高血压失控患者,对哺乳动物细胞衍生物过敏及对人血清蛋白过敏者禁用。

**(六)药物相互作用**

铁、叶酸或维生素 $B_{12}$ 不足会降低本品疗效,严重铝过多也会影响疗效。

**(七)制剂与规格**

注射液:2 000 U,3 000 U,4 000 U,5 000 U。

**(八)医保类型及剂型**

乙类:注射剂。

## 六、甲酰四氢叶酸钙

**(一)别名**

立可林。

**(二)作用与特点**

本品即亚叶酸钙盐,亚叶酸是四氢叶酸的甲酰衍生物,它是叶酸的代谢物及其活性型。

**(三)适应证**

巨幼红细胞贫血,如因斯泼卢病、营养缺乏、妊娠、肝病及吸收不良综合征而致者,以及婴儿的巨幼红细胞贫血。

**(四)用法与用量**

巨幼红细胞性贫血:肌内注射剂量不应超过 1 mg/d。口服给药成人剂量为 10~20 mg/d。12 岁以上儿童剂量是 250 pg/(kg·d)。

**(五)不良反应与注意事项**

偶见变态反应,发热也曾见于注射给药之后。忌用于治疗维生素 $B_{12}$。缺乏所致的恶性贫血或其他巨幼红细胞贫血。

(六)制剂与规格

规格。①片剂:15 mg。②注射液:15 mg,100 mg,300 mg。③注射粉剂:3 mg,5 mg。

## 七、重组人类促红细胞生成素

(一)别名

罗可曼。

(二)适应证

因慢性肾衰竭而透析,以及慢性肾功能不全尚不需要透析的患者的贫血。

(三)用法与用量

(1)治疗:可皮下注射及静脉注射,最高剂量不可超过每周720 U(3×240)/kg。

(2)维持:首先把治疗剂量减1/2,然后每周或每2周调整剂量,并维持血细胞比容在35%以下。

(3)疗程:一般用于长期治疗,但如有需要,可随时终止疗程。

(四)不良反应与注意事项

可引起高血压,透析系统凝血。在妊娠和哺乳期不主张使用本品。控制不良的高血压患者和对本品过敏者禁用。

(五)制剂与规格

冻干粉剂:2 000 U。

## 八、蛋白琥珀酸铁

(一)别名

菲普利。

(二)作用与特点

蛋白琥珀酸铁中的铁与乳剂琥珀酸蛋白结合,形成铁、蛋白结合物,可治疗各种缺铁性贫血症。所含的铁受蛋白膜的保护而不同胃液中盐酸和胃蛋白酶发生反应,因此,该制剂不会造成胃黏膜损伤,而这种损伤在使用大多数铁盐药品(尤其是亚铁形成)时经常出现。本品中的铁在十二指肠内开始释放,特别应在空肠中释放,并

临床药学与药物管理

且使蛋白膜为胰蛋白酶所消化。这样的铁非常有利于机体的生理吸收,却又不会形成太高的吸收峰。事实上,它呈现一种恒定的吸收趋势,在机体的各个部位逐渐达到吸收与贮存的最佳平稳状态。

**(三)适应证**

绝对和相对缺铁性贫血。

**(四)用法与用量**

成人每天 1～2 瓶(相当于 $Fe^{3+}$ 40～80 mg),分 2 次在饭前口服。儿童每天按 1.5 mL/kg[相当于 $Fe^{3+}$ 4 mg/(kg·d)],分 2 次于饭前口服。

**(五)不良反应与注意事项**

用药过量时易发生胃肠功能紊乱(如腹泻、恶心、呕吐、上腹部疼痛),在减量或停药后可消失。含铁血黄素沉着、血色素沉着、再生障碍性贫血、溶血性贫血、铁利用障碍性贫血、慢性胰腺炎和肝硬化患者禁用。

**(六)药物相互作用**

铁衍生物可影响四环素类药品的吸收,应避免与其同时服用。

**(七)制剂与规格**

口服液:15 mL。

# 第三节　抗凝血药及溶栓药

## 一、肝素钠

**(一)作用与特点**

肝素钠在体内外均有抗凝血作用,可延长凝血时间、凝血酶原时间和凝血酶时间。现认为肝素钠通过激活抗凝血酶Ⅲ而发挥抗凝血作用。此外,肝素钠在体内还有降血脂作用,这是由于它能活化和释放脂蛋白酯酶,使甘油三酯和低密度脂蛋白水解之故。本品口服无效,须注射给药。静脉注射后均匀分布于血浆,并迅即发挥最大抗凝效果,作用维持3～4小时。本品血浆蛋白结合率为80%。在肝脏代谢,经肾排出。半衰期为1小时,可随剂量增加而延长。

### (二)适应证

防治血栓形成和栓塞,如深部静脉血栓、心肌梗死、肺栓塞、血栓性静脉炎及术后血栓形成等。治疗各种原因引起的弥散性血管内凝血(DIC),但蛇咬伤所致的DIC除外。早期应用可防止纤维蛋白原和其他凝血因子的消耗。另外还可用于体内外抗凝血,如心导管检查、心脏手术体外循环、血液透析等。

### (三)用法与用量

静脉滴注:成人首剂5 000 U加到浓度为5%～10%葡萄糖溶液或0.9%氯化钠注射液100 mL中,在30～60分钟内滴完。需要时可每隔4～6小时重复静脉滴注1次,每次5 000 U,总量可达25 000 U/d;用于体外循环时,375 U/kg,体外循环超过1小时者,每千克体重增加125 U。静脉注射或深部肌内注射(或皮下注射):每次5 000～10 000 U。

### (四)不良反应与注意事项

用药过量可致自发性出血,表现为黏膜出血(血尿,消化道出血)、关节积血和伤口出血等,发现自发性出血应即停药。偶有变态反应,如哮喘、荨麻疹、结膜炎和发热等。长期用药可致脱发和短暂的可逆性秃头症、骨质疏松和自发性骨折。尚见短暂的血小板减少症。对肝素钠过敏,有出血倾向及凝血机制障碍者,患血小板减少症、血友病、消化性溃疡、严重肝肾功能不全、严重高血压、颅内出血、细菌性心内膜炎、活动性结核、先兆流产或产后、内脏肿瘤、外伤及手术后均禁用肝素钠。妊娠妇女只在有明确适应证时,方可用肝素钠。

### (五)制剂与规格

注射液:1 000 U：2 mL,5 000 U：2 mL,12 500 U：2 mL。

### (六)医保类型及剂型

甲类:注射剂。

## 二、肝素钙

### (一)作用与特点

本品为氨基葡聚糖硫酸钙。与肝素钠相似。由于本品是以钙盐的形式在体内发挥作用,经皮下注射后,在血液循环中缓慢扩散,不会减少细胞间毛细血管的钙胶质,也不改变血管通透性,克服了肝素钠皮下注射易导致出血的不良反应。

### (二)适应证

适用于预防和治疗血栓-栓塞性疾病以及血栓形成。本品具有较明显的抗醛固酮活性,故亦适于人工肾、人工肝和体外循环使用。

### (三)用法与用量

用于血栓-栓塞意外:皮下注射首次 0.01 mL/kg,5～7 小时后以 APTT 检测剂量是否合适,12 小时 1 次,每次注射后 5～7 小时进行新的检查,连续 3 ～ 4 天。用于内科预防:皮下注射首剂 0.005 mL/kg,注射后 5～7 小时以 APTT 调整合适剂量,每次 0.2 mL,每天 2～3 次,或每次 0.3 mL,每天 2 次。用于外科预防:皮下注射术前 0.2 mL,术后每 12 小时 0.2 mL,至少持续 10 天。

### (四)不良反应与注意事项

经皮下注射,可能在注射部位引起局部小血肿、固定结节,数天后可自行消失。长期用药会引起出血、骨质疏松、血小板减少等。肝、肾功能不全、重度高血压、消化道溃疡及易出血的其他一切器质性病变、视网膜血管病患者、孕妇、服用影响凝血功能药物者及老年人慎用。凝血因子缺乏、重度血管通透性病变、急性出血、流产、脑及骨髓术后、急性细菌性心内膜炎患者、对肝素过敏者禁用。勿做肌内注射。

### (五)药物相互作用

与非甾体抗炎药、抗血小板聚集剂、葡聚糖、维生素 K 类拮抗药合用时,本品的抗凝血作用增强。

### (六)制剂与规格

注射液:2 500 U(0.3 mL)。

（七）医保类型及剂型

甲类：注射剂。

## 三、尿激酶

### （一）作用与特点

本品是从健康人尿中提取的一种蛋白水解酶，可直接使纤维蛋白溶酶原转变为纤维蛋白溶酶，可溶解血栓。对新鲜血栓效果较好。半衰期为 15 分钟。

### （二）适应证

用于急性心肌梗死、肺栓塞、脑血管栓塞、周围动脉或静脉栓塞、视网膜动脉或静脉栓塞等，也可用于眼部炎症、外伤性组织水肿、血肿等。

### （三）用法与用量

急性心肌梗死：一次 50 万～150 万 U，用葡萄糖或生理盐水稀释后静脉滴注，或 20 万～100 万 U 稀释后冠状动脉内灌注。

### （四）不良反应与注意事项

主要不良反应是出血，在使用过程中应测定凝血情况，如发现出血倾向，立即停药，并给予抗纤维蛋白溶酶药。严重高血压、肝病及有出血倾向者应慎用，低纤维蛋白原血症及出血性体质者禁用。

### （五）制剂与规格

注射剂：每支 1 万 U，5 万 U，10 万 U，20 万 U，25 万 U，50 万 U，250 万 U。

### （六）医保类型及剂型

甲类：注射剂。

## 四、华法林

### （一）别名

苄丙酮香豆素。

### （二）作用与特点

本品为香豆素类口服抗凝血药，化学结构与维生素 K 相似。其抗凝血作用的机制是竞争性拮抗维生素 K 的作用，此作用只发生在体内,故在体外无效。本品对已合成的凝血因子无对抗作用,在体内需待已合成的凝血因子耗竭后,才能发挥作用,故用药早期可与肝素并用。本品口服易吸收,生物利用度达 100%,血浆蛋白结合率为 99.4%,半衰期为 40～50 分钟。可通过胎盘,并经乳汁分泌。经肝脏代谢成无活性的代谢产物,由尿和粪便排泄。口服后 12～24 小时,出现抗凝血作用,1～3 天作用达峰值,持续 2～5 天。静脉注射和口服效果相同。

**(三)适应证**

临床用于血栓栓塞性疾病,防止血栓的形成及发展;减少手术后的静脉血栓发生率,并可作为心肌梗死的辅助用药。

**(四)用法与用量**

口服:成人第 1 天 5～20 mg,次日起每天 2.5～7.5 mg。

**(五)不良反应与注意事项**

主要不良反应为出血,用药期间应定时测定凝血酶原时间或凝血酶原活性。手术后 3 天内、妊娠期、哺乳期、有出血倾向的患者、严重肝肾疾病、活动性消化性溃疡,脑、脊髓及眼科手术患者禁用。恶病质、衰弱、发热、慢性酒精中毒、活动性肺结核、充血性心力衰竭、中毒高血压、亚急性细菌性心内膜炎、月经过多、先兆流产患者慎用。

**(六)药物相互作用**

氯贝丁酯可增强本品抗凝血作用。阿司匹林、保泰松、羟基保泰松、水合氯醛、双硫仑、依那尼酸、奎尼丁、甲苯磺丁脲等可使本品作用增强。肝酶诱导剂能加速本品代谢,减弱其抗凝血作用。肝药酶抑制药抑制本品代谢,使血药浓度增高,半寿期延长。广谱抗生素使本品抗凝作用增强。维生素 K、利福平、氯噻酮、螺内酯、考来烯胺可减弱本品的抗凝作用。

**(七)制剂与规格**

片剂:2.5 mg,5 mg。

**(八)医保类型及剂型**

甲类:口服常释剂。

### 五、组织型纤维蛋白溶酶原激活剂

#### (一)别名

栓体舒注射液。

#### (二)作用与特点

本品是一种糖蛋白,可激活纤溶酶原转为纤溶酶,为一种纤维蛋白特异性溶栓剂。本品对纤维蛋白亲和性很高,对凝血系统各组分的系统性作用较微,不会增加全身出血的倾向。本品不具有抗原性,可重复给药。本品静脉注射后迅速自血中消除,用药5分钟后,总药量的50%自血中消除。主要在肝脏代谢。

#### (三)适应证

用于急性心肌梗死和肺阻塞的溶栓治疗。

#### (四)用法与用量

(1)静脉注射:将本品50 mg溶于灭菌注射用水中,使溶液浓度为1 mg/mL,静脉注射。

(2)静脉滴注:将本品100 mg溶于注射用生理盐水500 mL中,前2分钟先注入本品10 mg,随后60分钟内静脉滴注50 mg,最后将余下的40 mg在2小时内静脉滴注完。

#### (五)不良反应与注意事项

本品较少不良反应,可见注射部位出血。出血性疾病,近期内有严重内出血,脑出血或2个月内曾进行过颅脑手术者,10天内发生严重创伤或做过大手术者,未能控制的严重高血压病,细菌性心内膜炎、急性胰腺炎、食管静脉曲张、主动脉瘤、妊娠期及产后2周以及70岁以上患者应慎用。曾口服抗凝剂者用本品出血的危险性增加。用药期间应监测心电图。本品不能与其他药配伍静脉滴注。

#### (六)制剂与规格

注射剂:50 mg。

### 六、藻酸双酯钠

#### (一)作用与特点

藻酸双酯钠是以海藻提取物为基础原料,经引入有效基团而得的多糖类化合物,属类肝素药。它能阻抗红细胞之间及红细胞与血管壁之间的黏附,有降血黏度,改善微循环的作用;能使凝血酶失活,抑制血小板聚集,有抗凝血作用;能使血清总胆固醇、甘油三酯、低密度脂蛋白含量降低、升高高密度脂蛋白含量,具有降血脂作用。

**(二)适应证**

缺血性心脑血管疾病(如脑血栓、脑栓塞、冠心病)和高脂血症。

**(三)用法与用量**

注射剂仅供静脉滴注。1~3 mg/(kg·d),宜自小剂量开始。成人每天 1 次,每次 50~150 mg,最多不超过 200 mg。

**(四)不良反应与注意事项**

如剂量过大或滴速过快,少数患者可能出现头痛、恶心、心悸、口舌麻木、肢体疼痛。不良反应严重者应立即停药。过敏体质者慎用。有出血性疾病或有出血倾向者,严重肝肾功能不全者禁用。

**(五)药物相互作用**

如有脑水肿,可与脱水剂甘露醇并用,但不宜与高电解质输液并用,与低分子右旋糖酐输液要慎用。

**(六)制剂与规格**

(1)片剂:50 mg。

(2)注射液:100 mg∶2 mL,50 mg∶1 mL。

## 七、低分子肝素钠

**(一)别名**

法安明,依诺肝素钠,栓复欣,吉派啉。

**(二)作用与特点**

肝素钠为低分子量的硫酸氨基葡聚糖,是从猪肠黏膜制备的肝素钠通过可控制的亚硝酸解聚作用而生产的。肝素钠加强抑制凝血因子 Xa 的能力,相对大于延长凝血时间的能力。肝素钠对血小板功能和血小板黏附性的影响比肝素小,因而对初级阶段止血只有很小的作用。半衰期为 2 小时,生物利用度为 90%;药动学基本上是非剂量依赖性的。

### (三)适应证

急性深静脉血栓的治疗。急性肾衰竭或慢性肾功能不全者进行血液透析和血液过滤期间防止体外循环系统中发生凝血。不稳定型冠心病,如不稳定型心绞痛和非 Q 波形心肌梗死。预防与手术有关的血栓形成。

### (四)用法与用量

(1)急性深静脉血栓的治疗:皮下注射每天 200 U/kg,分 1 次或 2 次注射。每天总量不超过18 000 U。

(2)血液透析和血液过滤期间预防凝血:慢性肾衰竭,无已知的出血危险患者,给予的剂量通常使血浆浓度保持在 0.5~1 U 抗-Xa/mL 的范围内;急性肾衰竭,有高度出血危险患者,血浆浓度应保持在 0.2~0.4 U抗-Xa/mL 的范围内。

(3)不稳定型冠心病:皮下注射120 U/kg,每天 2 次,最大剂量 12 小时为10 000 U。至少治疗 6 天,可根据病情酌情延长用药时间,推荐同时使用低剂量阿司匹林。

(4)预防与手术有关的血栓形成:治疗须持续到患者可活动为止,一般需 5~7 天或更长。

### (五)不良反应与注意事项

在大剂量时,可能引起出血,常见报道的不良反应是注射部位皮下血肿。罕见血小板减少症、皮肤坏死、变态反应和出血。对于血小板减少症和血小板缺陷、严重肝及肾功能不全、未控制的高血压、高血压性或糖尿病性视网膜病以及已知对肝素和/或低分子质量肝素过敏者慎用。对本品过敏,急性胃十二指肠溃疡和脑出血,严重凝血疾病,脓毒性心内膜炎,中枢神经系统、眼及耳受伤或手术,用肝素钠时体外血小板聚集试验结果为阳性的血小板减少症患者及治疗急性深静脉血栓形成时伴用局部麻醉者禁用。

### (六)药物相互作用

同时应用对止血有影响的药物,例如,阿司匹林、非甾体抗炎药、维生素 K 拮抗药及葡聚糖,可能加强本品的抗凝作用。

（七）制剂与规格

注射液：2 500 U：0.2 mL，5 000 U：0.2 mL，10 000 U：0.2 mL。

（八）医保类型及剂型

乙类：注射剂。

# 第四节 促 凝 血 药

## 一、亚硫酸氢钠甲萘醌

（一）别名

维生素 $K_3$。

（二）作用与特点

维生素 K 为肝脏合成凝血酶原（因子Ⅱ）的必需物质，还参与因子Ⅶ、Ⅸ、Ⅹ的合成。缺乏维生素 K 可致上述凝血因子合成障碍，影响凝血过程而引起出血。此时给予维生素 K 可达到止血作用。本品尚具镇痛作用。本品为水溶性，其吸收不依赖于胆汁。口服可直接吸收，也可肌内注射。吸收后随脂蛋白转运，在肝内被利用。肌内注射后 8～24 小时起效，但需数天才能使凝血酶原恢复至正常水平。

（三）适应证

止血。预防长期口服广谱抗生素类药物引起的维生素 K 缺乏症。胆石症、胆管蛔虫症引起的胆绞痛。大剂量用于解救杀鼠药"敌鼠钠"中毒。

（四）用法与用量

（1）止血：肌内注射，每次 2～4 mg，每天 4～8 mg。

（2）防止新生儿出血：可在产前一周给孕妇肌内注射，每天 2～4 mg。

（3）口服：每次 2～4 mg，每天 6～20 mg。

(4)胆绞痛:肌内注射,每次8～16 mg。

**(五)不良反应与注意事项**

可致恶心、呕吐等胃肠道反应及肝损害。较大剂量可致新生儿、早产儿溶血性贫血、高胆红素血症及黄疸。在红细胞葡萄糖6-磷酸脱氢酶缺乏症患者可诱发急性溶血性贫血。肝硬化或晚期肝病患者出血,使用本品无效。本品不宜长期大量应用。

**(六)制剂与规格**

(1)注射液:2 mg∶1 mL,4 mg∶2 mL。

(2)片剂:2 mg。

**(七)医保类型及剂型**

甲类:注射剂。

## 二、甲萘氢醌

**(一)别名**

维生素 $K_4$,乙酰甲萘醌。

**(二)作用与特点**

本品为化学合成的维生素,不论有无胆汁分泌,口服吸收均良好。主要参与肝脏凝血因子Ⅱ、Ⅶ、Ⅸ、Ⅹ的合成,催化这些凝血因子谷氨酸残基的 $\gamma$-羧化过程,使其具有生理活性产生止血作用。

**(三)适应证**

主要用于维生素 K 缺乏所致的出血;阻塞性黄疸、胆瘘、慢性腹泻等维生素 K 吸收或利用障碍者;长期口服广谱抗生素及新生儿出血;服用过量香豆素类抗凝剂和水杨酸类所致的出血。

**(四)用法与用量**

口服:每次 2～4 mg,每天 6～12 mg,每天 3 次。

**(五)制剂与规格**

片剂:2 mg,4 mg。

**(六)医保类型及剂型**

甲类:口服常释剂。

### 三、氨甲苯酸

**(一)别名**

止血芳酸,对羧基苄胺,抗血纤溶芳酸。

**(二)作用与特点**

本品具有抗纤维蛋白溶解作用,其作用机制与氨基己酸相同,但其作用较之强 4~5 倍。口服易吸收,生物利用度为 70%。服后 3 小时血药浓度达峰值,静脉注射后,有效血浓度可维持 3~5 小时。经肾排泄,半衰期为 60 分钟。毒性较低,不易生成血栓。

**(三)适应证**

适用于纤维蛋白溶解过程亢进所致的出血,如肺、肝、胰、前列腺、甲状腺、肾上腺等手术时的异常出血,妇产科和产后出血以及肺结核咯血或痰中带血、血尿、前列腺肥大出血、上消化道出血等,对一般慢性渗血效果较显著,但对癌症出血以及创伤出血无止血作用。此外,尚可用于链激酶或尿激酶过量引起的出血。

**(四)用法与用量**

(1)静脉注射:每次 0.1~0.3 g,用 5%葡萄糖注射液或 0.9%氯化钠注射液 10~20 mL 稀释后缓慢注射,每天最大用量 0.6 g;儿童每次 0.1 g。

(2)口服:每次 0.25~0.5 g,每天 3 次,每天最大量为 2 g。

**(五)不良反应与注意事项**

用量过大可促进血栓形成。对有血栓形成倾向或有血栓栓塞病史者禁用或慎用。一般不单独用于弥散性血管内凝血所继发的纤溶性出血,必要时,在肝素化的基础上应用以防止血栓的进一步形成。可致继发性肾盂和输尿管凝血,故血友病患者发生血尿时或肾功能不全者慎用。

**(六)制剂与规格**

规格。①注射液:0.05 g：5 mL,0.1 g：10 mL。②片剂:0.125 g,0.25 g。

**(七)医保类型及剂型**

甲类:口服常释剂。

#### 四、酚磺乙胺

**(一)别名**

止血敏,止血定,羟苯磺乙胺。

**(二)作用与特点**

能增加血液中血小板数量,增强其聚集性和黏附性,促使血小板释放凝血活性物质,缩短凝血时间,加速血块收缩。尚可增强毛细血管抵抗力,降低毛细血管通透性,减少血液渗出。止血作用迅速,静脉注射后 1 小时作用达峰值,作用维持 4~6 小时。口服也易吸收。

**(三)适应证**

适用于预防和治疗外科手术出血过多,血小板减少性紫癜或过敏性紫癜以及其他原因引起的出血,如脑出血、胃肠道出血、泌尿道出血、眼底出血、皮肤出血等。

**(四)用法与用量**

(1)预防手术出血:术前 15~30 分钟静脉注射或肌内注射,每次 0.25~0.5 g,必要时 2 小时后再注射0.25 g,每天 0.5~1.5 g。

(2)治疗出血:成人口服,每次 0.5~1 g,每天 3 次;儿童每次 10 mg/kg 体重,每天 3 次;肌内注射或静脉注射,也可与 5% 葡萄糖溶液或生理盐水混合静脉滴注,每次 0.25~0.75 g,每天 2~3 次。

**(五)不良反应与注意事项**

本品毒性低,但有报道静脉注射时可发生休克。

**(六)制剂与规格**

(1)注射液:0.25 g : 2 mL,0.5 g : 5 mL,1 g : 5 mL。

(2)片剂:0.25 g,0.5 g。

**(七)医保类型及剂型**

乙类:注射剂。

#### 五、抑肽酶

**(一)别名**

赫泰林。

### （二）作用与特点

本品是一种广谱丝氨酸蛋白酶抑制药,它不仅与人胰蛋白酶、纤溶酶、血浆、组织激肽释放酶等游离酶形成可逆的酶抑制药复合物,而且可与已结合酶(如纤溶酶-链激酶复合物)相结合。抑肽酶轻微抑制人多形核细胞的中性溶酶体酶、弹性蛋白酶和组织蛋白酶 G,阻止胰腺在休克缺血时产生高毒性肽物质(心肌抑制因子)。本品静脉注射后,原形药物迅速分布于整个细胞外液,从而也使血药浓度速度降低(半衰期为 23 分钟)。本品在肾脏被溶酶体代谢成较短的肽或氨基酸,代谢物无生物活性。健康志愿者注射本品后 48 小时内,尿中以代谢物形式排出 $25\% \sim 40\%$。

### （三）适应证

治疗和预防需要抑制蛋白水解酶(如胰蛋白酶、纤维蛋白溶酶及血浆和组织中的血管舒缓素)的疾病。创伤后和手术出现的高纤维蛋白溶解亢进性出血,如体外循环心脏直视手术以后及妇产科手术及手术后肠粘连的预防。

### （四）用法与用量

(1)产科出血:开始给 100 万 U,然后 20 万 U/h,静脉输注,至出血停止。

(2)体外循环心内直视手术:成人每次 300 万 U,儿童每次 150 万～200 万 U,在体外循环前,全量加入预充液中。

### （五）不良反应与注意事项

对过敏体质的患者,推荐提前静脉给予 $H_1$ 受体和 $H_2$ 受体拮抗药。高剂量本品的体外循环患者,推荐 ACT 保持在 750 秒以上,或者用肝素-精氨酸分析系统控制肝素水平。妊娠和哺乳妇女慎用。

### （六）药物相互作用

本品对血栓溶解剂有剂量依赖性的抑制作用。勿与其他药物配伍,尤其应避免与 β 内酰胺类抗生素合用。

### （七）制剂与规格

冻干粉剂:28 U,56 U,278 U。

### 六、凝血酶

#### (一)作用与特点

本品是从猪血提取、精制而得的凝血酶无菌制剂。能直接作用于血液中的纤维蛋白原,促使其转变为纤维蛋白,加速血液的凝固,达到止血目的。本品还有促进上皮细胞的有丝分裂而加速创伤愈合的作用。

#### (二)适应证

可用于通常结扎止血困难的小血管、毛细血管以及实质性脏器出血的止血。用于外伤、手术、口腔、耳鼻喉、泌尿、妇产科以及消化道等部位的止血。

#### (三)用法与用量

(1)局部止血:用灭菌生理盐水溶解成含凝血酶 $50\sim250$ U/mL,喷雾或灌注于创面;或以明胶海绵、纱条黏附本品后贴敷于创面;也可直接撒布本品至创面。

(2)消化道止血:以溶液($10\sim100$ U/mL)口服或灌注,每 $1\sim6$ 小时1次。根据出血部位和程度,可适当增减浓度及用药次数。

#### (四)不良反应与注意事项

本品严禁作血管内、肌内或皮下注射,否则可导致血栓、局部坏死,而危及生命。如果出现变态反应时,应立即停药。使用时要避免加温、酸、碱或重金属盐类,否则可使本品活力下降而失效。

#### (五)制剂与规格

冻干粉剂:每瓶为 500 U、1 000 U、4 000 U、8 000 U。

#### (六)医保类型及剂型

甲类:外用冻干粉。

### 七、三甘氨酰基赖氨酸加压素

#### (一)别名

可利新。

#### (二)作用与特点

本品是激素原,到达血液中后,它的三甘氨酰基会被体内酶切除而缓慢地释出血管升压素。它是一个可随着血液循环,并能以稳定速率释放出血管升压素的贮藏库。适当剂量可降低门静脉血压,但不会像血管升压素那样,对动脉血压产生明显的影响,同时也不会增加纤维蛋白的溶解作用。

**(三)适应证**

食管静脉曲张出血。

**(四)用法与用量**

初始剂量为 2 mg,缓慢静脉注射(超过 1 分钟),同时监测血压及心率。维持量 1～2 mg,每4 小时静脉给药,延续 24～36 小时,直至出血得到控制。

**(五)不良反应与注意事项**

本品的增压与抗利尿作用虽然较赖氨酸加压素及精氨酸加压素低,但高血压病、心脏功能紊乱或肾功能不全者仍应慎用。孕妇不宜使用。

**(六)制剂与规格**

注射粉剂:1 mg。

## 八、硫酸鱼精蛋白

**(一)别名**

鱼精蛋白。

**(二)作用与特点**

本品能与肝素结合,使之失去抗凝血能力。

**(三)适应证**

用于肝素过量引起的出血,也可用于自发性出血,如咯血等。

**(四)用法与用量**

用量。①抗肝素过量:静脉注射,用量应与肝素相当,每次不超过 50 mg。②抗自发性出血:静脉滴注,每天5～8 mg/kg 体重,分2 次,间隔 6 小时。每次以生理盐水 300～500 mL 稀释。连用不宜超过 3 天。

**(五)不良反应与注意事项**

个别患者可发生变态反应,表现为荨麻疹、血管神经性水肿等,对鱼过敏者禁用。本品注射宜缓慢。使用不可过量,清洗和消毒注射用器时勿用浓碱性物质。

**(六)制剂与规格**

注射液:50 mg：5 mL,100 mg：10 mL。

**(七)医保类型及剂型**

甲类:注射剂。

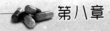

# 第八章
# 免疫系统疾病用药

## 第一节  免疫增强药

免疫增强药能激活一种或多种免疫活性细胞,增强或提高机体免疫功能的药物。临床主要用其免疫增强作用,治疗免疫缺陷疾病、慢性感染及恶性肿瘤的辅助治疗。

### 一、重组人白细胞介素-2

重组人白细胞介素-2(白介素-2)是重要的淋巴因子,由 T 辅助细胞(Th)产生,参与免疫反应。

#### (一)药理作用与应用

白介素-2 为抑制性 T 细胞(Ts)和细胞毒 T 细胞(Tc)分化、增生所必需的调控因子,诱导或增强自然杀伤(NK)细胞活性,诱导激活细胞毒淋巴细胞(LAK)的分化增生,诱导或增强细胞毒 T 细胞、单核细胞及巨噬细胞的活性,促进 B 细胞的分化、增生和抗体分泌,具有广谱性免疫增强作用。临床用于慢性肝炎、免疫缺陷病及恶性肿瘤的辅助治疗。

#### (二)不良反应与用药护理

本品毒性反应多与血管的通透性有关,并随着剂量的增大而加剧,导致体液渗出而器官功能障碍,可出现尿少、体液潴留、恶心、呕吐、腹泻、呼吸困难、转氨酶升高、黄疸、低血压、心律失常、红细胞减少及凝血功能障碍。

## 二、干扰素

干扰素是有关细胞在病毒感染或其他诱因刺激下,产生的糖蛋白类物质。目前已能用 DNA 重组技术生产,分为人白细胞产生的α-干扰素、人成纤维细胞产生的 β-干扰素、人 T 细胞产生的 γ-干扰素三类。

### (一)体内过程

口服不吸收,必须注射给药。α-干扰素肌内注射,β-干扰素静脉给药。干扰素在肝、肾、血清分布较多,脾、肺分布较少。主要经肝代谢,少量以原形经肾排泄。

### (二)药理作用

1.广谱抗病毒作用

对所有 RNA 病毒及 DNA 病毒均有抑制作用。

2.抗肿瘤细胞增生作用

通过直接抑制肿瘤细胞的生长、抑制肿瘤的繁殖、抑制癌基因的表达及激活抗肿瘤免疫功能而达到抗肿瘤的目的。

3.调节人体免疫功能

主要表现为增强免疫效应细胞的作用。

(1)调节自然杀伤细胞的杀伤活性。

(2)激活 B 细胞,促进抗体生成。

(3)激活单核-巨噬细胞的吞噬功能。

(4)诱导白细胞介素、肿瘤坏死因子等细胞因子的产生。

### (三)临床应用

1.慢性乙型肝炎

可使转氨酶恢复正常,病理组织学有好转;对重型肝炎可使病情缓解,病死率下降。

2.恶性肿瘤

α-干扰素是治疗毛细胞白血病的首选药,对慢性白血病有较好疗效,对其他实质瘤也有一定疗效。

3.其他疾病

可用于治疗获得性免疫缺陷综合征,β-干扰素对多发性硬化有较好疗效,γ-干扰素可用于治疗类风湿关节炎。

**(四)不良反应与用药护理**

应用早期出现发热、寒战、出汗、头痛、肌痛症状,有剂量依赖性,减量或停药后症状消失;白细胞减少、血小板减少、凝血障碍等;血压异常、心律失常、心肌梗死等。间质性肺炎,表现为干咳、劳累性呼吸困难。尿蛋白增加,严重时发生肾功能不全。过敏体质,肝、肾功能不全及白细胞和血小板减少者慎用。

## 三、卡介苗

卡介苗为减毒的结核分枝杆菌活菌苗,原用于预防结核病,属于特异性免疫制剂。后来证明卡介苗能增强细胞免疫功能,刺激T细胞增生,提高巨噬细胞杀伤肿瘤细胞及细菌的能力,促进白细胞介素-1的产生,增强Th细胞和自然杀伤细胞的功能,为非特异性免疫增强剂。用于白血病、肺癌等肿瘤的辅助治疗。不良反应少,给药部位易发红斑、硬结或溃疡,亦可产生全身寒战、发热,偶见变态反应。不良反应的大小与给药剂量、给药途径及免疫治疗次数有关。

## 四、胸腺素

胸腺素是从小牛或猪胸腺中提取的小分子多肽,内含胸腺生成素、胸腺体液因子、血清胸腺因子等。能促进T细胞分化成熟,增强T细胞对抗原或其他刺激的反应,同时增强白细胞、红细胞的免疫功能,并调整机体的免疫平衡。临床上主要用于细胞免疫缺陷性疾病、自身免疫性疾病、感染性疾病和晚期肿瘤的治疗。不良反应有注射部位轻度红肿、皮肤变态反应,过大剂量可产生免疫抑制。

## 五、转移因子

转移因子是从人白细胞、猪脾、牛脾中提取的小分子肽类物质,牛脾含量最多。其免疫调节作用无明显种属特异性。转移因子的活性成分是T辅助细胞的产物,可选择性结合Ts细胞和巨噬细胞,在免疫调节中发挥作用。

### (一)增强淋巴细胞对肿瘤的细胞毒作用

转移因子是 T 细胞促成剂,具有活化效应细胞,加强效应细胞对肿瘤细胞的攻击反应,抑制或破坏肿瘤细胞的生长。

### (二)传递免疫信息

在转移因子的作用下,非致敏的淋巴细胞可转化为致敏的 T 增强细胞,增强细胞的免疫功能,并促进干扰素释放,增强机体抗感染的能力。

临床用于免疫缺陷病、恶性肿瘤及急性病毒感染的辅助治疗。偶有皮疹、瘙痒、痤疮及一过性发热。

### 六、左旋咪唑

左旋咪唑能使受抑制的巨噬细胞和 T 细胞功能恢复正常,可能与激活环核苷酸磷酸二酯酶,降低巨噬细胞和淋巴细胞内 cAMP 含量有关。它还能诱导白介素-2 的产生,增强免疫应答。一般用于免疫功能低下者,可作为肿瘤的辅助治疗,还可改善自身免疫性疾病的免疫功能。

# 第二节　免疫抑制药

免疫抑制药是最早用于临床的免疫调节药。1962 年,硫唑嘌呤和肾上腺皮质激素联合应用用以防治器官移植的排异反应。随着对自身免疫性疾病发病机制认识的深化,免疫抑制药也适用于治疗自身免疫性疾病。近年来,他克莫司、西罗莫司等新药的研制成功,使免疫抑制药的研究步入了新的阶段。

### 一、常用的免疫抑制药

常用的免疫抑制药可分为如下 6 类。

(1)糖皮质激素类:如泼尼松、甲泼尼龙等。

(2)神经钙蛋白抑制剂：如环孢素、他克莫司、西罗莫司、霉酚酸酯等。

(3)抗增殖与抗代谢类：如硫唑嘌呤、环磷酰胺、甲氨蝶呤等。

(4)抗体类：如抗淋巴细胞球蛋白等。

(5)抗生素类：如西罗莫司等。

(6)中药类：如雷公藤总苷等。

## 二、免疫抑制药的临床应用

防治器官移植的排异反应：免疫抑制药可用于肾、肝、心、肺、角膜和骨髓等组织器官的移植手术，以防止排异反应，并需要长期用药。常用环孢素和雷公藤总苷，也可将硫唑嘌呤或环磷酰胺与糖皮质激素联合应用。当发生明显排异反应时，可在短期内大剂量使用，控制后即减量维持，以防用药过量产生毒性反应。

治疗自身免疫性疾病免疫抑制药：可用于自身免疫溶血性贫血、特发性血小板减少性紫癜、肾病性慢性肾炎、类风湿关节炎、系统性红斑狼疮、结节性动脉周围炎等，首选糖皮质激素类。对糖皮质激素类药物耐受的病例，可加用或改用其他免疫抑制药。免疫抑制药的联合应用可提高疗效，减轻毒性反应。但该类药物只能缓解自身免疫性疾病的症状，而无根治作用，而且因毒性较大，长期应用易导致严重不良反应，包括诱发感染、恶性肿瘤等。

### (一)神经钙蛋白抑制剂

神经钙蛋白(钙调磷酸酶)抑制剂作用于 T 细胞活化过程中细胞信号转导通路，起到抑制神经钙蛋白作用，是目前临床最有效的免疫抑制药。

1.环孢素

环孢素(环孢素 A,CsA)是从真菌的代谢产物中分离的中性多肽。1972 年发现其抗菌作用微弱，但有免疫抑制作用。1978 年始用于临床防治排异反应并获得满意效果，因其毒性较小，是目前较受重视的免疫抑制药之一。

(1)体内过程：本药溶于橄榄油中可以肌内注射。口服吸收慢且不完全,口服吸收率为20%～50%,首关消除可达 27%。单次口服后 3～4 小时血药浓度达峰值。在血中约 50%被红细胞摄取,4%～9%与淋巴细胞结合,约 30%与血浆脂蛋白和其他蛋白质结合,血浆中游离药物仅占 5%左右。$t_{1/2}$ 为 14～17 小时。大部分经肝代谢自胆汁排出,0.1%药物以原形经尿排出。

(2)药理作用与机制:选择性抑制细胞免疫和胸腺依赖性抗原的体液免疫。环孢素主要选择性抑制T细胞活化,使 Th 细胞明显减少并降低 Th 与 Ts 细胞的比例。对 B 细胞的抑制作用弱,对巨噬细胞的抑制作用不明显,对自然杀伤细胞活力无明显抑制作用,但可间接通过干扰素的产生而影响自然杀伤细胞的活力。其机制主要是抑制神经钙蛋白,阻止了细胞质 T 细胞激活核因子(NFAT)的去磷酸化,妨碍了信息传导,而抑制 T 细胞活化及 IL-2、IL-3、IL-4、TNF-α、IFN-γ 等细胞因子的基因表达。此外,环孢素还可增加 T 细胞内转运生长因子(TGF-β)的表达,TGF-β 对IL-2诱导 T 细胞增生有强大的抑制作用,也能抑制抗原特异性的细胞毒 T 细胞产生。

(3)临床应用:环孢素主要用于器官移植排异反应和某些自身免疫性疾病。①器官移植主要用于同种异体器官移植或骨髓移植的排异反应或移植物抗宿主反应,常单独应用,新的治疗方案则主张环孢素与小剂量糖皮质激素联合应用。临床研究表明,环孢素可使器官移植后的排异反应与感染发生率降低,存活率增加。②自身免疫性疾病:用于治疗大疱性天疱疮及类天疱疮,能改善皮肤损害,使自身抗体水平降低。还可局部用药,治疗接触性过敏性皮炎、银屑病。

(4)不良反应:环孢素的不良反应发生率较高,其严重程度与用药剂量、用药时间及血药浓度有关,多具可逆性。

肾毒性是该药最常见的不良反应,用药时应控制剂量,并密切监测肾脏功能,若血清肌酐水平超过用药前 30%,应减量或停用。避免与有肾毒性药物合用,用药期间应避免食用高钾食物、高钾药品及保钾利尿药。严重肾功能损害、未控制高血压者禁用或慎用。

肝损害多见于用药早期，表现为高胆红素血症，转氨酶、乳酸脱氢酶、碱性磷酸酶升高。大部分肝毒性病例在减少剂量后可缓解。应用时注意定期检查肝脏功能，严重肝功能损害者禁用或慎用。

神经系统毒性在器官移植或长期用药时发生，表现为震颤、惊厥、癫痫发作、神经痛、瘫痪、精神错乱、共济失调、昏迷等，减量或停用后可缓解。

诱发肿瘤：有报道器官移植患者使用该药后，肿瘤发生率可高于一般人群 30 倍。用于治疗自身免疫性疾病时，肿瘤发生率也明显增高。

继发感染：长期用药可引起病毒感染、肺孢子虫属感染或真菌感染，病死率高。治疗中如出现上述感染应及时停药，并进行有效的抗感染治疗。感染未控制者禁用。

其他如胃肠道反应、变态反应、多毛症、牙龈增生、嗜睡、乏力、高血压、闭经等。对本品过敏者、孕妇和哺乳期妇女禁用。

(5)药物相互作用：下列药物可影响本品血药浓度，应避免联合应用，若必须使用，应严密监测环孢素血药浓度并调整其剂量。

增加环孢素血药浓度的药物：大环内酯类抗生素、多西环素、酮康唑、口服避孕药、钙通道阻滞剂、大剂量甲泼尼龙等。

降低环孢素血药浓度的药物：苯巴比妥、苯妥英、安乃近、利福平、异烟肼、卡马西平、萘夫西林、甲氧苄啶及静脉给药的磺胺异二甲嘧啶等。

2.他克莫司

他克莫司(FK506)是一种强效免疫抑制药，由日本学者于 1984 年从筑波山土壤链霉菌属分离而得。

(1)体内过程：FK506 口服吸收快，$t_{1/2}$ 为 5～8 小时，有效血药浓度可持续 12 小时。在体内经肝细胞色素 P4503A4 异构酶代谢后，由肠道排泄。

(2)药理作用与机制。①抑制淋巴细胞增殖作用于细胞 $G_0$ 期，抑制不同刺激所致的淋巴细胞增生，包括刀豆素 A、T 细胞受体的单克隆抗体、$CD_3$ 复合体或其他细胞表面受体诱导的淋巴细胞增生等,但对 IL-2 刺激引起的淋巴细胞增生无抑制作用。②抑制钙离子依赖性 T、B 细胞的活化。③抑制 T 细胞依赖的 B 细胞产生免疫球蛋白的能力。④预防和治疗器官移植时的免疫排异反应,能延长移植器官生存时间,具有良好的抗排异作用。

(3)临床应用。①肝脏移植:FK506 对肝脏有较强的亲和力,并可促进肝细胞的再生和修复,用于原发性肝脏移植及肝脏移植挽救性病例,疗效显著。使用本品的患者,急性排异反应的发生率和再次移植率降低,糖皮质激素的用量可减少。②其他器官移植:本品在肾脏移植和骨髓移植方面有较好疗效。

(4)不良反应:静脉注射常发生神经毒性,轻者表现头痛、震颤、失眠、畏光、感觉迟钝等,重者可出现运动不能、缄默症、癫痫发作、脑病等,大多在减量或停用后消失。可直接或间接地影响肾小球滤过率,诱发急性或慢性肾毒性。对胰岛 B 细胞具有毒性作用,可导致高血糖。大剂量应用时可致生殖系统毒性。

**(二)抗增生与抗代谢类**

1.硫唑嘌呤

硫唑嘌呤为 6-巯基嘌呤的衍生物,属于嘌呤类抗代谢药。硫唑嘌呤通过干扰嘌呤代谢的各环节,抑制嘌呤核苷酸合成,进而抑制细胞 DNA、RNA 及蛋白质合成,发挥抑制 T、B 细胞及自然杀伤细胞的效应,故能同时抑制细胞免疫和体液免疫反应,但不抑制巨噬细胞的吞噬功能。主要用于肾移植排异反应和类风湿关节炎、系统性红斑狼疮等多种自身免疫性疾病的治疗。用药时应注意监测血常规和肝功能。

2.环磷酰胺

环磷酰胺(CTX)不仅杀伤增生期淋巴细胞,而且影响静止期细胞,故能使循环中的淋巴细胞数目减少。B 细胞较 T 细胞对该药更为敏感。明显降低自然杀伤细胞活性,从而抑制初次和再次体液与细胞免疫反应。临床常用于防止排异反应与移植物抗宿主反应,以及长期应用糖皮质激素不能缓解的多种自身免疫性疾病。不良反应有骨髓抑制、胃肠道反应、出血性膀胱炎和脱发等。

### 3.甲氨蝶呤

甲氨蝶呤(MTX)为抗叶酸类抗代谢药,主要用于治疗自身免疫性疾病。

### (三)抗体

抗胸腺细胞球蛋白(ATG)在血清补体的参与下,对 T、B 细胞有破坏作用,但对 T 细胞的作用较强。可非特异性抑制细胞免疫反应(如迟发型超敏反应、移植排异反应等),也可抑制抗体形成(限于胸腺依赖性抗原),还可以结合到淋巴细胞表面,抑制淋巴细胞对抗原的识别能力。能有效抑制各种抗原引起的初次免疫应答,对再次免疫应答作用较弱。在抗原刺激前给药作用较强。

临床用于防治器官移植的排异反应,试用于治疗白血病、多发性硬化、重症肌无力、溃疡性结肠炎、类风湿关节炎、系统性红斑狼疮等疾病。

常见的不良反应有寒战、发热、血小板减少、关节疼痛和血栓性静脉炎等,静脉注射可引起血清病及过敏性休克,还可引起血尿、蛋白尿,停药后消失。

### (四)抗生素类

西罗莫司能治疗多种器官和皮肤移植物引起的排异反应,尤其对慢性排异反应疗效明显,与环孢素有协同作用,能延长移植物的存活时间,减轻环孢素的肾毒性,提高治疗指数。西罗莫司和他克莫司均与胞质内他克莫司结合蛋白结合,两药低剂量联合应用即可产生有效的免疫抑制作用。可引起厌食、呕吐、腹泻,严重者可出现消化性溃疡、间质性肺炎和脉管炎。联合用药和监测血药浓度是减少不良反应并发挥最大免疫抑制作用的有效措施。

### (五)中药类

雷公藤总苷具有较强的免疫抑制作用,可抑制小鼠脾淋巴细胞和人外周血淋巴细胞的增生反应、迟发型超敏反应、宿主抗移植物反应和移植物抗宿主反应,还可抑制细胞免疫和体液免疫,减少淋巴细胞数量,抑制 IL-2 生成,并有较强的抗炎作用。

临床主要用于治疗自身免疫性疾病,如类风湿关节炎、原发和继发肾病综合征、成人各型肾炎、狼疮性或紫癜性肾炎、麻风反应。对银屑病、皮肌炎、变应性血管炎、异位性皮炎、自身免疫性肝炎、自身免疫性白细胞及血小板减少等也有一定的疗效。

不良反应较多,但停药后多可恢复。约 20% 的患者出现胃肠道反应,如食欲减退、恶心、呕吐、腹痛、腹泻、便秘。约 6% 的患者出现白细胞减少。偶见血小板减少、皮肤黏膜反应(如口腔黏膜溃疡、眼干涩、皮肤毛囊角化、黑色素加深等)。也可导致月经紊乱、精子数目减少或活力降低等。

# 第三节 抗毒血清及免疫球蛋白

将生物毒素(包括微生物、疫苗、类毒素、其他生物毒素)接种于动物体,使之免疫,产生抗体或特异的免疫球蛋白,分离而用于被动免疫,防治各种疾病。健康人血浆分离的丙种球蛋白也用于增强免疫目的,也在此一并介绍。

## 一、精制白喉抗毒素

本品是用白喉类毒素免疫马血浆所制得的抗毒素球蛋白制剂。用于治疗和预防白喉。

### (一)应用

(1)出现症状者,及早注射抗毒素治疗。未经类毒素免疫或免疫史不清者,如系密切接触,可注射抗毒素紧急预防。也应同时注射类毒素,以获得永久免疫。

(2)皮下注射上臂三角肌处,同时注射类毒素时部位应分开。肌内注射应在三角肌中部或臀大肌外上。经皮下注射无异常者方可静脉注射。静脉注射应缓慢,开始每分钟不超过 1 mL,以后每分钟不超过 4 mL,1 次静脉注射不超过 40 mL,儿童不超过 0.8 mL/kg。亦可稀释后静脉滴注,静脉滴注前液体宜与体温相近。

(3)用量:预防,皮下或肌内注射 1 000～2 000 单位/次。

**(二)注意**

(1)本品有液体及冻干两种。

(2)注射前必须详细记录。

(3)注射用具及部位必须严密消毒。

(4)注射前必须先做过敏试验(皮试液为 0.1 mL 抗毒素加生理盐水 0.9 mL),试验阳性者可做脱敏注射(将本品稀释 10 倍后,小量分数次皮下注射)。

## 二、精制破伤风抗毒素

本品系用破伤风类毒素免疫马血浆所制得的抗毒素球蛋白制剂。用于治疗及预防破伤风。

**(一)应用**

皮下注射在上臂三角肌处,同时注射类毒素时,注射部位需分开。肌内注射应在上臂三角肌或臀大肌外上。皮下、肌内注射无异常者方可静脉注射。静脉注射应缓慢,开始不超过1 mL/min。以后不超过 4 mL/min,静脉注射 1 次不超过 40 mL,儿童不超过 0.8 mL/kg,亦可稀释后静脉滴注。

1.用量

预防:皮下或肌内注射 1 500～3 000 单位/次,儿童与成人相同。伤势重者加 1～2 倍。经5～6 天还可重复。

2.治疗

第 1 次肌内或静脉注射$(5～20)×10^4$ U,儿童与成人同,以后视病情而定,伤口周围可注射抗毒素。初生儿 24 小时内肌内或静脉注射$(2～10)×10^4$ U。

**(二)注意**

均参见精制白喉抗毒素。

## 三、精制肉毒抗毒素

本品是用含 A 型、B 型或 E 型肉毒杆菌抗毒素的免疫马血清所制得的球蛋白制剂,用于治疗及预防肉毒杆菌中毒。

**(一)应用**

凡已出现肉毒杆菌中毒症状者,应尽快使用本品治疗。对可疑中毒者亦应尽快用本品预防。本品分为 A、B、E 3 型,中毒型未确定前可同时使用。

1.用量

预防:皮下或肌内注射 1 000～2 000 单位(1 个型)/次,情况紧急可酌情静脉注射。

2.治疗

肌内注射或静脉滴注,第 1 次注射$(1～2)×10^4$ U(1 个型),以后视病情可每 12 小时注射1 次,病情好转后减量或延长间隔时间。其他参见精制白喉抗毒素。

**(二)注意**

参见精制白喉抗毒素。

**四、精制气性坏疽抗毒素**

本品是气性坏疽免疫马血清并按一定的抗毒素单位比例混合而成的球蛋白制剂。用于预防及治疗气性坏疽。

**(一)应用**

严重外伤有发病危险时用本品预防,一旦病症出现,应及时用大量本品治疗。

1.用量

预防:皮下或肌内注射 1 万单位/次(混合品),紧急时可酌增,亦可静脉注射,感染危险未消除时,可每隔5～6 天反复注射。

2.治疗

第 1 天静脉注射 3 万～5 万单位(混合品),同时注射适量于伤口周围健康组织,以后视病情间隔 4～6 小时、6～12 小时反复注射。好转后酌情减量或延长间隔时间。其他参见精制白喉抗毒素。

**(二)注意**

参见精制白喉抗毒素。

**五、精制抗蛇毒血清**

本品是用蛇毒免疫马血浆所制成的球蛋白制剂,供治疗蛇咬伤之用。其中蝮蛇抗血清对竹叶青和烙铁头咬伤亦有效。

**(一)应用**

(1)常用静脉注射,也可肌内或皮下注射。

(2)用量:一般抗蝮蛇血清用 6 000 单位/次;抗五步蛇血清用 8 000 单位/次;银环蛇用10 000 单位/次;眼镜蛇用 2 000 单位/次,上述用量可中和一条蛇毒,视病情可酌增减。

(3)儿童与成人同,不得减少。

(4)注射前先做过敏试验,阴性者方可注全量。

过敏试验法:取 0.1 mL 本品加 1.9 mL 生理盐水(稀释 20 倍),前臂掌侧皮内注射 0.1 mL,经20～30 分钟判定。可疑阳性者,可预先注射氯苯那敏 10 mg(儿童酌减),15 分钟再注本品。阳性者则采用脱敏注射法。

脱敏注射法:用生理盐水将抗血清稀释 20 倍,分次皮下注射,每次观察 20～30 分钟,第 1 次注 0.4 mL,如无反应,酌情增量,3 次以上无反应,即可静脉、肌内或皮下注射。注射前使制品接近体温,注射应慢,开始不超过 1 mL/min,以后不超过 4 mL/min。注射时反应异常,应立即停止。

**(二)注意**

(1)遇有血清反应,立即肌内注射氯苯那敏。必要时,应用地塞米松5 mg(或氢化可的松100 mg或氢化可的松琥珀酸钠 135 mg)加入 25％～50％葡萄糖液 20～40 mL 中静脉注射。亦可稀释后静脉滴注。

(2)不管是否毒蛇咬伤,伤口有污染者,应同时注射破伤风抗毒素 1 500～3 000 U。

## 六、精制抗炭疽血清

本品是由炭疽杆菌抗原免疫的马血清制成的球蛋白制剂。用于炭疽病的治疗和预防。

**(一)应用**

(1)使用对象为炭疽病或有炭疽感染危险者。

(2)预防可皮下或肌内注射。治疗可根据病情肌内注射或静脉滴注。

(3)用量:预防用1次20 mL。治疗应早期给予大剂量,第1天可注射20~30 mL,以后医师可根据病情给维持量。

**(二)注意**

(1)每次注射均应有患者及药品的详细记录。

(2)用药前应先做过敏试验(用生理盐水0.9 mL加本品0.1 mL稀释10倍做皮试液)。皮内注射0.05 mL,观察30分钟。阳性者行脱敏注射法。将10倍稀释液,按0.2 mL、0.4 mL、0.8 mL 3次注入,每次间隔30分钟,如无反应,再注射其余量。

### 七、精制抗狂犬病血清

本品是由狂犬病固定毒免疫的马血清所制成。仅用于配合狂犬病疫苗对被疯动物严重咬伤如头、脸、颈部或多部位咬伤者进行预防注射。

**(一)应用**

(1)使用对象为被疯动物咬伤者,应于48小时内及早注射,可减少发病率。已有狂犬病者注射本品无效。

(2)先将伤口冲洗干净,在受伤部位浸润注射,余下血清可肌内注射(头部咬伤可肌内注射于颈背部)。

(3)按每千克40单位注入,严重者可按每千克80~100单位,在1~2天分别注射,注完后(或同时)注射狂犬疫苗。

**(二)注意**

(1)本品有液体及冻干两种。

(2)其他参见精制抗炭疽血清项下。本品的脱敏注射法:10倍稀释液按1 mL、2 mL、4 mL注射后观察3次,每次间隔20~30分钟,无反应再注射其余全量。

### 八、人血丙种球蛋白

本品是由经健康人血浆中分离提取的免疫球蛋白制剂(主要为IgG)。

（一）用法

本品只限肌内注射，不得用于静脉输注。冻干制剂可用灭菌注射用水溶解，一切操作均按消毒手续进行。预防麻疹：可在与麻疹患者接触 7 天内按每千克体重注射 0.05～0.15 mL，或 5 岁以内儿童一次性注射1.5～3.0 mL，6 岁以上儿童最大量不得超过 6 mL。1 次注射，预防效果通常为 2～4 周。预防传染性肝炎：按每千克体重注射 0.05～0.10 mL，或儿童每次注射 1.5～3.0 mL，成人每次注射3 mL。1 次注射，预防效果通常为 1 个月左右。

（二）注意

（1）本品应为透明或微带乳光液体，有时有微量沉淀，但可摇散。如有摇不散之沉淀、异物、安瓿裂纹、过期均不可使用。

（2）安瓿启开后，应 1 次注射完毕，不得分次使用。

（3）人胎盘丙种球蛋白与本品相同。

### 九、乙型肝炎免疫球蛋白

本品是用经乙型肝炎疫苗免疫健康人后，采集的高效价血浆或血清分离提取制备的免疫球蛋白制剂。主要用于乙型肝炎的预防。

（一）应用

（1）只限于肌内注射，不得用于静脉输注。

（2）冻干制剂用灭菌注射用水溶解，根据标示单位数加入溶剂，使成每毫升 100 单位。

（3）乙型肝炎预防：1 次肌内注射 100 单位，儿童与成人同量，必要时可间隔 3～4 周再注射 1 次。

（4）母婴阻断：婴儿出生 24 小时注射 100 单位，隔 1 个月、2 个月及 6 个月分别注射乙型肝炎疫苗30 μg或按医嘱。

（二）注意

液体制剂久贮后可能有微量沉淀，但可摇散。如有摇不散的沉淀或异物则不可用。

### 十、破伤风免疫球蛋白

本品是由乙型肝炎疫苗免疫后再经破伤风类毒素免疫的健康

献血员中采集效价高的血浆或血清制成。主要是预防和治疗破伤风,尤其适用于对 TAT 有变态反应者。

**(一)应用**

(1)只限臀部肌内注射,不需皮试,不得做静脉注射。

(2)冻干制剂用灭菌注射用水溶解。

(3)预防:儿童、成人 1 次用量均为 250 单位。创面污染严重者可加倍。

(4)治疗:3 000~6 000 U。同时可使用破伤风类毒素进行自动免疫,但注射部位和用具应分开。

**(二)注意**

有摇不散的沉淀或异物时,不可用。

### 十一、冻干铜绿假单胞菌免疫人血浆

本品由乙型肝炎疫苗免疫后再经多价铜绿假单胞菌免疫献血员采集的,用枸橼酸钠抗凝的、2~3 份不同血型血浆混合后冻干制成,含有高效价特异抗体。主要用于铜绿假单胞菌易感者的预防和铜绿假单胞菌感染的治疗,如烧伤、创伤、手术后,以及呼吸道、尿路等铜绿假单胞菌感染的预防及治疗。亦可做冻干健康人血浆使用。

**(一)应用**

按瓶签规定的容量以 30~37 ℃的 0.1‰ 枸橼酸溶液溶解,并以带滤网的无菌、无热原的输液器静脉输注,用量由医师酌定,一般成人每次 200 mL;儿童减半,间隔 1~3 天,输注 6 次为 1 个疗程。

**(二)注意**

(1)有破损或异常时不可用。

(2)溶解温度为 10~30 ℃,温度不可过低。

(3)应在 3 小时内输注完毕,剩余不得再用。

(4)特殊情况下也可用注射用水或 5% 葡萄糖液溶解,但其 pH 在 9 左右,故大量输注易引起碱中毒,必须慎重。

(5)本品不得用含钙盐的溶液溶解。

# 第四节　抗变态反应药

变态反应是机体对异物抗原产生的不正常免疫反应,常导致生理功能紊乱或组织损伤。一般的变态反应分为 4 型,即 Ⅰ 型(速发型)、Ⅱ 型(细胞毒型)、Ⅲ 型(免疫复合物型)和 Ⅳ 型(迟发型)。目前对各型变态反应性疾病尚缺乏专一有效药物。抗变态反应治疗的主要目的,是纠正免疫失调和抑制变态反应性炎症反应。

目前,抗变态反应药通常包括三大类:抗组胺药、过敏活性物质阻释药和组胺脱敏剂。

## 一、抗组胺药

### (一)苯海拉明(diphenhydramine)

1.剂型规格

片剂:12.5 mg、25 mg、50 mg。注射剂:1 mL：20 mg。

2.适应证

用于皮肤黏膜的过敏,如荨麻疹、过敏性鼻炎、皮肤瘙痒症、药疹,对虫咬症和接触性皮炎也有效。急性变态反应,如输血或血浆所致的急性变态反应。预防和治疗晕动病。曾用于辅助治疗帕金森病和锥体外系症状。镇静作用,术前给药。牙科麻醉。

3.用法与用量

可口服、肌内注射及局部外用。但不能皮下注射,因有刺激性。①口服:每天 3～4 次,饭后服,每次 25 mg。②肌内注射:每次 20 mg,每天 1～2 次,极量为 1 次 0.1 g,每天 0.3 g。

4.注意事项

(1)服药期间不得驾驶机、车、船,从事高空作业、机械作业及操作精密仪器。

(2)肾功能障碍患者,本品在体内半衰期延长,因此,应在医师指导下使用。

(3)如服用过量或出现严重不良反应,应立即就医。

(4)本品性状发生改变时禁止使用。

(5)请将本品放在儿童不能接触的地方。

(6)如正在使用其他药品,使用本品前请咨询医师或药师。

(7)老年人、孕妇及哺乳期妇女慎用。

(8)过敏体质者慎用。

5.不良反应

(1)常见头晕、恶心、呕吐、食欲缺乏及嗜睡。

(2)偶见皮疹、粒细胞减少。

6.禁忌证

对本品及其他酒精胺类药物高度过敏者禁用。新生儿、早产儿禁用。重症肌无力者、闭角型青光眼、前列腺肥大患者禁用。幽门十二指肠梗阻、消化性溃疡所致的幽门狭窄、膀胱颈狭窄、甲状腺功能亢进、心血管病、高血压、下呼吸道感染(如支气管炎、气管炎、肺炎)及哮喘患者不宜使用。

7.药物相互作用

(1)本品可短暂影响巴比妥类药的吸收。

(2)与对氨基水杨酸钠同用,可降低后者血药浓度。

(3)可增强中枢抑制药的作用,应避免合用。

(4)单胺氧化酶抑制剂能增强本品的抗胆碱作用,使不良反应增加。

(5)大剂量可降低肝素的抗凝作用。

(6)可拮抗肾上腺素能神经阻滞药的作用。

**(二)茶苯海明(dimenhydrinate)**

1.剂型规格

片剂:25 mg、50 mg。

2.适应证

用于防治晕动病,如晕车、晕船、晕机所致的恶心、呕吐。对妊娠、梅尼埃病、放射线治疗等引起的恶心、呕吐、眩晕也有一定效果。

3.用法与用量

口服。预防晕动病:一次 50 mg,于乘机、车、船前 0.5～1.0 小时服,必要时可重复一次。抗过敏:成人一次 50 mg,每天 2～3 次;小儿 1～6 岁,一次 12.5～25.0 mg,每天 2～3 次;7～12 岁,一次 25～50 mg,每日2～3次。

4.注意事项

(1)可与食物、果汁或牛奶同服,以减少对胃的刺激。服药期间不得驾驶机、车、船,从事高空作业、机械作业及操作精密仪器。

(2)服用本品期间不得饮酒或含有酒精的饮料。不得与其他中枢神经抑制药(如一些镇静安眠药)及三环类抗抑郁药同服。

(3)如服用过量或出现严重不良反应,应立即就医。

(4)本品性状发生改变时禁止使用。

(5)请将本品放在儿童不能接触的地方。

(6)儿童必须在成人监护下使用。

(7)如正在使用其他药品,使用本品前请咨询医师或药师。

(8)老年人慎用。

(9)过敏体质者慎用。

5.不良反应

(1)大剂量服用可产生嗜睡、头晕,偶有药疹发生。

(2)长期使用可能引起造血系统的疾病。

6.禁忌证

新生儿、早产儿禁用。对本品及辅料、苯海拉明、茶碱过敏者禁用。

7.药物相互作用

(1)对酒精、中枢抑制药、三环类抗抑郁药的药效有促进作用。

(2)能短暂地影响巴比妥类和磺胺醋酰钠等的吸收。

(3)与对氨基水杨酸钠同用时,后者的血药浓度降低。

(三)马来酸氯苯那敏(chlorphenamine maleate)

1.剂型规格

片剂:4 mg。注射剂:1 mL∶10 mg;2 mL∶20 mg。

2.适应证

本品适用于皮肤过敏症:荨麻疹、湿疹、皮炎、药疹、皮肤瘙痒症、神经性皮炎、虫咬症、日光性皮炎。也可用于过敏性鼻炎、血管舒缩性鼻炎、药物及食物过敏。

3.用法与用量

成人:①口服,一次 4~8 mg,每天 3 次。②肌内注射,一次 5~20 mg。

4.注意事项

(1)老年患者酌减量。

(2)可与食物、水或牛奶同服,以减少对胃刺激。

(3)婴幼儿、孕妇、闭角型青光眼、膀胱颈部或幽门十二指肠梗阻、消化性溃疡致幽门狭窄者、心血管疾病患者及肝功能不良者慎用。

(4)孕妇及哺乳期妇女慎用。

5.不良反应

(1)有嗜睡、疲劳、口干、咽干、咽痛,少见有皮肤瘀斑及出血倾向、胸闷、心悸。

(2)少数患者出现药疹。

(3)个别患者有烦躁、失眠等中枢兴奋症状,甚至可能诱发癫痫。

6.禁忌证

新生儿、早产儿、癫痫患者、接受单胺氧化酶抑制剂治疗者禁用。

7.药物相互作用

(1)与中枢神经抑制药并用,可加强本品的中枢抑制作用。

(2)可增强金刚烷胺、氟哌啶醇、抗胆碱药、三环类抗抑郁药、吩噻嗪类及拟交感神经药的药效。

(3)与奎尼丁合用,可增强本品抗胆碱作用。

(4)能增加氯喹的吸收和药效。

(5)可抑制代谢苯妥英的肝微粒体酶,合用可引起苯妥英的蓄积中毒。

(6)本品不宜与阿托品、哌替啶等药合用,亦不宜与氨茶碱作混合注射。

(7)可拮抗普萘洛尔的作用。

**(四)盐酸异丙嗪(promethazine hydrochloride)**

**1.剂型规格**

片剂:12.5 mg、25 mg。注射剂:2 mL:50 mg。

**2.适应证**

(1)皮肤黏膜的过敏:适用于长期的、季节性的过敏性鼻炎,血管运动性鼻炎,过敏性结膜炎,荨麻疹,血管神经性水肿,对血液或血浆制品的变态反应,皮肤划痕症。

(2)晕动病:防治晕车、晕船、晕飞机。

(3)用于麻醉和手术前后的辅助治疗,包括镇静、催眠、镇痛、止吐。

(4)用于防治放射病性或药源性恶心、呕吐。

**3.用法与用量**

口服:抗过敏,一次 6.25~12.50 mg,每天 1~3 次;防运动病,旅行前 1 小时服 12.5 mg,必要时一日内可重复 1~2 次,儿童剂量减半;用于恶心、呕吐,一次 12.5 mg,必要时每 4~6 小时1 次;用于镇静、安眠,一次 12.5 mg,睡前服,1~5 岁儿童,6.25 mg;6~10 岁儿童,6.25~12.50 mg。肌内注射:一次 25~50 mg,必要时2~4 小时重复。

**4.注意事项**

(1)孕妇在临产前 1~2 周应停用此药。

(2)老年人慎用。

(3)闭角型青光眼及前列腺肥大者慎用。

**5.不良反应**

异丙嗪属吩噻嗪类衍生物,小剂量时无明显不良反应,但大量和长时间应用时可出现吩噻嗪类常见的不良反应。①较常见的有嗜睡,较少见的有视物模糊或色盲(轻度)、头晕目眩、口鼻咽干燥、耳鸣、皮疹、胃痛或胃部不适感、反应迟钝(儿童多见)、晕倒感(低血压)、恶心或呕吐(进行外科手术和/或并用其他药物时),甚至出现黄疸。②增加皮肤对光的敏感性,多噩梦、易兴奋、易激动、幻觉、中毒性谵妄,儿童易发生锥体外系反应。上述反应发生率不高。③心血管的不良反应很少见,可见血压增高,偶见血压轻度降低。白细胞减少、粒细胞减少症及再生不良性贫血则属少见。

**6.禁忌证**

新生儿、早产儿禁用。对本品及辅料、吩噻嗪过敏者禁用。

**7.药物相互作用**

(1)对诊断的干扰:葡萄糖耐量试验中可显示葡萄糖耐量增加。可干扰尿妊娠免疫试验,结果呈假阳性或假阴性。

(2)酒精或其他中枢神经抑制剂,特别是麻醉药、巴比妥类、单胺氧化酶抑制剂或三环类抗抑郁药与本品同用时,可增加异丙嗪和/或这些药物的效应,用量要另行调整。

(3)抗胆碱类药物,尤其是阿托品类和异丙嗪同用时,后者的抗毒蕈碱样效应增加。

(4)溴苄铵、胍乙啶等降压药与异丙嗪同用时,前者的降压效应增强。肾上腺素与异丙嗪同用时肾上腺素的 α 作用可被阻断,使 β 作用占优势。

(5)顺铂、巴龙霉素及其他氨基糖苷类抗生素、水杨酸制剂和万古霉素等耳毒性药与异丙嗪同用时,其耳毒性症状可被掩盖。

(6)不宜与氨茶碱混合注射。

**8.药物过量**

药物过量时表现:手脚动作笨拙或行动古怪,严重时困倦或面色潮红、发热,气急或呼吸困难,心率加快(抗毒蕈碱 M 受体效应),肌肉痉挛,尤其好发于颈部和背部的肌肉。坐卧不宁,步履艰难,头面部肌肉痉挛性抽动或双手震颤(后者属锥体外系的效应)。防治措施:解救时可对症注射地西泮(安定)和毒扁豆碱;必要时给予吸氧和静脉输液。

## (五)氯雷他定(loratadine)

### 1.剂型规格

片剂:10 mg。糖浆剂:10 mL：10 mg。

### 2.适应证

用于缓解过敏性鼻炎有关的症状,如打喷嚏、流涕、鼻痒、鼻塞及眼部痒及烧灼感。口服药物后,鼻和眼部症状及体征得以迅速缓解。亦适用于缓解慢性荨麻疹、瘙痒性皮肤病及其他过敏性皮肤病的症状及体征。

### 3.用法与用量

口服。①成人及 12 岁以上儿童:一次 10 mg,每天 1 次。②2～12 岁儿童:体重＞30 kg,一次 10 mg,每天 1 次。体重≤30 kg,一次5 mg,每天 1 次。

### 4.注意事项

(1)肝功能不全的患者应减低剂量。

(2)老年患者不减量。

(3)妊娠期及哺乳期妇女慎用。

(4)2 岁以下儿童服用的安全性及疗效尚未确定,故使用应谨慎。

### 5.不良反应

在每天 10 mg 的推荐剂量下,本品未见明显的镇静作用。常见不良反应有乏力、头痛、嗜睡、口干、胃肠道不适(包括恶心、胃炎)及皮疹等。罕见不良反应有脱发、变态反应、肝功能异常、心动过速及心悸等。

### 6.禁忌证

对本品及辅料过敏者禁用。

### 7.药物相互作用

(1)同时服用酮康唑、大环内酯类抗生素、西咪替丁、茶碱等药物,会提高氯雷他定在血浆中的浓度,应慎用。其他已知能抑制肝脏代谢的药物,在未明确与氯雷他定相互作用前应谨慎合用。

(2)如与其他药物同时使用可能会发生药物相互作用,详情请咨询医师或药师。

8.药物过量

药物过量时表现:成年人过量服用本品(40～180 mg)可发生嗜睡、心律失常、头痛。防治措施:①一旦发生以上症状,立即给予对症和支持疗法。②治疗措施包括催吐,随后给予药用炭吸附未被吸收的药物,如果催吐不成功,则用生理盐水洗胃,进行导泻以稀释肠道内的药物浓度。③血透不能清除氯雷他定,还未确定腹膜透析能否清除本品。

**(六)特非那定**(terfenadine)

1.剂型规格

片剂:60 mg。

2.适应证

(1)过敏性鼻炎。

(2)荨麻疹。

(3)各种过敏性瘙痒性皮肤疾病。

3.用法与用量

(1)成人及12岁以上儿童:口服,一次30～60 mg,每天2次。

(2)6～12岁儿童,一次30 mg,每天2次,或遵医嘱。

4.注意事项

(1)本品必须在医师处方下方可使用,与其他药物合用时须征得医师同意。

(2)因本品有潜在的心脏不良反应,不可盲目加大剂量。

(3)有心脏病及电解质异常(如低钙、低钾、低镁)及甲状腺功能低下的患者慎用。

(4)服用某些抗心律失常药及精神类药物的患者慎用。

(5)司机及机器操作者慎用。

(6)孕妇及哺乳期妇女慎用。

5.不良反应

(1)心血管系统:根据国外文献报道罕见有下列不良反应发生,如QT间期延长、尖端扭转性室性心动过速、心室颤动及其他室性心律失常、心脏停搏、低血压、心房扑动、昏厥、眩晕等,以上反应多数由于超剂量服用及药物相互作用引起。

(2)胃肠系统:如胃部不适,恶心、呕吐、食欲增加、大便习惯改变。

(3)其他:如口干、鼻干、咽干、咽痛、咳嗽、皮肤潮红、瘙痒、皮疹、头痛、头晕、疲乏等。

**6.禁忌证**

对本品及辅料过敏者禁用。

**7.药物相互作用**

(1)本品不能与各种抗心律失常药物同用,以免引起心律失常。

(2)酮康唑和伊曲康唑可抑制本品代谢,使药物在体内蓄积而引起尖端扭转型心律失常。其他咪唑类药物如咪康唑、氟康唑及甲硝唑、克拉霉素和竹桃霉素等也有类似作用,严重时可致死亡。

**8.药物过量**

药物过量时表现:一般症状轻微,如头痛、恶心、精神错乱等,严重者曾见室性心律失常。

防治措施:①心脏监测至少24小时。②采取常规措施消除吸收的药物。③血液透析不能有效清除血液中的酸性代谢产物。④急性期后对症和支持治疗。

**(七)盐酸非索非那定**(fexofenadine)

**1.剂型规格**

片(胶囊)剂:60 mg。

**2.适应证**

(1)用于过敏性鼻炎、过敏性结膜炎。

(2)慢性特发性荨麻疹。

**3.用法与用量**

一次60 mg 每天2次,或一次120 mg 每天1次。

**4.注意事项**

肝功能不全者不需要减量,肾功能不全者剂量需减半。

**5.不良反应**

主要不良反应是头痛、消化不良、疲乏、恶心及咽部刺激感等。

**6.禁忌证**

对本品及辅料、特非那定过敏者禁用。

**7.药物相互作用**

本品与红霉素或酮康唑合并使用时,会使非索非那定的血药浓度增加2~3倍,但对红霉素和酮康唑的药动学没有影响。

**8.药物过量**

药物过量时表现:有报道在超剂量使用本品时出现头晕眼花、困倦和口干。防治措施:①当发生药物过量时,应考虑采取标准治疗措施去除未吸收的活性物质。②建议进行对症及支持治疗。③血液透析不能有效地清除血液中的非索非那定。

## 二、过敏活性物质阻释药

赛庚啶(cyproheptadine)。

**(一)剂型规格**

片剂:2 mg。

**(二)适应证**

(1)用于荨麻疹、血管性水肿、过敏性鼻炎、过敏性结膜炎、其他过敏性瘙痒性皮肤病。

(2)曾用于库欣综合征、肢端肥大症等的辅助治疗,目前已较少应用。

(3)国外有报道可作为食欲刺激剂,用于神经性厌食。

**(三)用法与用量**

口服。①成人:一次2~4 mg,每天2~3次。②儿童:六岁以下每次剂量不超过1 mg,六岁以上同成人。

**(四)注意事项**

(1)服药期间不得驾驶机、车、船,从事高空作业、机械作业及操作精密仪器。

(2)服用本品期间不得饮酒或含有酒精的饮料。

(3)儿童用量请咨询医师或药师。

(4)如服用过量或出现严重不良反应,应立即就医。

(5)本品性状发生改变时禁止使用。

(6)请将本品放在儿童不能接触的地方。

(7)儿童必须在成人监护下使用。

(8)如正在使用其他药品,使用本品前请咨询医师或药师。

(9)过敏体质者慎用。

(10)老年人及 2 岁以下小儿慎用。

**(五)不良反应**

嗜睡、口干、乏力、头晕、恶心等。

**(六)禁忌证**

(1)孕妇、哺乳期妇女禁用。

(2)青光眼、尿潴留和幽门梗阻患者禁用。

(3)对本品过敏者禁用。

**(七)药物相互作用**

(1)不宜与酒精合用,可增加其镇静作用。

(2)不宜与中枢神经系统抑制药合用。

(3)与吩噻嗪药物(如氯丙嗪等)合用可增加室性心律失常的危险性,严重者可致尖端扭转型心律失常。

(4)如与其他药物同时使用可能会发生药物相互作用,详情请咨询医师或药师。

**三、组胺脱敏剂**

磷酸组胺(histamine phosphate)。

**(一)剂型规格**

注射剂:1 mL∶1 mg、1 mL∶0.5 mg、5 mL∶0.2 mg。

**(二)适应证**

(1)主要用于胃液分泌功能的检查,以鉴别恶性贫血的绝对胃酸缺乏和胃癌的相对缺乏。

(2)用于麻风的辅助诊断。

(3)组胺脱敏。

## (三)用法与用量

(1)空腹时皮内注射,一次 0.25～0.50 mg。每隔 10 分钟抽 1 次胃液化验。

(2)用 1∶1 000 的磷酸组胺做皮内注射,一次 0.25～0.50 mg,观察有无完整的三联反应,用于麻风的辅助诊断。

(3)组胺脱敏维持量:皮下注射,每周 2 次,每次 0.5 mL。

## (四)注意事项

本品注射可能发生变态反应,发生后可用肾上腺素解救。

## (五)不良反应

过量注射后可能出现面色潮红、心率加快、血压下降、支气管收缩、呼吸困难、头痛、视觉障碍、呕吐和腹泻等不良反应,还可能出现过敏性休克。

## (六)禁忌证

禁用于孕妇、支气管哮喘及有过敏史的患者。

# 参考文献

[1] 张艳秋.现代药物临床应用实践[M].北京：中国纺织出版社,2021.

[2] 丛晓娟,杨俊玲,韩本高.实用药物学基础[M].石家庄：河北科学技术出版社,2021.

[3] 时慧.药学理论与药物临床应用[M].北京：中国纺织出版社,2021.

[4] 涂小云,邹峥嵘,余小辉.药物常识[M].北京：人民卫生出版社,2022.

[5] 曹玉,元唯安.药物临床试验实践[M].北京：中国医药科学技术出版社,2021.

[6] 马雅斌,李语玲,王云峰.医院药事管理制度[M].上海：世界图书出版上海有限公司,2022.

[7] 张静.药物化学[M].北京：化学工业出版社,2021.

[8] 王邦玲,孙晓玲,李红霞,等.临床药物研究与药学管理规范[M].哈尔滨：黑龙江科学技术出版社,2022.

[9] 袁钟慧.药理学[M].太原：山西科学技术出版社,2020.

[10] 黄孟军,安亚楠,雷丽.药事管理法规[M].北京：化学工业出版社,2022.

[11] 陈玮.药理学[M].北京：中国协和医科大学出版社,2020.

[12] 陈行辉.药物检验基础[M].广州:世界图书出版广东有限公司,2021.

[13] 李健,赵宁民.药源性疾病临床防治[M].郑州:郑州大学出版社,2021.

[14] 王博.药物学基础[M].重庆:重庆大学出版社,2021.

[15] 张惠铭,姚大林.药物毒性诊断病理学[M].北京:科学出版社,2021.

[16] 王伟.药物合理应用[M].汕头:汕头大学出版社,2021.

[17] 杨宝学.利尿药[M].北京:中国医药科技出版社,2020.

[18] 刘江波,徐琦,王秀英.临床内科疾病诊疗与药物应用[M].汕头:汕头大学出版社,2021.

[19] 张喆,朱宁,陈爱芳.临床药理学[M].长春:吉林科学技术出版社,2020.

[20] 姚再荣.药事管理与药剂学应用[M].北京:中国纺织出版社,2020.

[21] 刘莹莹.临床药理学与药物治疗学[M].天津:天津科学技术出版社,2020.

[22] 陈淑敏,侯贺功,李文晴.新型利尿药托伐普坦治疗甲亢性心脏病合并心功能不全患者的有效性和安全性观察[J].中国实用医药,2022,17(12):1-5.

[23] 孙科.螺内酯联合美托洛尔对改善急性心肌梗死后左心室重构的作用[J].中国现代药物应用,2022,16(5):99-101.

[24] 王荣荣.莫沙必利片联合米曲菌胰酶片治疗老年功能性消化不良的效果分析[J].中国药物与临床,2021,21(2):298-299.

[25] 王黎黎.泮托拉唑与枸橼酸铋钾联合治疗胃溃疡的应用价值[J].中国医药指南,2022,20(22):94-96.

[26] 徐柳莎,同格乐,冷彦圻,等.抗人T细胞兔免疫球蛋白对降钙素原的影响[J].当代医药论丛,2022,20(22):7-10.